(編集)
長江弘子
Nagae Hiroko

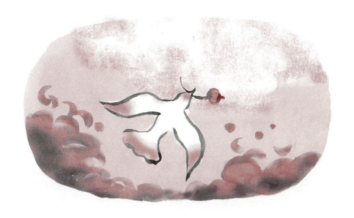

看護実践にいかす
エンド・オブ・ライフケア

第2版

日本看護協会出版会

執筆者一覧

● **編集**

長江　弘子　亀田医療大学看護学部高齢者看護学・エンドオブライフケア学教授
　　　　　　一般社団法人日本エンドオブライフケア学会理事長

● **執筆者（執筆順）**

長江　弘子　（前掲）

浅見　洋　　石川県立看護大学名誉教授・石川県西田幾多郎記念哲学館館長

足立　智孝　亀田医療大学看護学部教授

池崎　澄江　千葉大学大学院看護学研究院教授

関谷　昇　　千葉大学大学院社会科学研究院教授

三井　さよ　法政大学社会学部教授

増島麻里子　千葉大学大学院看護学研究院教授

阿部　泰之　Aiクリニック院長／旭川医科大学客員教授

木澤　義之　筑波大学医学医療系緩和医療学教授・日本緩和医療学会理事長

大桃　美穂　町田市民病院看護部

西川　満則　国立長寿医療研究センター緩和ケア診療部医長・End of Life Careチーム医師

中山　和弘　聖路加国際大学大学院看護学研究科教授

平原佐斗司　東京ふれあい医療生活協同組合梶原診療所

櫻井智穂子　東京医療保健大学医療保健学部看護学科准教授

藤澤　陽子　千葉大学医学部附属病院看護部／がん看護専門看護師

谷本真理子　東京医療保健大学医療保健学部看護学科教授

竹川　幸恵　大阪はびきの医療センター呼吸ケアセンター副センター長／慢性疾患看護専門看護師

高田弥寿子　国立循環器病研究センター特定行為研修部／急性・重症患者看護専門看護師

内田　明子　聖隷佐倉市民病院総看護部長

西山みどり　有馬温泉病院看護部長／老人看護専門看護師

竹森　志穂　聖路加国際大学大学院看護学研究科准教授／地域看護専門看護師

佐藤　奈保　千葉大学大学院看護学研究院准教授

仲井　あや　千葉大学大学院看護学研究院助教

竹之内直子　京都大学大学院医学研究科博士後期課程／小児看護専門看護師

桑田美代子　青梅慶友病院看護介護開発室長兼看護部長／老人看護専門看護師

川崎千鶴子　特別養護老人ホームみずべの苑施設長

藤田　愛　　北須磨訪問看護・リハビリセンター所長／慢性疾患看護専門看護師

小泉　雅子　東京女子医科大学看護学部准教授／急性・重症患者看護専門看護師

乗越　千枝　四天王寺大学看護学部教授

高橋　在也　千葉大学大学院医学研究院医学教育学特任研究員

片山　陽子　香川県立保健医療大学保健医療学部看護学科教授

はじめに

　『初版』を発行してから4年が過ぎ、『第2版』の発行となりました。その間、新しい用語であったエンド・オブ・ライフケアは、「その人の生き方を支えるケア」として終末期ケアではあるけれど、「生きる」ことを考え支えるケアであると共通理解されたように思います。「生きる」ことを支えるケアは、「患者」としてではなく、「その人」をとらえる大切さを、当たり前すぎて忘れかけていた視座を問い直すこととなりました。また、人生を生きている人間としてのあり方を現在・過去・未来という時間軸でとらえ、「その人が大切にしていることは何か」「その人の望みをかなえる最善の医療とは何か」を考え続ける大事さを、日々の看護実践にどのようにいかしていくべきか、という問いを投げかけたと思います。そして2016年7月には「一般社団法人日本エンドオブライフケア学会」を設立いたしました。まさにエンド・オブ・ライフケアの実践知を学問として皆さんとともに学際的に積み上げる場であります。

　今ここに新しく『第2版』として改訂した本書は、わが国の生活文化に即したエンド・オブ・ライフケアとして学ぶことができるように組み立てました。

　初版の「基礎編」は「理論編」と変え、日本の伝統的な死生観を取り上げ、法や制度、そして地域社会を変えていく視座を論じました。哲学、政治学、社会学といった見地から、エンド・オブ・ライフケアを問い、社会のあり様まで目指していくケアであることを、読者が考えることができるよう構成しました。エンド・オブ・ライフケアの広がりは医療の世界だけではなく、地域社会の課題にまで及んでいます。それを研究の動向に基づいて整理しました。さらにエンド・オブ・ライフケアのプロセスとして重要な意思表明支援として、アドバンス・ケア・プランニングの考え方を発展的に整理し、わが国における「本人の意向」を中心に据えた理論と実践、そしてケアにとって基本となる考え方を示しました。

　「実践編」は、書名のとおり「看護実践にいかす」ための展開であり、本書の核となる内容です。今回新たに「疾患の特性を踏まえたエンド・オブ・ライフケア」を加えました。医師の診断治療のエビデンスをもとに、疾患の軌跡を踏まえ医療と生活を統合するための医療的知識や判断を収載しました。これは医療職である看護師として見定めるべき重要な視点です。「病いとともに生きる人のエンド・オブ・ライフへのアプローチ」では、事例による生活のあり様を軸に、エンド・オブ・ライフケアを必要とする場面について、3～4の介入のタイミングで焦点化した看護実践を紹介しています。疾患別の事例を取り上げることに加え、子どもや高齢者のエンド・オブ・ライフケアで、病状経過の特性をとらえ、病状の初期から重症期・看取りまで時間軸を中心に据え、多様なエンド・オブ・ライフがあることについて理解を深められるよう工夫しました。すべての事例については、エンド・オブ・ライフケアの6つの構成要素を参考に、看護実践のポイントを記述しています。さらに、市民とともに行う地域づくりへと広げ展開しています。

エンド・オブ・ライフケアはとても幅広い概念です。そこには、病いとともに生きる「その人」に日常的に向き合う看護師が「いつも大切にしている看護の心」、すなわち、生老病死と向き合い、最期まで自分らしく生きようとする人間の力強さといのちのはかなさを同時に抱えながら生きる「その人」を支える看護の心が常に根ざしているのです。

　「その人の生きる」を支える看護師にとって「エンド・オブ・ライフケア」は看護のど真ん中を意味すると考えています。人生100年時代を迎える現代、生きることを皆さん自身も考えつつ、身近な大切な人とともに皆さん自身の人生について考えるためにも本書を役立てていただければ幸いです。今後も改訂を重ねつつ、われわれ日本人の生活文化に即したエンド・オブ・ライフケアのあり様を読者の皆さんとともに形づくっていきたいと考えています。

　最後に、このたびの出版に際しまして多大なご尽力をいただいた日本看護協会出版会の皆さまに心より御礼申し上げます。

2018年6月
執筆者を代表して　長江　弘子

はじめに（初版）

　本書は、看護におけるエンド・オブ・ライフケアを真正面から捉え、改めて深く学び、理解したうえで、日々の看護実践にどのようにいかしていくべきか、その第一歩としてまとめたものです。

　本書の構成は、「基礎編」と「実践編」に分かれており、「基礎編」の1と2では、エンド・オブ・ライフケアの考え方やわが国でエンド・オブ・ライフケアを必要とする社会的背景について解説しました。3では、エンド・オブ・ライフケアのアプローチ方法としてアドバンス・ケア・プランニングを取り上げ、用語の意味と解説、先駆的に行われている諸外国の実情、そして日本での先駆的取り組みと、エンド・オブ・ライフケアの考え方をどのように臨床現場で具現化できるのか、病棟単位でのチームアプローチと病院全体や診療科での組織的アプローチの具体例を紹介しています。4では「基礎編」のまとめとして、わが国のエンド・オブ・ライフケアを推進するうえでの現状と課題を整理しました。

　一方、「実践編」は、書名にもある「看護実践にいかす」ための展開であり、本書の核となる内容です。実践編は事例を基に看護師が捉える疾患の特徴と病いの経過を軸に、エンド・オブ・ライフケアを必要とする場面について、3〜4の介入のタイミングで焦点化した看護実践を紹介しています。疾患別の事例を取り上げることで、病状経過の特性を捉え、多様なエンド・オブ・ライフがあることについて理解を深められるよう工夫しました。疾患はがん、呼吸器疾患、心疾患、腎疾患、神経難病、認知症、そして小児のエンド・オブ・ライフケアとして、その特徴とNICUに入院中の子どもと家族、がんにり患した子どもと家族をそれぞれ事例として取り上げました。すべての事例について、エンド・オブ・ライフケアの6つの構成要素を参考に、看護実践のポイントを記述しています。

　エンド・オブ・ライフケアはとても幅広い概念です。そこには、病いとともに生きる「その人」に日常的に向き合う看護師が「いつも大切にしている看護の心」、すなわち、生老病死と向き合い、最期まで自分らしく生きようとする人間の力強さといのちのはかなさを同時に抱えながら生きる「その人」を支える看護の心が常に根ざしているのです。

　看護師は日々の看護実践の中でかけがえのない「その人」から「生きる」ことを教えていただくことで、自分自身もどう生きるかについて考える機会を与えられているのではないでしょうか。私たち看護師も一人の生活者であり、一人の人間であり、生と死を通して「その人」の生き様を学んでいるのです。

　まだ生まれたばかりの本書ですが、「その人の生きる」を支える看護師にとって「エンド・オブ・ライフケア」という新しい言葉や見方を介して、いつも当たり前のように行っている看護を、読者の皆さん自身が意味づけ、深め、整理するきっかけとして本書を役立てていただければ幸いです。今後も改訂を重ねつつ、われわれ日本人の生

活文化に即したエンド・オブ・ライフケアのあり様を読者の皆さんとともに形づくっていきたいと考えています。

　最後に、このたびの出版に際しまして多大なご尽力をいただいた日本看護協会出版会の皆様に心より御礼申し上げます。

2014年3月

執筆者を代表して　長江　弘子

●目次

理論編

第1章　生活文化に即した　エンド・オブ・ライフケア……001

1 ■ エンド・オブ・ライフケアとは……002
2 ■ エンド・オブ・ライフケアと good death の概念……008
3 ■ 地域包括ケアシステムとエンド・オブ・ライフケア……012
　　解説：ターミナルケアと緩和ケア……014

第2章　エンド・オブ・ライフケアが　必要とされる日本の社会的背景……019

1 ■ 死生観を基盤としたエンド・オブ・ライフケア構築のために……020
2 ■ エンド・オブ・ライフケアに関する生命倫理的課題
　　：安楽死と尊厳死を中心に……024
3 ■ エンド・オブ・ライフケアに関連した社会状況と医療制度……032
4 ■ 当事者への接近とコミュニティへのまなざし……044
5 ■ 今求められるエンド・オブ・ライフケア：社会を変える、社会が変える……050
6 ■ 日本および世界におけるエンド・オブ・ライフケア研究の動向……055

第3章　エンド・オブ・ライフケアの　プロセスとしての意思決定支援……061

1 ■ アドバンス・ケア・プランニングの基本的考え方と日本における展開……062
2 ■ アドバンス・ケア・プランニングを行ううえでの倫理的課題への取り組み……071
3 ■ アドバンス・ケア・プランニングの実践モデル：意思決定支援の3本柱……077
4 ■ 意思決定支援とヘルスリテラシー……081
5 ■ アドバンス・ケア・プランニングにおける看護師の役割……088

vii

実践編

第1章　エンド・オブ・ライフケア実践のための看護アプローチ……097

1 ▪ 看護実践においてエンド・オブ・ライフケアを必要とする場面……098
2 ▪ エンド・オブ・ライフケアにおける看護実践の構成要素……100

第2章　疾患の特性を踏まえたエンド・オブ・ライフケア……105

1 ▪ 病いの軌跡……106
2 ▪ 終末期の苦痛と緩和について……110

第3章　病いとともに生きる人のエンド・オブ・ライフへのアプローチ…115

1 ▪ がんとともに生きる人と家族へのエンド・オブ・ライフケア……116
2 ▪ 呼吸器疾患とともに生きる人と家族へのエンド・オブ・ライフケア……127
3 ▪ 心不全とともに生きる人と家族へのエンド・オブ・ライフケア……139
4 ▪ 腎不全とともに生きる人と家族へのエンド・オブ・ライフケア……151
5 ▪ 認知症とともに生きる人と家族へのエンド・オブ・ライフケア……159
6 ▪ 神経難病とともに生きる人と家族へのエンド・オブ・ライフケア……168

第4章 子どもや高齢者の
エンド・オブ・ライフへのアプローチ … 179

1 ■ 病いとともに生きる子どもと家族へのエンド・オブ・ライフケア……………… 180
  A：NICUで重篤な疾患とともに生きる子どもと家族へのエンド・オブ・ライフケア… 187
  B：がんとともに生きる子どもと家族へのエンド・オブ・ライフケア………… 196
2 ■ 老いとともに生きる人と家族へのエンド・オブ・ライフケア………………… 208
  A：施設での看取りにおけるエンド・オブ・ライフケア…………………… 214
  B：在宅での看取りにおけるエンド・オブ・ライフケア…………………… 222
  C：救急搬送された高齢者と家族へのエンド・オブ・ライフケア………… 230

第5章 エンド・オブ・ライフケアを
支える地域づくり …………………… 239

1 ■ 住民の主体性からうまれる支え合いのまちづくり………………… 240
2 ■ 生と死を学ぶ場づくりとしてのエンド・オブ・ライフケア………………… 244
3 ■ 専門職のつながりによるエンド・オブ・ライフケアを支える基盤づくり……… 249

おわりに………… 255
索引……………… 257

一般社団法人 日本エンドオブライフケア学会
Japan Society for End of Life Care
設立趣旨

　わが国においてエンドオブライフケアという用語は、まだ新しい用語である。北米では1990年代から高齢者医療と緩和ケアを統合する考え方として提唱され、がんのみならず、非がんを含めたあらゆる疾患や症状、苦痛などをもつ人たちを対象としたケアを指している。エンドオブライフケアを成すためには、国際的な人口動態の変化、地域の文化や特性を踏まえ、生活ニーズを含み生命を脅かす健康問題として人々が認識し、新しい概念で医療制度や地域ケアシステムの変革を推進する必要がある。

　人生を80年・90年と生きることができる現代では，年齢に関係なく終末期に向けた生き方を考えることが求められる。終末期の生と死の問題を医療中心の医療モデルから、その人の住まう地域（コミュニティ）でどう生活するかを中心に据えた生活支援・家族支援を含む生活モデル（Care ＆ Comfort）を重視し、医療と生活を統合するケア（Integrated Care）ととらえることが必要である。それは、人生の主人公である個人が主体的に生きるための力を引き出し、支えるための新しい包括的ケアのあり方が求められているともいえる。先行するターミナルケアや緩和ケアといった終末期ケアの概念は、このような包括的ケアを提唱するには限界があり、新しいパラダイムへの転換が求められている。したがって、個々人のQOLすなわち生命・生活・人生の質と価値を高めるために、最期までその人の生き方を支えるエンドオブライフケアを基盤にした医療制度や地域ケアシステムの変革を推進する必要性が高まっているといえる。こうした社会の実現には、医学、看護学、哲学、倫理学など「人間」を対象とする諸学問分野の知から学際的かつ総合的に学び、国内外の学識経験者、教育者、ケア現場の人々、一般の人々が、多様な立場を横断しすべての人が支え、支えられ生きていることの価値を見出せるようなケアのあり方を議論する場が必要である。さらにその人自身が「主体的な生き方、そのあり様の模索」を可能とするような新しい支えあいを創り出すためには、健康な時から「死を考え、話し合う」新しい文化の醸成が重要である。

　本学会では、エンドオブライフケアとは、すべての人に死は訪れるものであり、年齢や病気であるか否かにかかわらず、人々が差し迫った死、あるいはいつかは来る死について考え、最期までその人らしい生と死を支えること、ならびに生と死を見送った家族が生きることを支えるケアであると考える。わが国独自の生活文化や価値観に根差したエンドオブライフケアを発展させるために学術的かつ学際的研究を蓄積し、その成果を実践や教育に活用し、世代間交流や国際交流などを通して健康と福祉および文化の発展に貢献することを目的として、一般社団法人日本エンドオブライフケア学会を設立する。

2016年7月

千葉大学大学院看護学研究科に設置されたエンド・オブ・ライフケア看護学は、2010年より日本財団の助成事業として「領域横断的なエンド・オブ・ライフケア看護学の構築」の事業推進を行っています。当面、5年間の事業として計画を立て、「教育」「研究」「情報発信」の3本柱で進めています。

　本事業の目的は大きく2つあります。1つは看護学基礎教育課程において生と死について深く学び、死生観を身につけた看護職者の人材育成をすること、もう1つはエンド・オブ・ライフケア看護学の確立と発信です。新たな看護学領域として、日本で初めて看護学基礎教育課程において教育と研究活動を開始しました。　本講座が目指す領域横断的なエンド・オブ・ライフケア看護学とは、がん、慢性疾患や難病の終末像などの多様な臨床現場における生と死について考え、子どもから高齢者に至るあらゆる発達段階にある人のエンド・オブ・ライフ、すなわち人生の終生期・晩年期を包括的にとらえた看護のあり方を追究する学問と考えています。ですから、エンド・オブ・ライフケア看護学はこれまでの看護学専門領域に共通する領域横断的な視座を探求するものであり、変化する社会に対応すべく先駆的な看護学領域の拡大と発展に資するよう、また日本型エンド・オブ・ライフケアの知の創造拠点となるよう成果を示したいと考えています。　最後に本学で作成したエンド・オブ・ライフケアのロゴを紹介します。円形の矢印の中に手のひらが中央に向かい合って円を描いていますが、これは手話で「太陽」を示しています。そして外側の矢印が左から右に回転していますが、それは、「太陽が東から昇り西に沈む」という1日の周期を表現しています。そして中央に花が1輪、世界に唯一の花。それは「私」を表しています。「私らしく、一日一日を大切に生きる」、エンド・オブ・ライフケアとして大切にしたいこととの思いを込めました。

2014年3月
千葉大学大学院看護学研究科エンド・オブ・ライフケア看護学

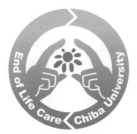

私らしく、一日一日を大切に生きる　　　　　（『初版』より）

◆理論編

第1章

生活文化に即したエンド・オブ・ライフケア

1 ▪ エンド・オブ・ライフケアとは
2 ▪ エンド・オブ・ライフケアとgood deathの概念
3 ▪ 地域包括ケアシステムとエンド・オブ・ライフケア

1 エンド・オブ・ライフケアとは

1. エンド・オブ・ライフケアの必要性

　高齢化社会の到来と慢性疾患患者の増大に伴い終末期ケアのあり方が模索されている昨今、誰もが安心して人生の終焉を迎えるためには、従来のがん患者の疼痛・症状管理に焦点化した「緩和ケア」や終末期に特化した「ターミナルケア」だけでは十分とはいえず、医療機関のほか、自宅、特別養護老人施設での看取りなど、地域における患者とその家族の生活に合わせた終末期ケア体制を確立する必要がある。

　これまで終末期看護学は、がん看護に特化されて論じられてきたが、近年、化学療法や集学的治療が急速に発展し、がん医療に関する人々の意識の変化も大きく、がんとともに生きるというこれまで以上に幅広い知識と新たな生のとらえ方が求められている。また，現実のケアの現場では高齢者の慢性疾患の増加とともに、複数の疾患が重複していることによる治療の複雑化および長期化をどう支えるかが課題となっている。一方で医療政策では、機能分化した病院医療や療養施設の有効活用のために地域包括医療体制が求められ、自宅のみならず地域の多様な療養の場で最期まで生きることを支える体制の必要性を説いている。

　このような動向は新聞やテレビなどのメディアでも多く取り上げられ、2012年には「終活」という流行語も生まれ社会現象ともなった。人々がどのように病いと向き合い、年を重ね、どのような医療やケアを希望するかについて考えることが、必要とされている。これは高齢者だけの問題ではなく、団塊の世代や若者も自分自身の問題として、あるいは家族として考えなければならない。すべての国民にとって他人事ではなくなる時代が来たといえるのではないだろうか。このような流れの中で、終末期医療や緩和ケアを内包する、新しい概念として「エンド・オブ・ライフケア」という多次元で深い意味をもつ概念が生まれてきた。

　本節ではエンド・オブ・ライフケアとは、誰を対象とした、どのようなケアなのかを看護学の視点で整理したいと考える。

2. "エンド・オブ・ライフ"の多様な意味

エンド・オブ・ライフケアは、「エンド・オブ・ライフ」という時期をどう考えるかに焦点が当てられている。そのため、この時期をどう考えるかが重要である。エンド・オブ・ライフの時期や状態は、

①突然死にみられる脳死のように心臓死が間近に迫った状態

②がんのターミナル期のように余命が数カ月と予想される状態

③がんの診断時のような診断早期の状態

④非がん患者の終末期など終末の時期を特定しにくいことを前提に終末期ととらえる状態

のように疾患や状態によって、どの時期を指すかについては幅があるため、言葉の定義を曖昧にしていると考えられる[1]。

エンド・オブ・ライフケアについて主要な欧米国の定義を概観すると、米国では次の3つの要因、①現在、慢性疾患症状や機能低下が認められること、②回復の見込みのない病状でケアを必要とする状態、③高齢や機能低下で動けないか、生命の危機状態、を挙げている[2]。ヨーロッパ緩和ケア協議会では、広義には「患者、家族、専門職が病気による死を自然の死ととらえ、長くても1年から2年の期間で亡くなるとわかる状態」を指し、狭義では、「亡くなる数時間、数日単位の時期に全人的なケアを提供する専門的ケア」としている[3]。オーストラリアでは、人生の終生期にある人々に対し、地域サービスとヘルスサービスとをつなげて包括的ケアを提供することとし、それぞれが別の観点でエンド・オブ・ライフケアを定義している[4]。

これらを整理すると、エンド・オブ・ライフケアとは、

①疾患を限定しない

②慢性疾患患者を含め死が差し迫った患者に提供される包括的なケアで、緩和ケアと

図1-1 エンド・オブ・ライフケアの概念

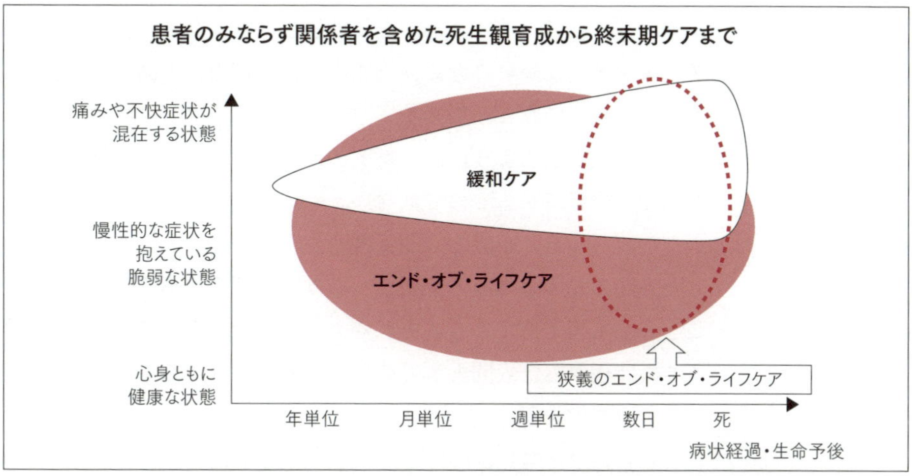

（European Journal of Palliative Care. 2009; 16(6): 289. より筆者訳のうえ一部改変）

ほぼ同義である

③患者・家族と医療スタッフが死を意識するようになった頃から始まる年単位に及ぶ幅のある活動である

④地域を包括したチームアプローチである

という4点の特徴を有していると考えられる。

　これらの観点からエンド・オブ・ライフケアと緩和ケアとの位置づけを示すと図1-1のようなイメージになると考えている。縦軸は、健康な時から苦痛や深い症状が混在している状態というケアの対象となる健康状態を示している。「健康な時から」を含む理由は2つある。1つは、死は誰にでも起こり得ることであり、ライフイベントのさまざまな出来事を通して死を意識することがあるということである。もう1つは、大切な人を亡くす・看取るという経験をする家族もケアの対象に含めるためである。横軸は時間軸であり、亡くなるまでの時間的経過を示し、年単位から数日、数時間までの長さを表している。エンド・オブ・ライフケアとほぼ同義である緩和ケアは、症状の変化の激しい時期に「苦痛緩和」のために特に重要なアプローチとして位置づき、時間的には比較的早期から開始され、終末に近い時期に近づくにつれて大きな範囲を占める。一方、エンド・オブ・ライフケアは、慢性的な症状管理から変化の激しい時期の症状管理も行い、しかも死までの時期が1年という年単位から数日に至るまでの長い期間も含んでいる。さらに狭義では、エンド・オブ・ライフケアのエンドステージとして、従来のターミナルケアの意味を含むと考えるのである。

3. エンド・オブ・ライフケアの定義

　エンド・オブ・ライフケアとは「診断名、健康状態、年齢にかかわらず、差し迫った死、あるいはいつかは来る死について考える人が、生が終わるときまで最善の生を生きることができるように支援すること」と定義した（表1-1）[5]。この定義はエンド・オブ・ライフケアの対象と支援のあり方を示しているが、もう一点重要なことは、エンド・オブ・ライフケアは、「病期としてではなく、自分の生の一部としてエンド・オブ・ライフについて考え、周囲の人、大切な人と語り合う文化を創り出すことが重要である」ということである。

　この定義が示すように、エンド・オブ・ライフケアは終末期ケアや緩和ケアの医学的用語で代替できるものではない。老いや病いを抱えながら地域社会で生活し続ける人々の暮らし方、家族との関係性や生や死に関する価値観、社会規範や文化とも関連した人間としての生き方を問う、あり方の探求であり、社会のあり様までも変えていこうとする考え方である。それゆえ、医療者にとっては生物学的な「命」を最優先してきた時代から、人間としての尊厳ある生き方としての「いのち」をも含めて考えることの重要性を示す用語でもある。「その人にとって最善とは何か」という問い直しによる新たな医療提供のあり方の模索ともいえる。

　すなわちエンド・オブ・ライフケアは、いのちの終わり「エンド」に着目するので

表1-1 エンド・オブ・ライフケアとは

診断名、健康状態、年齢にかかわらず、差し迫った死、あるいはいつかは来る死について考える人が、生が終わるときまで最善の生を生きることができるように支援すること

生活しているその人と身近な大切な人々と専門職者との合意形成のプロセスである。以下の特徴を有している。

① その人のライフ（生活や人生）に焦点を当てる
② 患者・家族・医療スタッフが死を意識したときから始まる
③ 患者・家族・医療スタッフがともに治療の選択にかかわる
④ 患者・家族・医療スタッフがともに多様な療養・看取りの場の選択を考える
⑤ QOLを最期まで最大限に保ち、その人にとってのよい死を迎えられるようにすることを家族（大切な人）とともに目標とする

そのためには、病期としてではなく、自分の生の一部としてエンド・オブ・ライフについて考え、周囲の人、大切な人と語り合う文化を創り出すことが重要である

はなく、生活するその人と身近な大切な人たちと専門職との合意形成のプロセスであるといえる。このプロセスは、以下の5つの側面の視座をもつことが重要である。

①その人のライフ（いのち、生活、人生）に焦点を当てる

②患者・家族・医療スタッフが死を意識したときから始まる

③患者・家族・医療スタッフがともに治療の選択にかかわる

④患者・家族・医療スタッフが多様な療養・看取りの場の選択を考える

⑤QOLを最期まで最大限に保ち、その人にとってのよい死を迎えられるようにすることを家族とともに目標とする

　この視座で重要なのは「その人のライフ（いのち、生活、人生）に焦点を当てる」「家族とともに目標とする」ということである。エンド・オブ・ライフケアは、これまでの人生から、これからどうしたいかを実現するために、今をどう生きるかを問うものである。亡くなっていく人だけではなく、ともに時を重ね、ともに生きた家族にとって「その人にとっての最善」であることが重要である。大切な人を失っていく体験は、残されたその人自身の人生にとって「どのように生きるか」を学ぶ体験でもある。そうして生と死の体験が伝承され、人としてどうあるべきかを問い、意味づけることになるからである。

　さらに重要なことは、エンド・オブ・ライフケアには"ライフ"が意味する生活や人生という「時間的連続性」と「ケアの持続」という観点があるということである。それは時間軸で物語られる"いのち"そのものであり、その人を中心とした関係性の中で育まれる。すなわち、その人のコミュニティの中で他者とかかわりながらさまざまな意味づけをしていくプロセスでもある。エンド・オブ・ライフケアを語るとき、「病いの軌跡」（**図1-2**）[6)] がよく用いられる。これは多様な病状の軌跡があるため、その人がどのステージにいるのかを同定することと、今後どのような経過をたどるかを予測することで、その人にとって最善の治療やケアとは何かを考え、情報提供し選択で

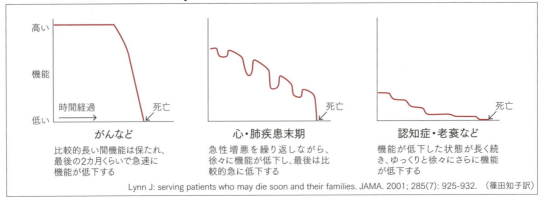

図1-2 病いの軌跡（Illness Trajectories）

（在宅医療推進のための会（実践編）報告書．2006年6月．在宅医療助成勇美記念財団ホームページより．
〈http://www.zaitakuiryo-yuumizaidan.com/data/file/data1_20080401120406.pdf〉）

きるようにすることの重要性を説いている。これは医療者にとって重要な羅針盤となる一方で、患者や家族が現状を理解し、今後の経過を共有する手がかりとなるであろう。

4. エンド・オブ・ライフケアとは人生の軌跡を関係者とともに描くこと

　しかし本来、図1-3で示すように、看護実践では「人生の軌跡」（人間として尊厳ある「いのち」）と「病いの軌跡」（生物学的な命）をともに描くことが重要であると考えている。この図は、その人が住み慣れた地域でこれからも生活していくために、必要な医療やケアを選び組み込んでいくというプロセスが示されている。まさに、生老病死と向き合い生きる人間の軌跡である[7]。人が生まれ、年を重ねるその先に、「誰にでも訪れる死」を遠くに意識しながら、生活の延長線を描き続けていく。その軌跡の途中でその人が立ち止まって生老病死を意識したときに、私たちはさまざまな場面や立場で看護師として向き合うのである。

　それは従来のホスピスケア・緩和ケア病棟だけではなく、一般病棟、病院の外来、地域の診療所や会社の健診かもしれない。保健所の健康診断、介護保険の申請や地域包括支援センターの相談窓口かもしれない。あるいは身近な人の死を知ったときの当事者として、当たり前の日常を中断させる「そのとき」の「ある場面」なのである。そこで「その人」は自分の年齢や健康状態、家族、仕事、日常を振り返り、今後どうなっていくのかを自分の場合に照らし合わせて考え、今どのような医療やケアを受けたいのか、今後どうすることが一番よいのかを考え決めていく場面を迎える。こうした一つひとつの積み重ねが、人生の軌跡をつくっていくのである。終末だけがエンド・オブ・ライフケアではない理由がここにある。

　私たち看護師は、日常的にどのような立場で、どのような状況に立たされた患者・家族と向き合っているのだろうか。否、患者・家族ではなく、「その人」と向き合っているだろうか。エンド・オブ・ライフケアは、まさにその人の人生に関心を寄せ、

図1-3　地域ですべての人が支えるエンド・オブ・ライフケア

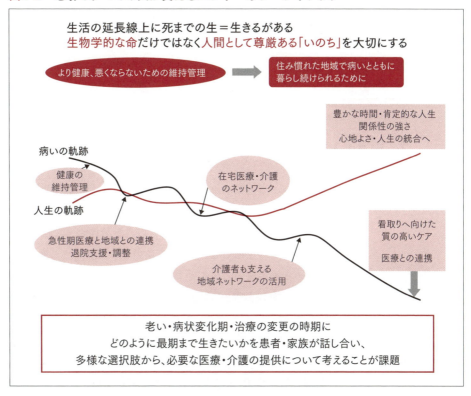

　その人の生活と必要な医療・ケアを結びつけていく看護の本質であり、病院や地域の保健福祉、在宅ケアなど多様な現場で働く看護師を支える看護の心ではないかと考えている。すなわち、エンド・オブ・ライフケアは、年齢、疾患、健康状態を問わず、生きることに向き合い、すべての人に人権として提供されるケアであると考える。

● 引用文献

1) 西川満則，横江由理子，中島一光：高齢者を総合的に機能評価し理解し合える医療とケア：エンド・オブ・ライフケアチームの定義．乳癌の臨床．2012；27(3)：269-276.
2) National Institutes of Health: National Institutes of Health state-of-the-science conference statement of improving end-of-life care. 2004.
<http://consensus.nih.gov/2004/2004EndOfLifeCareSOS024html.htm>
3) Radbruch L, Payne S: White Paper on standards and norms for hospice and palliative care in Europe: part 1. European Journal of Palliative Care. 2009; 16(6): 278-289.
4) Palliative Care Australia: Strategic Plan 2008-2011. Palliative Care Australia ホームページより．
<http://www.palliativecare.org.au/Portals/46/docs/PCA%20strategic%20plan%20-%202008-2011.pdf>
5) Izumi S, Nagae H, Sakurai C, et al.: Defining end-of-life care from the perspective of nursing ethics. Nursing Ethics. 2012; 19 (5): 608-618.
6) Lynn J: serving patients who may die soon and their families. JAMA.2001; 285(7): 925-932.
7) 長江弘子：患者の"どう生きるか"をささえるのが「エンド・オブ・ライフケア」．TKC医業経営情報．2012；213：16-19.

2 エンド・オブ・ライフケアと good death の概念

1. 望ましい状態（good death / dying with dignity）とは

　エンド・オブ・ライフケアは前述したように、「その人が最期まで最善の生を生ききる」ことを支えるケアである。それは、身体的な機能は低下し生物学的な死は避けられない事実であるが、死がこの世とその人を分かつまで、その人にとって望ましい状態でその人が存在すること、「今ここにいる」（being）ことを大切に考え、その結果、その人の望みをかなえることにつながると考える。

　では、患者・家族が望む「望ましい状態」（good death / dying with dignity ）とは、どのような状態なのだろうか。欧米では、Steinhauser らの質問紙調査が good death の重要な研究として位置づけられている[1]。その理由は4つあり、①医療者と患者で重要であると考える内容が異なることを明らかにした点、②回復を前提とした QOL と死を前提とした QOL とは異なることを示した点、③患者・家族の表現で具体的に表現した QOL を示した点、④死を焦点とするのではなく、死が避けられないとしたら、どう生きたいかに焦点が当たっている点である。この研究では医師と患者がともに80％以上が重要だと回答した項目は、「疼痛がないこと」「病状についてよく知っていること」「心構えをしておくこと」であった。医師はそれほど重要と思わないが患者の80％以上が重要とした項目は、「人生が完成したと思えること」「意識が明確であること」「負担にならないこと」「他人の役に立つこと」であった。この結果から身体的な苦痛がなくなることや死を受け入れ自分の病状を知ることという医学的側面だけではなく、患者にとって自分の人生が有意義であったと肯定的にとらえられることと周囲の人との結びつきの重要性が示されたのである。

2. 日本人が考える望ましい死

　宮下らは、地域住民2,584名、がん患者の遺族513名の回答を分析した結果、日本人が考える「望ましい死」を見出した **（表1-2）**[2]。この Good death の概念は、以下に示す4つの示唆を与えている。

①日本人が共通して重要だと考える傾向のある「望ましい死」を明示した

　宮下は、今までわが国でも観念論、あるべき論として論じられてきた「望ましい死」のあり方を、定量的に評価し、「日本人が共通して重要だと考える望ましい死」と「人によって重要さが異なる望ましい死」に分類した[3]としている。さらに西欧における

理論編

表1-2　日本人が考える「望ましい死」の調査結果

対象：一般市民2,584名、緩和ケア病棟遺族513名

日本人の多くが共通して 大切にしていること	人によって重要さは異なるが、 大切にしていること
● <u>苦痛がない</u> ● 望んだ場所で過ごす ● 希望や楽しみがある ● 医師や看護師を信頼できる ● 負担にならない ● 家族や友人とよい関係でいる ● 自立している ● 落ち着いた環境で過ごす ● 人として大切にされる ● 人生を全うしたと感じる	● できるだけの治療を受ける ● 自然な形で過ごす ● <u>伝えたいことを伝えておける</u> ● <u>先々のことを自分で決められる</u> ● <u>病気や死を意識しない</u> ● 他人に弱った姿を見せない ● 生きている価値を感じられる ● 信仰に支えられている

（Miyashita M, Sanjo M, Morita T, et al. : Good death in cancer care : A nationwide quantitative study. Ann Oncol. 2007 ; 18(6): 1090-1097.）

調査と類似した結果となったことを踏まえ、エスニシティや文化の差異にかかわらず good deathの中核要素といえる[2]と結論づけている。

②人により重要さが異なる要素として個別性を浮き彫りにした

宮下は、これらの概念は相対的に重要度が低いからといって重要ではないという意味ではないとし、人によっては、「共通して重要だと考える」概念より個々の項目は重要であるかもしれず、したがってこれらの概念は、共通性は必ずしも強くないが、患者が求めた場合には達成されるように医療者は努力しなくてはならない概念と考えられる[3]と述べている。このように「日本人が共通して重要だと考える望ましい死」を統計的に10の要素として浮き彫りにしたが、同時に「個別性の強い」要素の存在をも浮き彫りにしたことは重要である。

③望ましい死のためには、「心理的・実存的事柄」に応えるケアが必要であることを示した

望ましい死の達成のためには、痛みや症状コントロールだけでなく、心理的・実存的事柄(psycho-existential issues)が質の高い緩和ケアにとって不可欠な要素をなし、全人的な視点が必要であることを明らかにした[2,3]と述べている。すなわち「望ましい死」は個別性を含むものであり、それゆえ痛みをとったり症状を和らげたりするという手段だけではなく、「心理的・実存的事柄」に応える「ケア」の重要性を示している。

④「患者自身の言葉」あるいは患者自身が「どう生きるのか」から考え直す：当事者性の重要性を示した

共同研究者である森田は、good death研究の成果で重要なことは、「医療者からみて良い・悪いという判断ではなく、患者自身が重要だと思えるかどうかにしたがって、ゼロから構成概念を構築したこと」であるとしている。ゆえに、「good deathという

名前で呼ばれているが、“死”に焦点が当たっているのではなく、“死が避けられないとしたならばどう生きるのか”に焦点が当たっている。したがって、good deathの考え方とは、個人（患者）の価値観に対して外（たとえば医療者の視点）から“望ましい”とか“望ましくない”と定める考えの真逆にあり、good deathは、患者自身からみた“死が避けられないときのquality of life”であるということが本質である」[4]と説明している。

　死に注目するのでなく、死が避けられないときに“どう生きるのか”に重きをおいたgood deathの概念の根本には、「患者自身の言葉」あるいは患者自身が「どう生きるのか」から考えなおすという揺るぎない視点がある。これは、患者を中心にしたケアの立案といった「患者中心主義」以上の視点であり、患者本人の言葉や生き方を出発点に発想していくこの視点を「当事者性」と呼ぶこともできるだろう。さらに患者だけではなく、医療者であるあなた自身も、もし死が避けられないときには何を大事だと思うだろうか、それはgood death概念のどこに該当することが多いだろうか、と一度考えてほしい[4]と述べ、医療者自身が「医療者としての自分の価値観をとりあえず横に置いて」考える必要性を提起している。医療者/患者という立場を保留して、人としてあなたなら（当事者性）「どう生きるか」を「考えなおす」こと、誰もが「当事者」の視点から考えなおすことが、good deathの根本の発想なのである。

3. 望ましい死を実現するためのケアはスピリチュアルケア

　望ましい状態が損なわれることによって生じる苦痛は窪寺のいうスピリチュアリティの定義とその苦痛の発生源によって説明でき、望ましい状態の実現はスピリチュアリティケアであるという点である。窪寺は、スピリチュアリティとは「人生の危機に直面して生きる拠り所が揺れ動き、あるいは見失ってしまったとき、その危機状況で生きる力や希望を見つけ出そうとして自分の外の大きなものに新たな拠り所を求める機能のことであり、また、危機の中で見失われた生きる意味や目的を自己の内面に新たに見つけ出そうとする機能である」としている。そして、スピリチュアルな苦痛には2つの発生源があり、1つは「生きる拠り所の喪失」であり、もう1つは「生きる意味・目的の喪失」であるとしている[5]。

　この調査で示された「医師や看護師を信頼できる」「家族や友人とよい関係でいる」「信仰に支えられている」という望ましい状態が損なわれることは、他者との関係の喪失でもあり、それは“生きる拠り所の喪失”につながる。「希望や楽しみがある」「自立している」「落ち着いた環境で過ごす」「望んだ場所で過ごす」ことが損なわれると、自己の存在の意味や生きる意味を見出せず、環境との関係性や自律性も損なわれ“生きる拠り所の喪失”と“生きる意味の喪失”となると考えられる。また「伝えたいことを伝えておける」「人として大切にされる」「先々のことを自分で決められる」「人生を全うしたと感じる」「生きている価値を感じられる」ことが損なわれると、自分の人生や自己の存在を肯定することができず、自律性や自己統御能力が失われ

"生きる意味、目的の喪失"となる。

　このように望ましい状態が損なわれることは、スピリチュアルな苦痛を引き起こすと考えられ、エンド・オブ・ライフケアの目指す"その人が望ましい状態でいること"への支援は、まさにスピリチュアリティを機能するように働きかけることである。多くの人々は人生の危機に直面したとき、自己保存や自己防衛のために自分の生きる土台や人生の目的を求めていく本来の力がある。それゆえ、危機に直面した人は自分自身を深く吟味し、自分の人生を内省し自分の内側に自分の人生の意味や価値を見出そうとする。こうした自己との向き合いが「自分にとって望ましい状態とは」を見つけ出し、意識化し、自己存在を自覚し創り出していくことにつながるのである。

●引用文献

1 ）Steinhauser KE, Christakis NA, Clipp EC, et al.: Factors considered important at the end of life by patients family physicians and other care providers. JAMA. 2000; 284(19): 2476-2482.
2 ）Miyashita M, Sanjo M, Morita T, et al.: Good death in cancer care：A nationwide quantitative study. Ann Oncol. 2007; 18(6): 1090-1097.
3 ）宮下光令：日本人にとっての望ましい死. Pharma Medica. 2008；26(7)：29-33.
4 ）森田達也：グッドデス概念って何？. 緩和ケア. 2011；21(6)：632-635.
5 ）窪寺俊之：スピリチュアルケア入門. 三輪書店；2000. p.13.

3 地域包括ケアシステムとエンド・オブ・ライフケア

1 ▶ 本人の選択と本人・家族の心構えが土台

　エンド・オブ・ライフケアという概念が生まれた背景は、高齢化に起因するところが大きい。

　2012（平成24）年度の診療報酬・介護報酬の同時改定は、わが国の社会保障制度が本格的に「病院中心から地域中心の医療制度」に舵を切ったことを示した。厚生労働省は、団塊の世代が75歳以上となる2025年へ向けて、高齢者が尊厳を保ちながら、重度な要介護状態となっても住み慣れた地域で自分らしい暮らしを人生の最期まで続けることができるよう、住まい、医療、介護、予防、生活支援が、日常生活の場で一体的に提供できる「地域包括ケアシステム」の推進を目標とした。

　地域包括ケアシステムのモデル図を図1-4に示す[1]。このモデル図は、2016（平成28）年に変更された。この変更の根本には、本人の意思表明を基盤とした家族の合意形成をケアの方針とすることを提示している。地域で包括するサービスや自立支援の方向性は、本人と家族の生き方の選択が土台であるということを示している。地域包括ケアシステムはサービスありきの制度ではなく、住民一人ひとりが、人間が老いて

図1-4　わが国の地域包括ケアシステムの目指すもの：望む生き方を表明し、支えられ、支える社会

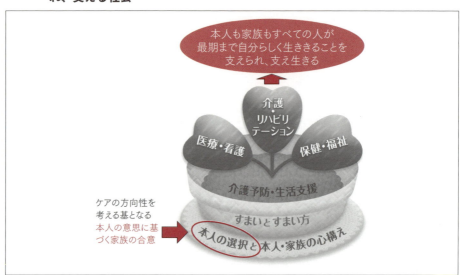

（地域包括ケア研究会：地域包括ケアシステム構築に向けた制度及びサービスのあり方に関する研究事業報告書（平成27年度），平成28年3月，三菱UFJリサーチ＆コンサルティング；2016：p.15．より一部改変）

理論編

亡くなっていくことを自然のこととして受け止め、いつかは来る死について考え、自分らしく生きることを支えるための自立支援であり、それを支えるシステムなのである。

　そのように考えると、地域包括ケアシステムの実現は、まさにエンド・オブ・ライフケアの達成を実現する社会の仕組みを構築することであると考える。エンド・オブ・ライフケアは「年齢や疾患、病期を限定せず、差し迫った死やいつかは来る死について考える人が、最期までどう生きたいかについて表明し、それを支えていくプロセス」である。それゆえ、地域包括ケアシステムはエンド・オブ・ライフケアの具現化であると考える。地域包括ケアシステムの土台「本人の選択と本人・家族の心構え」こそが、エンド・オブ・ライフケアの起点となると同時に地域包括ケアシステムの拠り所となる。その人がやがて死が来ることを意識して、大切な人とともに時間を過ごすことの重要性をお互いに自覚するプロセスが、生き方の選択と心構えになっていくのである。

　生き方の選択と心構えを土台として「どこで暮らすか、どのような暮らし方を望むのか」を意識することで、「どのようなケアをしてほしいのか」が描けることとなり、その意向に沿ったサービスのあり方が重要であることを示している。「本人の選択と本人・家族の心構え」を分かち合うプロセスはその人と家族にとって、それぞれの人生をともに生きてきたことを意識化し、それぞれの生き方を伝え、生きてきた証を確認することでもあろう。

　こうしたプロセスを踏むことができるように働きかけるケア、それがエンド・オブ・ライフケアの本質である。支えることも支えられることも、そのことを通してその人が生きる意味を見出し、これまでの人生を肯定的に意味づけし、自己の存在を大切な人との関係の中で意味づけていくのである。このケアのプロセスはケア提供者にとっても患者・家族・かかわる医療者同士の関係をつくるプロセスでもある。そして、死に向き合うことを通して「生と死」を学び、当たり前の日常の尊さを知ることになる。その人にとって最善のケアとは何か、その人らしいとはどういうことか、その人の希望とは何かを考える機会となる。

2 ▶ 地域包括ケアシステムを担う多職種をつなぐケア

　エンド・オブ・ライフケアは、どのように地域包括ケアシステムを作るのか、何のために連携するのかという目指す方向性を指し示すと考える。エンド・オブ・ライフケアの達成は、かかわる人々すべてが新しい生き方を見出すプロセスであり、その支援は新しいケア学として位置づけられると考える。エンド・オブ・ライフケアを考え、それを成すことは新しい医療の価値の創造であり、地域でともに生き、ともに年を重ねる文化を育むことでもある。エンド・オブ・ライフケアとは、地域包括ケアシステムを担うすべての職種をつなぐケアの心といえるのではないだろうか。

●引用文献

1）地域包括ケア研究会：地域包括ケアシステム構築に向けた制度及びサービスのあり方に関する研究事業報告書（平成27年度）．平成28年3月．三菱UFJリサーチ＆コンサルティング；2016.

解説：ターミナルケアと緩和ケア

　終末期医療に関連する用語であるターミナルケア、緩和ケアについて解説する。これらの用語はエンド・オブ・ライフケアの代替ではないが、人間の生と死にかかわる医療において重要な用語である。時代とともに医療・ケアのあり方は変化し、それに伴い用語の意味・定義も変化するが、その概要を図1-5に示す。

1 ▶ ターミナルケアとは
◆ あらがえない死までの全人的ケア

　ターミナルケアは1950年代からアメリカやイギリスで提唱された考え方で、人が死に向かってゆく過程を理解して、医療のみでなく人間的な対応をすることを主張したとされており[1]、その意味は「積極的な治療効果が望めない状態となり、予後不良で数カ月のうちに亡くなることが予測される人へのケア」とされていた。疾患の治療を積極的に行う時期から、終末期の治療へと切り替える、いわゆる「ギアチェンジ」された後の治療やケアの総称であり、現在の緩和ケアとほぼ同じ意味を有していた。イギリスのホスピスの創始者であるシシリー・ソンダース（Cicely M Saunders）は「ターミナルケアとは、死が確実に接近し、それがあまり遠くないと感じられる患者で治療方法をとらない方向に医療体制が向いており、症状を軽くさせ、患者と家族の両方を支えようとするようになった時のケアである」と定義し、①患者を一人の人格者として扱う、②苦しみを和らげる、③不適当な治療を避ける、④家族のケア、死

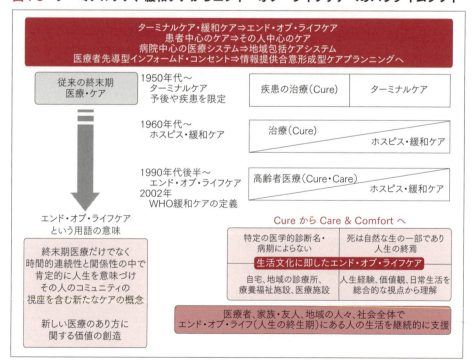

図1-5　ターミナルケア、緩和ケアからエンド・オブ・ライフケアへのパラダイムシフト

別の苦しみを支える、⑤チームワークによる働き、の5つをケアの焦点として挙げている[2]。また日野原重明は「ターミナルケアとは、医学的手段によってある疾患を治癒させることが、専門家または経験深い医師の判断では不可能となったときに、たとえ疾患は治されないとしても、巧みな薬物やそのほか看護による対症的処置と、身体的面の他に、社会的面や精神的面、さらには霊的な面からも患者の心を支えて、心身ともに苦しみを少なくし、心の泰樹を得るように世話（ケア）する。そのような状況で死を当人が迎えることができれば、疾患は何であれ、患者の人格が最後まで損なわされず、いわゆる尊厳死を迎えることができる。それが望ましいターミナルケアと言えよう」と述べている[3]。さらにそれはがん患者だけに訪れるものではなく、すべての患者の病状の進行の先には医学ではなすすべがなく、症状の緩和が必要となると加えている。CureからCareへ切り替えるという意味は、死を前にしたときの医学の無力さとその人が尊厳をもって人生を閉じることができるようにかかわることがケアの本質であることにほかならない。筆者はこのターミナルケアの定義によりその意味深さが示されたと考える。すなわち、ターミナルケアとは予後不良であること、治療法がないことがターミナルな状態を引き起こし、そのような状態になった人への全人的ケアといえる。

◆ "終末"は予後予測が困難であるからこそ合意形成が基本

一方、近年の主要な定義を見ると、ターミナル、すなわち終末期という時期や状態の明記、そしてそれをどのように合意していくかについて言及したものがみられる。2009年ヨーロッパ緩和ケア協議会（EAPC）の定義は、「病状の最終ステージで生命の危機に瀕している状態、数日で亡くなる可能性がある状態」としている[4]。米国（NIH. USA）では「終末期やその移行期には明確な定義を提供するエビデンスはない。時間枠で決定するべきではない」とし[5]、日本学術会議臨床医学委員会終末期医療分科会『終末期医療のあり方について』（2008）では、終末期を「病状が進行し、積極的な治療を断念し、生命予後が半年あるいは半年以内と考えられる時期」としている[6]。また、全日本病院協会『終末期医療に関するガイドライン』（2009）では、終末期とは次の3条件を満たす場合を指すとして、①医師が客観的な情報を基に、治療により病気の回復が期待できないと判断すること、②患者が意識や判断力を失った場合を除き、患者・家族・医師・看護師等の関係者が納得すること、③患者・家族・医師・看護師等の関係者が死を予測し対応すること、と明記している[7]。

これらの終末期医療ガイドラインの背景には、慢性疾患をもつ高齢者の終末期をどのように判断し、予後予測が困難な状態をどのように家族とともに理解していくか、本人の意思をどう反映すればよいかなど、現実の問題が一様の解決策では限界があるからである。そのため、個別性を重視し、関係者の合意形成（チームアプローチ）が基本であるという観点が強調されたと考えられる。

このように、ターミナルケアは主としてがん患者をイメージする時代から、高齢者医療における課題を踏まえて多様なターミナルを想定したあり方や見解を示す時代になったといえる。

2 ▶ 緩和ケアとは

◆ 疾患に伴う苦しみの予防

　2002年、世界保健医療機関（WHO）は、「緩和ケアとは、生命を脅かす疾患による問題に直面している患者とその家族に対して、痛みやその他の身体的問題、心理社会的問題、スピリチュアルな問題を早期に発見し、的確なアセスメントと対処（治療・処置）を行うことによって、苦しみを予防し、和らげることで、クオリティ・オブ・ライフを改善するアプローチである」と定義した[8]。これは、1989年以来の改定である。新たな定義の特徴は、「スピリチュアル」という側面が明記されたことと、苦しみの「予防」という観点が加わったことであるとされている[9]。加えて、筆者は、「早期からの緩和ケア介入」と「がん以外の疾患」を含んだことも意義があると考える。

　また、NPO法人日本ホスピス緩和ケア協会では緩和ケアを、①痛みやその他の苦痛な症状から解放する、②生命を尊重し、死を自然の過程と認める、③死を早めたり、引き延ばしたりしない、④患者のためにケアの心理的、霊的側面を統合する、⑤死を迎えるまで患者が人生を積極的に生きてゆけるように支える、⑥家族が患者の病気や死別後の生活に適応できるように支える、⑦患者と家族―死別後のカウンセリングを含む―のニーズを満たすためにチームアプローチを適用する、⑧QOLを高めて、病気の過程によい影響を与える、⑨病気の早い段階にも適用する、⑩延命を目指すそのほかの治療―化学療法、放射線療法―とも結びつく、⑪臨床的な不快な合併症の理解とその対応の推進に必要な諸研究を含んでいる、という11項目を挙げている[10]。

◆ 「苦痛」の意味の多様性

　このように考えると、緩和ケアとは、苦痛を明らかにし、さまざまな介入によって生活の質を高めるアプローチである。緩和ケアは、対象疾患としてはがんを中心に諸外国で広がったが、2017年の新しい定義では、非がん疾患や高齢者の虚弱な状態も対象と考えられている。近年では、心不全、呼吸器不全、腎不全、神経難病などの慢性疾患における緩和ケアの必要性が注目され、疾患別のガイドラインが各学術学会から提示されている。今、まさに超高齢社会を迎え高齢者医療が直面している課題に対応するため、緩和ケアの考え方は痛みや呼吸困難を「苦痛」と考えるだけではなく、慢性疾患や高齢であるがゆえに生じる日常生活機能の低下、認知機能の低下、心理社会的苦痛など、喪失や悲嘆による痛みも視野に入れなければならない。しかも病状は慢性化しており、複数の疾患を併せもち複雑であるため、治療のエビデンスが少ない。加えて、症状の出現も緩徐で、出現した時点ですでに重症化していることも少なくない[11]。

　また意思決定においても、症状の進行に加齢も加わり認知機能の低下から本人の意思が反映されにくいため、高齢者の自律や尊厳、家族関係に関連した苦痛も生じやすいなど、「苦痛」という範疇は多岐にわたる。それゆえ、それらを含めて「エンド・オブ・ライフ（人生の終生期）を生きる人」ととらえ、医学モデルだけでは説明しきれない包括概念としてエンド・オブ・ライフケアという考え方が必要とされたと考えられる。

（長江弘子）

理論編

●引用文献

1）日本ホスピス緩和ケア協会：緩和ケアをめぐる言葉．日本ホスピス緩和ケア協会ホームページより．
<http://www.hpcj.org/what/definition.html>
2）Cicely M Saunders: The management of terminal disease. London: Edward Arnold; 1978.
3）日野原重明：ターミナルケア．日本内科学会雑誌．1996；85(12)：1-2.
4）Radbruch L, Payne S: White Paper on standards and norms for hospice and palliative care in Europe: part 1. European Journal of Palliative Care. 2009; 16(6): 278-289.
5）National Institutes of Health: National Institutes of Health state-of-the-science conference statement of improving end-of-life care. 2004.
<http://consensus.nih.gov/2004/2004EndOfLifeCareSOS024html.htm>
6）日本学術会議臨床医学委員会終末期医療分科会：終末期医療のあり方について：亜急性型の終末期について．平成20年2月．2008.日本学術会議ホームページより．
<http://www.scj.go.jp/ja/info/kohyo/pdf/kohyo-20-t51-2.pdf>
7）全日本病院協会：終末期医療に関するガイドライン：よりよい終末期を迎えるために．平成21年5月．2009.全日本病院協会ホームページより．<http://www.ajha.or.jp/topics/info/pdf/2009/090618.pdf>
8）World Health Organization: WHO definition of palliative care. 2002. WHOホームページより．<http://www.who.int/cancer/palliative/definition/en>
9）柏木哲夫：生と死の医学（1）：終末期医療をめぐるさまざまな言葉．総合臨床．2007；56(9)：2744-2748.
10）日本ホスピス緩和ケア協会：緩和ケアの定義．2013．日本ホスピス緩和ケア協会ホームページより．<http://www.hpcj.org/what/definition.html>
11）鈴木裕介，井口昭久：ターミナルケアの考え方：Ⅱ高齢者総合医療．高齢者医療の現状と展望．日本内科学会雑誌．2004；93(12)：18-23.

◆理論編

第2章

エンド・オブ・ライフケア が必要とされる 日本の社会的背景

1 ▪ 死生観を基盤としたエンド・オブ・ライフケア構築のために
2 ▪ エンド・オブ・ライフケアに関する生命倫理的課題
　　：安楽死と尊厳死を中心に
3 ▪ エンド・オブ・ライフケアに関連した社会状況と医療制度
4 ▪ 当事者への接近とコミュニティへのまなざし
5 ▪ 今求められるエンド・オブ・ライフケア：社会を変える、社会が変える
6 ▪ 日本および世界におけるエンド・オブ・ライフケア研究の動向

1 死生観を基盤としたエンド・オブ・ライフケア構築のために

1. エンド・オブ・ライフケアと日本人の伝統的死生観

　エンド・オブ・ライフケアは「診断名、健康状態、年齢にかかわらず、差し迫った死、あるいはいつかは来る死について考える人が、生が終わるときまで最善の生を生きることができるように支援すること」と定義されている（→第1章1）。また、わが国の厚生労働省は、高齢化に伴って多死社会が進行する将来を踏まえて地域包括ケアシステムの構築を推進しており、ホームページには次のように記されている[1]。「2025年を目途に、高齢者の尊厳の保持と自立生活の支援の目的のもとで、可能な限り住み慣れた地域で、自分らしい暮らしを人生の最期まで続けることができるよう、地域の包括的な支援・サービス提供体制の構築を推進している。」これらの定義のように、エンド・オブ・ライフケアと地域包括ケアに共通するケアの理念は「人生の最期まで自分らしい生き方ができるように支援すること」だととらえてよいと思う。

　それでは「自分らしい生き方」を支援するとはどういうことであろうか。筆者は、それは何より個々人の「死生観」を尊重した支援を行うことではないかと考えている。「死生観」という日本語を『広辞苑』は「死と生についての考え方。生き方・死に方についての考え方」[2]、宗教学者・山折哲雄は「自分が死に直面したときにいかに生きようとするかである」[3]と記している。

　古来の日本人は、しばしば自分らしい「生き方・死に方」を桜の花に託して詠ってきた。たとえば、西行法師の短歌「願わくは　花の下にて春死なん　その如月の望月の頃」のようにである。西行は平安末期から鎌倉初期を生きた武士・僧・歌人であり、大阪府河南町の弘川寺（終焉の地）では、毎春、西行桜と呼ばれるしだれ桜が美しい花を咲かせ、多くの観光客が訪れている。ただし、この短歌は辞世の歌ではなく、死去（73歳）に先立つ12年前、還暦を少し過ぎた頃の西行が、いつか確実に訪れるであろう死を念頭において詠った歌である。如月の望月（新暦の3月末）は仏教では涅槃（釈迦入滅の日＝旧暦2月15日）である。この短歌が日本人の典型的な死生観の表現として語り継がれてきたのは、武士であった西行が散り際の美しい桜が咲く所で、僧として師と仰いだお釈迦さまの入滅とほぼ同じ時節に生を終えたいと願い、ほぼそのとおり（西行の命日は旧暦2月16日）に死を迎えたからである。また、「我と来て遊べや親のない雀」など、生活感、生命感にあふれた俳句で親しまれてきた小林一茶は、「死支度致せ致せと桜かな」と詠った。「生の俳人」一茶は、自然の摂理に従って恬淡として咲き、散りゆく桜から、自己の死の準備をするようにと促されたのである。

西行も一茶も、彼らの人生観や生き方にふさわしい死を願い、生活の延長線上の死が寿命として訪れることを、桜のように潔く受け入れることを願ったのだ。

　西行や一茶だけでなく、日本の文化人、教養人たちは古来さまざまな死生観を書き記しており、文学史・思想史上に見出される日本人の死生観は実にさまざまである。ただし、20世紀半ば、少なくとも太平洋戦争の終結頃までは、生きてきたように死ぬこと、あるいは生活の延長線上に訪れる死を自然なこと、摂理、運命、寿命として受容し、あらがうことなく、潔く受け入れていこうとする伝統的な死生観が受け継がれてきたように思われる。

2. 戦後日本における死生観の変容

　しかし、大戦後の復興、高度経済成長、バブル景気とその崩壊などに伴う社会、経済構造の変化に加えて、科学技術、とりわけ医療技術の発達は、日本人の生活と死生観に大きな変化をもたらした。医療システムの整備、生殖技術、延命・救命技術の発達、予防医学等の発展などによって、人為的に人間の生死の過程を幾分かコントロールできるようになり、死を自然の出来事、寿命として潔く、諦めをもって受容するという伝統的死生観は少しずつ変容していった。それとともに、自らがおかれている社会、経済、医療環境に照らしながら、死生について自己決定しなければならない社会的状況が生まれてきた。近年のインフォームド・コンセント、リビング・ウィル、事前医療指示書、エンディング・ノート、終活などへの関心の高まりは、単に死と死に逝く過程を運命、寿命として受容するのではなく、自己決定すべきであるという個人意識と価値観の変化を反映している。そうした日本人の死生観の変容を最も色濃く反映しているものの一つが、最期の日々を過ごす療養場所、死亡場所の変化である。

　日本人の終末期の療養場所、死亡場所は、戦後一貫して自宅が減少し、病院が増加し続けてきた。しかし、介護保険の導入（2000年）、訪問看護制度、在宅支援診療所の創設などを契機として、21世紀に入って病院死は横ばいで推移するようになり、2005（平成17）年（79.8%）を境に漸次減少に転じ、2019（令和元）年には71.3%に、そして新型コロナウイルス感染症の流行が始まった2020（令和2）年には68.2%とかなりの減少幅となった。それに比して自宅死の増加率は2005年（12.2%）、2019年（13.6%）、2020年（15.7%）であって、病院死の減少分の一部しか自宅死に転化していない。統計上、21世紀の人生最終段階の病院療養、死亡場所の受け皿になっているのはむしろ老人ホーム（2005年2.1%→2020年9.2%）、介護医療院・介護老人保健施設（2005年0.7%→2020年2.3%）である[4]。そのように、戦後の死亡場所統計の変化は日本人の死生観変容の一端を反映しており、加えてwith/afterコロナ時代の死生観変動の予兆のようにも思われる。

　日本の終末期療養の場所が病院から在宅に転換する兆しが見え始めたのは、バブル景気が終わった頃（1991年初旬）からである。この時期、病院死割合が全死亡者の4分の3に達し、病院死や延命治療の問題に言及した山崎章郎『病院で死ぬということ』

（1990年）がベストセラーになった[5]。医療化（medicalization）の進展に伴い、それまで理想的と考えられてきた「家族に囲まれての死」「畳の上での死」ではなく、日常生活と切り離された病室で、スパゲッティ状態になりながら延命処置を受け、医療者のみに看取られて人生の最期を迎えることに対する疑問が表面化したのである。

　世界的に見て、日本は死亡場所に関する理想と現実のギャップが大きく、終末期医療において死に逝く者の希望がほとんどかなえられない国であるという国際比較調査がある[6]。こうした死亡場所の理想と現実のギャップはどうして生まれるのであろうか。2005年以降、ルーラルエリア*の住民を対象に死生観調査を実施してきた結果、「理想的な死」という設問で、最も多い回答は「迷惑をかけない死」だった[7]。倫理学者・和辻哲郎によれば、個人主義的な人間観をもつ西洋とは異なって、日本人は人間関係を重視し、人間存在を間柄存在としてとらえる傾向がある[8]。「迷惑をかけたくない」という意識は、そうした日本人の関係論的人間理解と無関係ではない。少子高齢化、家族の縮小が進む現代、死に臨んでさえも、身近な人々に迷惑をかけない過ごし方をしたいと願う人々がますます増えているのである。

*ルーラルエリア（rural area）：都市圏、郊外圏に対するいわゆる田舎圏を表記する用語。ルーラル（rural）という形容詞で表記する場合もあるが、本稿では田舎、僻地、農村、中山間地、人口減少地域などを含意する総称としてルーラルエリアを使用する。

3. 死生観に配慮した意思決定のために

　西洋的な生命倫理では自己決定が重要視されてきたが、日本人は人間関係を考慮しながら「どのような治療、ケアを受けるか」を考える傾向がある。それゆえ、日本ではアドバンス・ケア・プランニングにおいても、患者、家族、医療者が話し合いながら意思決定を行う必要があると考える。また、患者＝医療者関係においても、医学的なエビデンスに基づいて「お世話する」という医療者側からの一方向な治療・ケアは、患者や家族の希望や死生観に対する配慮を欠いている場合がある。そうした点で、意思決定においては、これまでの「インフォームド・コンセントモデル」より、患者ケアの中心を担う家族も当事者として医療者と患者の話し合いの輪に加える「共同的意思決定モデル（SDM：shared decision-making）」[9]のほうが、日本文化を踏まえたエンド・オブ・ライフケアの意思決定モデルとしてふさわしいように思われる。

　2011年の夏、大震災の被害を受けた福島の地で全国高校総合文化祭が開催された。その総合開会式で高校生たちが上演した構成劇中に「福島に生まれて、福島で育って、福島で働いて、福島で結婚して、福島で子どもを産んで、福島で子どもを育てて、福島で孫を見て、福島でひ孫を見て、福島で最期を過ごす。それが私の夢なのです」という台詞があった[10]。そこには生と死の場として地域を再認識し、未来を切り開いていこうとする高校生たちの決意が見事に表明されていた。そうした高校生たちの、いのちが受け継がれ、ともに過ごしてきた地域で生きようとする決意表明と軌を一にするかのように、厚生労働省が推進してきた地域包括ケアシステムの構想では、高齢者の「住まいと住まい方」が地域住民の「選択と心構えの上」に構築されるべきであるという理念が明示された[11]。

　「住まいと住まい方」の選択と心構えをその根底にあって規定しているのは、住ま

う人々の死生観である。人生の最期をどこでどのように過ごしたいかという希望は、住民がその文化的社会的な伝統の中で培ってきた死生観に基づいているのである。地域で日常生活を送る人々の死生観に配慮した地域包括ケアの推進は、今後のエンド・オブ・ライフケアのあり方を左右するキーポイントだと考える。

　私たち一人ひとりの生活、そしてその基底にある死生観は歴史的に変容し、地域的な限定を受ける。だとすれば、より良いエンド・オブ・ライフケアを実現するためには絶えず「その時代とその地域に応じた死生観」を把握する必要性がある。自分らしい「最期の過ごし方（エンド・オブ・ライフ）」について個々人が考えるだけではなく、家族や周囲の人々と語り合う文化を創り出すことが大切だと考える。また、市民とケアの実践者である医療専門職が、望ましい「人生の最期の過ごし方」についてともに考え、学び合いながら各自の死生観とエンド・オブ・ライフケアへの関心を育んでいくことも求められる。

　わが国でエンド・オブ・ライフケアという言葉が使用される以前から、終末期ケア、緩和ケア、看取りケアやその基盤となる死生観を市民講座レベルで、あるいは学際的な研究として考察しようとする取り組みが各地で活発に行われるようになってきている。そうした死生観、死生学に関する市民レベル、研究者レベルでのさまざまな取り組みが行われていくことが、わが国のエンド・オブ・ライフケアの基盤形成として今後ますます重要な意義をもってくるであろう。

（浅見洋）

●引用文献

1）厚生労働省：地域包括ケアシステム．厚生労働省ホームページより．< https://www.mhlw.go.jp/stf/seisakunitsuite/bunya/hukushi_kaigo /kaigo_koureisha/chiiki-houkatsu/>
2）新村出編：広辞苑．第6版．岩波書店；2008．p.1232.
3）山折哲雄：日本の心、日本人の心 下：NHKシリーズ NHKカルチャーアワー生きる知恵．日本放送出版協会；2004．p.62.
4）厚生労働省：第1編　人口・世帯．第2章　人口動態．第1-25表「死亡数・構成割合，死亡場所×年次別」．厚生労働省ホームページより．<https://www.mhlw.go.jp/toukei/youran/indexyk_1_2.html>
5）山崎章郎：病院で死ぬということ．主婦の友社；1990.
6）森健：いつ、どこで、誰に見守られて死ぬのか：世界の「死に方」と「看取り」12ヵ国を徹底比較．文藝春秋．2014；92（13）：240-255.
7）浅見洋，中村順子，他：ルーラルエリアにおける住民の死生観と終末期療養希望の変容：秋田・島根の中山間地における経時的調査より．石川看護雑誌．2016；13：23-43.
8）和辻哲郎：倫理学 上中下．岩波書店；1937-1949.
9）足立智孝：エンドオブライフにおける倫理的意思決定：バイオエシックス的観点からの展開について．看護技術．2016；62（12）：31-36.
10）構成劇「ふくしまからのメッセージ」．平成23年8月．2011．第35回全国高等学校総合文化祭（ふくしま総文）の総合開会式．You Tubeより．<https://www.youtube.com/user/fukushimasoubun>
11）地位包括ケア研究会報告書：地域包括ケアシステムの構築における今後の検討のための論点、平成25年3月．2013．3.

2 エンド・オブ・ライフケアに関する生命倫理的課題：安楽死と尊厳死を中心に

1. エンド・オブ・ライフケアとバイオエシックス

　　生命をめぐる諸課題を倫理道徳的視座から考察する学問分野であるバイオエシックス（生命倫理）では、本書の主題である「エンド・オブ・ライフケア」をめぐる問題は重要課題の1つとして取り上げられてきた。人は誰もが「死」を経験するが、その一方で、誰も「死」の体験を語ることはできない。つまり私たち人間にとって「死」は未知なる体験である。そのことが、死をどのように迎えたらいいのか、という「死」に対する私たちの興味関心を高める大きな要因となっているのかもしれない。

　　バイオエシックスの分野では、「いかによい死を迎えるか」あるいは「よい死を迎えさせられるのか」といった課題は、バイオエシックスが学問として体系化される過程において、継続して議論されてきた重要な課題である。エンド・オブ・ライフケアに関する最も有名なバイオエシックス事例の1つにカレン・クインラン事件がある。1975年4月に米国ニュージャージー州で、カレン・クインラン（当時21歳）が原因不明の昏睡状態となり、呼吸停止状態のまま救急搬送された。病院で蘇生措置が施され、人工呼吸器が装着された。その後カレンは、遷延性意識障害と診断された。カレンの友人によると彼女は友人の誕生日パーティで飲酒していた。また検査では精神安定剤を服用していたことがわかったが、薬剤量は治療の範囲内であった。1975年にカレンの両親は、裁判所がカレンから人工呼吸器を取り外す命令を出すように求め、同州裁判所に提訴した。しかし、一審ではその訴えが退けられたため、両親は同州最高裁に上訴した。1976年3月に州最高裁は、カレンが望んでいると推定される治療中止を実行に移す裁量権を医師とカレンの家族に与える判決を出した[1,2]。

　　カレン事件は日本でも報道され、少なからずわが国にも影響を与えた。たとえば、カレン裁判で州最高裁判決が出る2カ月前に日本安楽死協会（現・日本尊厳死協会）が設立されたが、協会の初代理事長を務めた太田典礼氏が、カレン裁判の日本での報道により協会設立の弾みがついたと新聞記事（1977年5月20日付「読売新聞」（北九州版））で語ったという[3]。カレン事件における生命維持治療の中止によって死が引き起こされるといった問題は、私たちに「死ぬ権利」や「治療の拒否権」の存在を強く意識させることになった。こうした問題は、しばしば「安楽死」あるいは「尊厳死」の言説を用いて論じられてきた。そこで本節では、エンド・オブ・ライフケアの生命倫理的課題の中心である「尊厳死」と「安楽死」について、最初に言葉を整理し、次にさまざまな裁判事例をもとに概説し、最後にわが国の取り組みを紹介する。

2. 尊厳死と安楽死

「尊厳死」とは、字義どおり「人間としての尊厳を保った死」(death with dignity)のことをいう。この言葉は目指すべき理想を表した概念として用いられる。人間らしさを失わず、人間らしさを保持して死に至ることを尊厳（ある）死という。「人の尊厳」とか「人間らしさ」とは何を意味するのかについては、統一した回答を得ることは難しいであろう。しかし医療において一般的に「尊厳死」が話題になるときは、終末期で自ら意思表示できない患者の身体に、治療目的でチューブやさまざまな機材が装着され、家族など近しい人々とのコミュニケーションが十分にとれないといった「尊厳ある死」とは正反対にある状況がイメージされると思われる。つまり、過剰な治療を控え、穏やかな死を迎えさせることが「尊厳（ある）死」と考えられる傾向にある[4]。

人間としての尊厳を保持した状態で死を迎えようとするとき、もはや死ぬこと以外にその尊厳を保てないと考えられる場合がある。そうした場合、意図的に死をもたらす行為がなされることがある。これを「安楽死」という。安楽死はさまざまに定義されるが、たとえば世界医師会『医の倫理マニュアル』には、「明らかに他者の生命を終わらせることを意図した行為を、それを承知のうえで意図的に行うこと」と定義している[5]。本人が、生きていることが苦しくてしょうがないとか、生きていること自体に意味がないと考えたときに、周囲の者がその状態から本人を解放するために死に至ることを承知のうえで意図して死なせること、およびその死なせる行為を安楽死という。

一般的に安楽死は死に至らせる行為の種類によって、主に以下の2つに分けられる。第1は積極的手法により死に至らせる積極的安楽死 (active euthanasia) である。積極的安楽死は、医師などが患者に致死量の薬物を注射するなどの方法により患者の死を直接的に終わらせることをいう。積極的安楽死と同じく、致死薬の投与によって死に至らせる行為には「医師による自殺ほう助」(physician assisted suicide) がある。積極的安楽死は医師が致死薬を本人に直接投与するのに対し、「医師による自殺ほう助」は、医師が致死薬を処方して本人に渡し、本人が致死薬を服用して死に至ることをいう。最終的に死に至る行為を行ったのは誰なのか、つまり誰が致死薬を投与したかの違いにより、積極的安楽死と医師による自殺ほう助は区別される。

第2は消極的手法によって死に至らせる「消極的安楽死」(passive euthanasia) である。消極的手法には、医師などがまだ実施していない生命維持に必要な治療を差し控えることや現在行っている治療を中止することの両方が含まれる。今日英語圏では、このような行為は「消極的安楽死」という言葉を用いるよりも、生命維持治療を行わないこと、すなわち治療の差し控えまたは治療の中止と置き換えて用いることが多くなっている[6]。

では「尊厳死」と「安楽死」の違いはどこにあるのか。小松によれば、死に至る方法を選択する背景要因や動機に違いがある。患者がたとえばさまざまな種類の医療チューブにつながれており、日常生活を送るうえでの基本的営みである自力で食事を

摂ったり、必要に応じてトイレに行くことができないのは、尊厳を奪われた状態ととらえ、医療の続行を拒否して尊厳に満ちた死を選択するのが「尊厳死」である。尊厳死は、尊厳を指向する考え方に基づき行われる。一方で安楽死は、苦痛を取り除く方法が死を選択する以外にない状況で、苦痛に満ちた状態で生きるよりは安らかな死を選択するという動機に基づいて行われる。すなわち安楽指向が考え方の基盤にある[7]。

しかし背景要因や動機に基づく両者の区別は厳密とはいえない。小松も指摘するように、死に至らせる動機が尊厳に基づくものであれば、致死薬を用いた積極的手法による積極的安楽死や医師による自殺ほう助もまた尊厳死と見なされる可能性もある。実際に医師による自殺ほう助を認めている米国オレゴン州の法律名は「オレゴン州尊厳死法（Oregon Death with Dignity Act）」（1997年施行）である[8]。日本では、生命維持治療の中止や差し控えをはじめとする消極的手法による安楽死を「尊厳死」と見なす傾向にある。日本学術会議・死と医療特別委員会報告書では、尊厳死は「助かる見込みがない患者に延命治療を実施することを止め、人間としての尊厳を保ちつつ死を迎えさせること」とされ、消極的手法によって死に至らせる行為を尊厳死とした[9]。しかしこの傾向は、諸外国での議論とは異なっている点には注意が必要である。

3. 日本における「尊厳死」と「安楽死」をめぐる事件

2022年8月現在、日本においては尊厳死や安楽死に関する法的規制はないが、しばしば国内でも積極的安楽死事件が起こってきた。**表2-1**は、裁判になった積極的安楽死事例をまとめたものである。

このうち、安楽死要件等を示した、1962年名古屋高裁、1995年横浜地裁、2009年最高裁の事例を紹介する。

1 ▶ 医師によらない積極的安楽死：山内事件

1962年の名古屋高裁判決では、日本で初めての積極的安楽死の許容要件が示された。この裁判の事案（以下、山内事件）では、脳溢血による全身不随で衰弱が著しく、激しい肉体的痛みに苦しむ患者の家族は医師から「おそらくはあと7日か、よくもって10日の命」と告げられた。患者から「早く死にたい」「殺してくれ」との声を聞いていた患者の24歳の息子（被告）は、父親である患者の声を切実な願いととらえ、自宅に配達された牛乳瓶に殺虫剤を混入させ、それを知らない患者の妻が患者に飲ませて死なせた事件である[10]。判決では、積極的安楽死の許容要件を**表2-2**のように示した。

判決では、医師によって行われたものではない点と倫理的な方法で行われたものでない点から、要件5と6を満たしていないとして被告である患者の息子は有罪となった。

2 ▶ 医師による積極的安楽死：東海大学病院事件

1995年に横浜地裁は、1991年に東海大学医学部付属病院で起きた事件（以下、東

表2-1　日本における積極的安楽死事例

判決日	裁判所	概要	判決
1950年4月14日	東京地裁	脳溢血で全身不随の状態であった母親から早く殺してくれと懇願され、青酸カリ溶液を飲ませて母親を死なせた。	嘱託殺人罪 執行猶予付有罪判決
1962年12月22日	名古屋高裁	脳溢血で全身不随の状態であった父親に、有機燐殺虫剤を混入させた牛乳を飲ませて死なせた。	嘱託殺人罪 執行猶予付有罪判決
1975年10月1日	鹿児島地裁	肺結核や自律神経失調症などを患い、全身の疼痛に苦しむ妻に懇願され、睡眠薬を飲み眠りについた妻を絞殺した。	嘱託殺人罪 執行猶予付有罪判決
1975年10月29日	神戸地裁	高血圧で倒れて半身不随となり、激しいけいれん発作をたびたび起こしていた母親を、就寝中に絞殺した。	殺人罪 執行猶予付有罪判決
1977年11月30日	大阪地裁	末期の胃がんで激痛を訴えていた妻から殺してくれと頼まれ、自殺を図った妻を刺殺した。	嘱託殺人罪 執行猶予付有罪判決
1990年9月17日	高知地裁	軟骨肉腫を患い痛みに苦しんでいた妻が自殺を図り、殺してほしいと懇願され、妻の頸部をカミソリで切り、絞殺した。	嘱託殺人罪 執行猶予付有罪判決
1995年3月28日	横浜地裁	昏睡状態の多発性骨髄腫患者の治療停止を求めた家族の要望に応えた医師は、治療中止に続き、薬物投与して心停止させた。	殺人罪 執行猶予付有罪判決
2009年12月7日	最高裁	意識不明患者の担当医師が患者の気管内チューブを外し、その後薬物投与し患者を死なせた。	殺人罪 執行猶予付有罪判決

（田中美穂, 児玉聡: 終の選択. 勁草書房; 2017. p.149. より改変）

表2-2　名古屋高裁が示した積極的安楽死の許容要件

1 病者が現代医学の知識と技術からみて不治の病に侵され、しかもその死が目前に迫っていること
2 病者の苦痛が甚しく、何人も真にこれを見るに忍びない程度のものなること
3 もっぱら病者の死苦の緩和の目的でなされたこと
4 病者の意識がなお明瞭であって意思を表明できる場合には、本人の真摯な嘱託又は承諾のあること
5 医師の手によることを本則とし、これにより得ない場合には医師により得ない首肯するに足る特別な事情があること
6 その方法が倫理的にも妥当なものとして認容しうるものなること

海大学病院事件）の判決を下した。この事件は日本国内で初めて医師による患者への積極的安楽死行為が刑事事件となった。この裁判事案の概要を以下に述べる。多発性骨髄腫で昏睡状態にある患者の治療の停止を求めた患者の妻と息子の要望に対し、大学附属病院の医師は、最初に栄養剤点滴とフォーリーカテーテルを外し、エアウェイ（気道確保や前根沈下予防に用いられる医療器具）の除去などを行った。引き続き、いびきをかくような深い呼吸を抑制するために鎮痛剤と抗精神病薬を投与したが、患者の苦しそうな呼吸の改善はなかったため、医師は家族の要請で、一過性心停止の副作用のある不整脈治療剤と筋弛緩剤を注射した結果、患者は心停止を起こして死亡した[11]。

　患者を死なせた担当医師の行為を時系列に並べると、①栄養剤点滴の中止とフォーリーカテーテルの取り外し（消極的安楽死行為）、②死期を早める可能性がある、いびきや深い呼吸を除去・緩和する行為、③薬剤の投与（積極的安楽死行為）となる。この事件で医師の罪が問われた積極的安楽死について、横浜地裁が示した許容要件は、**表2-3**の通りである。

　1～3は患者の状態について、4は生命の短縮に直接的に働く行為に対する患者本人の意思表示の有無を要件として示した。

　東海大学病院事件では、横浜地裁が示した積極的安楽死が許容される要件に照らした場合、要件2以外は許容できないと判断された。裁判所は、患者の余命は数日で死が差し迫っており、もはや回復は認められない状況であるとして、要件2は満たされるとした。しかし要件1である激しい肉体的苦痛の存在については、医師が筋弛緩剤などを投与した時点で、医師が緩和しようとしたいびきや深い呼吸は耐え難い苦痛ではなく、またその時患者本人は意識を失っていたため、痛みに対する反応はなかった。したがって耐え難い肉体的苦痛はなかったため、この要件には当てはまらない。また要件3についても、肉体的苦痛がないため、それを除去する手段あるいは代替手段がないことには当てはまらないとされた。要件4の患者本人の明確な意思表示もなかった。その結果、本事案の医師が行った積極的安楽死行為は法的には認められないと判断され、被告の医師は有罪となった。

　なお、本裁判では、罪が問われていない治療の中止行為（消極的安楽死行為）が一般的に許容される要件も**表2-4**のように示された。

3▶ 医師による生命維持治療の中止：川崎協同病院事件

　2009年に最高裁が控訴審（東京高裁）の判断を支持する決定をしたのは、1998年に川崎協同病院で生じた事案である（以下、川崎協同病院事件）。事件の概要は、川崎公害病の認定を受けていた男性患者が、気管支喘息の重積発作を起こし、低酸素症の脳障害による意識不明になった。15年来この患者を担当する医師は患者から気道を確保していた気管内チューブを外した。その後鎮静剤を投与したものの患者の苦しそうな呼吸を鎮められなかったため、准看護師に指示して、筋弛緩剤を静脈注射した結果、患者は死亡した[12]。

表2-3　横浜地裁が示した積極的安楽死の許容要件

1 耐え難い激しい肉体的苦痛が存在する
2 死が避けられず、かつ、死期が迫っている
3 肉体的苦痛の除去・緩和方法を尽くし代替手段がない
4 生命の短縮を承諾する明示の意思表示がある

表2-4　横浜地裁が示した消極的安楽死の許容要件

1 患者が治療不可能な病気に冒され、回復の見込みがなく死が避けられない末期状態にあること
2 治療行為の中止を求める患者の意思表示が存在し、それが治療中止を行う時点で存在すること
3 治療行為の中止対象となる措置は、薬物投与、化学療法、人工透析、人工呼吸器、輸血、栄養・水分補給など、疾病を治療するための治療措置及び対症療法である治療措置、さらには生命維持のための治療措置などすべてが含まれること

　川崎協同病院事件は東海大学病院事件と同様、一連の行為の経過をみると、治療の中止とそれに続く積極的安楽死行為が含まれる点で共通している。しかし、東海大学病院事件が医師の積極的安楽死のみが起訴の対象であったのに対し、川崎協同病院事件は積極的安楽死とその前に行われた治療中止の両方が起訴の対象となった点で2つの事案には違いがある。最高裁は、気管内チューブを外すまでに、本人の余命を判断するために必要な脳波などの検査が行われておらず、発症から2週間の時点で回復可能性や余命について的確な判断を行う状況ではなかったと認められると判断した。また、抜管は被害者である患者の回復を諦めた家族の要請に基づいて行われたもので、患者の病状について適切な情報を伝えられたうえでの要請ではなく、また患者の推定意思でもないとして、法的には許容できないと結論した。最高裁は、本事案に関する判断を下したが、一般的な治療中止の許容要件等は示さなかった。

4. エンド・オブ・ライフケアに関する取り組み

　前項でみたように、東海大学病院事件裁判の中では、積極的安楽死あるいは治療中止の許容要件が示された。しかしその後も1996年の国保京北病院、2004年の北海道立羽幌病院、2000年から2005年にかけて起きた射水市民病院における医師の行為により患者の生命が短縮される刑事事件となる事案が繰り返し生じた。

　このような状況に対する提言として、たとえば川崎協同病院事件の控訴審の東京高裁判決（2007年）では、社会的な合意形成を背景とした法の制定やガイドライン策定による規制の必要性について言及した。日本では、過去に法律の制定に関する動きはあったものの、現在までに終末期医療に関する法律は制定されていない。一方で、1990年代から専門職団体や各学会によるガイドラインが策定されてきた[13]。なかでも2007年には、射水市民病院問題を契機に、厚生労働省が国レベルで初めてとなる「終

末期医療の決定プロセスに関するガイドライン」（2015年「人生の最終段階における医療の決定プロセスに関するガイドライン」と名称改訂）を策定した。このガイドラインでは、積極的安楽死は対象とせず、また生命維持治療の中止や差し控えの要件あるいは手順については示されていないため、「安楽死」や「尊厳死」に関しては直接的な行動指針にはなり得ないかもしれない。本ガイドラインでは、医療者から患者や家族に対して適切に情報提供と説明を行い、患者・家族・医療関係者間での話し合いによって意思決定が進められること、本人の意思に基づく本人の最善の利益を指導の基準とすること、終末期医療に関する決定は担当医一人ではなく多職種チームで行うこと、が示された。

　本ガイドラインは、2018年3月に「人生の最終段階における医療・ケアの決定プロセスに関するガイドライン」として10年ぶりに内容が改訂された。厚労省は、高齢多死社会の進展に伴い、地域包括ケアの構築に対応する必要性と諸外国を中心にACP（アドバンス・ケア・プランニング）の考え方を基盤とした研究・取り組みが普及してきている点を改訂に至った背景理由に挙げ、改訂のポイントを5つ示した[14]。その第1は、病院における延命治療への対応を想定した内容とともに、在宅医療・介護の現場で活用できるよう、名称に「ケア」を加え、医療・ケアチームに介護従事者が含まれることを明確化したこと、第2は、心身の状態の変化などに応じて、本人の意思は心身の状態に応じて変化し得るため、医療・ケアの方針や、どのような生き方を望むかなどを、日頃から繰り返し話し合うACPの取り組みを奨励したこと、第3は、本人が自らの意思を伝えられない状態になる前に、本人の意思を推定する家族などの信頼できる者をあらかじめ定めておくこと、第4は、今後の単身世帯の増加を見込み、信頼できる者の対象を家族から親しい友人なども含めて拡大したこと、第5は、意思決定のプロセスにおいて繰り返し話し合った内容をそのつど文書にまとめ、本人や家族など、そして医療・ケアチームで共有すること、である。

　改訂ガイドラインでの強調点は、最終的な治療の決定を行うまでに、患者本人や近しい友人を含めた家族などで何度も繰り返し話し合い、それを記録として残し、関係者で情報共有するというACPを基盤とする医療ケアを丁寧に行うことである。このケアプロセスの倫理的意義は、一人ではなくチームでかかわることで、患者本人の意向を多くの関係者により確認することができ、患者の意思を尊重したケアが行えること、およびそうすることで患者の利益に適うケアが提供できる点にある。ACPに基づくケアの提供が、「安楽死」「尊厳死」問題を一気に解消や解決できるものではないかもしれない。しかし、少なくとも、安楽死裁判でみてきたような、医師の独断を回避することができ、患者本人を含めた関係者間で共同して意思決定することは可能になるであろう。

（足立智孝）

●引用文献

1）グレゴリー・E・ペンス：医療倫理：よりよい決定のための事例分析1．宮坂道夫，長岡成夫訳．みすず書房；2000．p.41-54.
2）香川知晶：死ぬ権利：カレン・クインラン事件と生命倫理の転回．勁草書房；2006．p.4-215.
3）田中美穂，児玉聡：終の選択：終末期医療を考える．勁草書房；2017．p.注55.
4）清水哲郎：医療現場に臨む哲学．勁草書房；1997．p.165.
5）世界医師会：WMA医の倫理マニュアル 原著第3版．樋口範雄監訳．日本医師会；2016．p.46.
6）水野俊誠，前田正一：第14章・終末期医療．In：赤林朗編：入門・医療倫理Ⅰ．勁草書房；2005．p.250-251.
7）小松美彦：生権力の歴史：脳死・尊厳死・人間の尊厳をめぐって．青土社；2012．p.27.
8）前掲書7）．p.28.
9）日本学術会議・死と医療特別委員会：死と医療特別委員会報告：尊厳死について．蘇生．1995；13：160-164.
10）名古屋高等裁判所 昭和37年12月22日判決．判例時報．324：11.
11）横浜地裁 平成7年3月28日判決．判例時報．1530：28.
12）最高裁判所第三小法廷 平成21年12月7日判決．判例タイムズ．1316：147.
13）終末期医療に関する指針一覧は以下を参照．
　　足立智孝：エンドオブライフにおける倫理．In：長江弘子編：「生きる」を考える：自分の人生を自分らしく．日本看護協会出版会；2017．p.35.
14）厚生労働省：「人生の最終段階における医療の決定プロセスに関するガイドライン」の改訂について．平成30年3月14日．2018．厚生労働省ホームページより．<http://www.mhlw.go.jp/stf/houdou/0000197665.html>

3 エンド・オブ・ライフケアに関連した社会状況と医療制度

1. 日本の社会状況

1 ▶ 人口構造と世帯

　日本は人口減少社会である。長期的な予測によれば、2022年現在、約1億2,500万人で、2055年には1億人を下回ると推計されている。高齢化率の予測は、2030年は31％に、2065年には38.4％と上昇の一途をたどる（図2-1）。また、今後の高齢化上昇は75歳以上の後期高齢者の増加である（グラフの一番下■の層）。この割合は2065年は25.5％となり、総人口の4人に1人が後期高齢者となる。

　人口構造の変化は、家族や世帯のあり方にも影響している。少子化といわれて久し

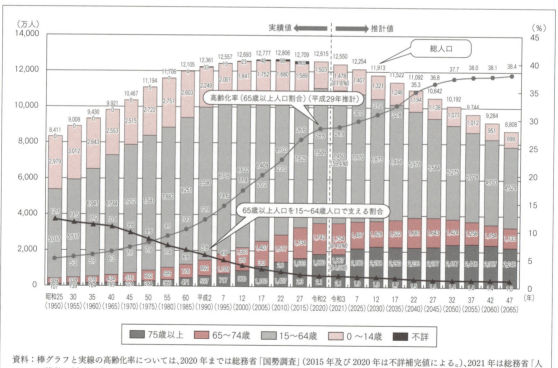

図2-1　高齢化の推移と将来推計

資料：棒グラフと実線の高齢化率については、2020年までは総務省「国勢調査」（2015年及び2020年は不詳補完値による。）、2021年は総務省「人口推計」（令和3年10月1日現在（令和2年国勢調査を基準とする推計値））、2025年以降は国立社会保障・人口問題研究所「日本の将来推計人口（平成29年推計）」の出生中位・死亡中位仮定による推計結果

（内閣府：令和4年版　高齢社会白書. 2022. p.4. より一部改変）

いが、現在は非婚化の影響もあり、独身者や独居世帯が増えている。これは、その人が人生を終えようとする時期において、これまで前提としていた家族（子どもや配偶者）をもつ人が確実に減少していくことを意味する。国民生活基礎調査によれば、高齢者世帯（65歳以上の高齢者のみ、またはそれに18歳未満の子が同居している場合を含む）の割合は増加しており、高齢者世帯の49.5％は単独世帯である[1]。

国で推進している地域包括ケアの定義には「重度な要介護状態となっても住み慣れた地域で自分らしい暮らしを人生の最期まで続けることができるよう（傍点筆者）」とその目的が提示されている。今後のエンド・オブ・ライフケアの提供にあたっては、現在と将来の社会環境の変化を見据え、ケアを構築していく必要がある。

2 ▶ 死亡に関連するデータの整理

◆ 死亡数と死因

前項で人口減少社会について述べたが、これは死亡数が出生数よりも多いという単純なメカニズムによる。死亡数が出生数を最初に上回ったのは2005年であり、以後も死亡数は増加し続けている。多くの人が亡くなる社会（多死社会）が到来しているのである。死亡数は、2021年が143万人であり、2040年には168万人と推計されている（図2-2）。

死因を見てみよう。1970年代の死因のトップは脳血管疾患であり、4人に1人が亡くなっていた。しかし、その後の予防活動や治療技術の発展により脳血管疾患による死亡は長期的に減少傾向にある。1981年以降死因のトップはがん（悪性新生物）

図2-2　死亡数の将来推計

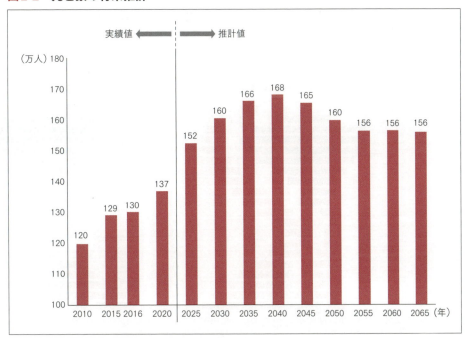

（内閣府：令和4年版高齢社会白書．第1節 高齢化の状況．2022．p.5．より一部改変）

であり、2021（令和3）年で全体に占める割合は26.5％と総死因の4分の1を占める。第2位は心疾患（14.9％）である。老衰（10.6％）は2018年から脳血管疾患（7.3％）を抜いて3位となった。また、5位の肺炎（5.1％）は2017年から誤嚥性肺炎（3.4％）と別集計となった**（表2-5）**。

性・年齢別の死因をみると、全体ではがんが1位であるが、70代を過ぎるとがんは減少し、それ以外の死因が増加している**（図2-3）**。2021（令和3）年の死亡数は約143万人で、そのうち半数が80歳以上の高齢者となっている。

◆ 死亡場所

1951（昭和25）年は自宅死亡が8割を超えていたが、その割合は徐々に低下し、ついに病院が多くなるのが1976（昭和51）年である。その後も病院死亡は増え、自宅死亡は減り続けていたが、2006年以後は、病院の割合は減少傾向に転じ、かわって増加傾向にあるのが介護老人保健施設や老人ホームを含む介護施設である。2020年の死亡場所は病院・診療所が69.9％、自宅が15.7％となっている**（図2-4）**。1970〜

表2-5　主な死因の割合（2021）

順位	死因	％
1位	がん（悪性新生物）	26.5％
2位	心疾患	14.9％
3位	老衰	10.6％
4位	脳血管疾患	7.3％
5位	肺炎	5.1％

上位5疾患で全体の64.4％を占める

（厚生労働省：令和3年（2021）人口動態統計月報年計（概数）の概況．2022．p.10．より作成）

図2-3　性・年齢階級別にみた主な死因の構成割合（2021）

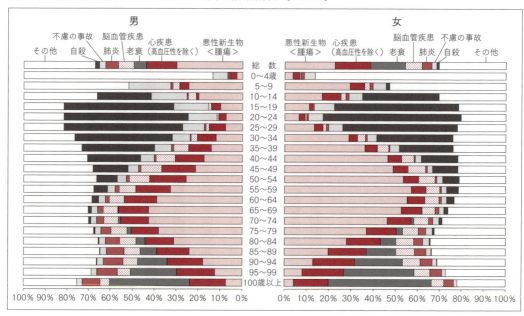

（厚生労働省：令和3年（2021）人口動態統計月報年計（概数）の概況．2022．p.12．）

80年代は、病院がかなり増えた時代なので、病院へのアクセスが拡大したことによる死亡増加は、ある意味当然だったといえる。

日本の死亡場所について国際的な比較を示す**（表2-6）**。日本は、病院死亡が多いことに加え、施設死亡が少ないことがわかる。諸外国に比べると依然として施設死亡の割合は低いが、その数は確実に増加してきている。特別養護老人ホームでは1999（平成11）年からの10年間で、死亡数は2倍以上増加した[2]。政策においても、多様な場での看取りを評価するため、介護保険施設やグループホームにおける「看取り介護加

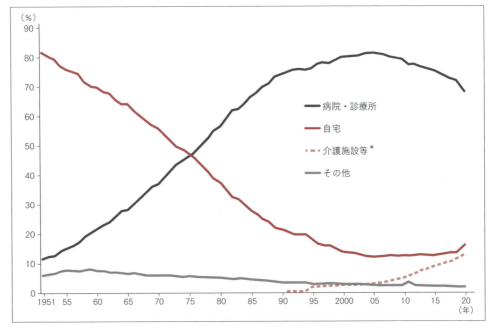

図2-4 死亡場所（割合）の推移：1951-2020

＊介護施設等：介護医療院・介護老人保健施設、老人ホーム

（厚生労働省：令和2年度人口動態統計上巻 表5-6，2022.より作成）

表2-6 世界の死亡場所

国名	データ年（西暦下2桁）	病院	高齢者施設	在宅・その他
日本	16	75.8%	9.2%＊	15.1%
イギリス	07-09	58%	16%	27%
オランダ	03	34%	34%	33%
アメリカ	05	45%	22%	32%
オーストラリア	05	54%	26%	20%
韓国	09	66%	2%	32%
台湾	08	42%	0%	58%

＊日本の高齢者施設の集計は、「介護老人保健施設」と「老人ホーム」の合計

（日本 厚生労働省：人口動態統計；2016.
日本以外の国 Broad JB, et al.: Where do people die? An international comparison of the percentage of deaths occurring in hospital and residential aged care settings in 45 populations, using published and available statistics. J Public Health. 2013; 58(2): 327.）

算」という介護報酬が設定されている。また、有料老人ホームやサービス付き高齢者住宅など制度的に多様な居住施設での看取りも増えてきている。ケアマネジャー・訪問医・訪問看護ステーションと連携しながら、人生の最期までを支える医療・介護の多職種チームづくりが重要である。

2. 医療制度の特性

1 ▶ 国民皆保険制度と負担軽減の仕組み

　人はいつ病気になるかわからないし、またその治療にいくらの金額を要するかをあらかじめ予測することはできない。こうしたリスクに対応するために、わが国では国民全員が公的な医療保険に加入する「国民皆保険制度」となっている。この国民皆保険制度ができたのは1961（昭和36）年である。最初の医療保険は働く人々のために労働者ごとに保険があり、その後に地域住民向けの保険ができたという制度的背景がある。したがって、国民皆保険といっても国民全員が単一の保険に入っているわけではない。雇用者であれば被用者保険に、自営業や退職者であれば地域の保険に入っており、その保険者は多様にある。集団ごとに支払う保険料にも違いがあり、高齢者が多く所得が少ない集団であれば保険料が多くなってしまう傾向がある。この格差が如実に表れるのが市町村国保であった。しかし、2018年度から市町村国保は都道府県に移管されて統合され、規模が大きくなることで格差の縮小につながった。医療保険は、個人のライフステージに沿って考えるとわかりやすい。雇用されて働いていればその職場（事業所）の被用者保険に入り、定年退職すれば国保に移動する。さらに75歳になると後期高齢者医療制度に移動となり、支払う保険料なども変更される。

　受診したときの自己負担分は年齢で異なるが総額の1〜3割で済み、残りは保険から給付される。それでは1カ月の医療費が100万円の場合、3割なら30万円という高額な自己負担になるかというと、そうではない。自己負担の月の上限額を超えた分は保険から給付される。これを「高額療養費制度」といい、患者の負担を過度にしない制度である。先の1カ月の医療費が100万円（3割30万円）のケースでは、70歳未満の一般所得者に当てはめて計算すると、実際の自己負担額は約8.7万円となる（図2-5）。

　この高額療養費制度は、年齢は70歳未満と以上で分け、70歳以上の上限額はかなり低く抑えられていたが、2017年（平成29年）の8月より段階的にこの上限額の引き上げが行われている。2018年8月からは、現役並所得者（年収370万以上）は所得に応じてさらに3段階となり、これは70歳未満と同じ設定額となっている。

　そのほかに、人工透析や難病など高額で生涯続く医療、障害者への医療、生活保護などの生活困窮世帯には「公費医療制度」があり、患者の自己負担分の一部または全額を公費（税金）で補助する制度も整えられている。

　このように、わが国では国民の誰もが必要とする医療を受けられるように、特に経済的負担に配慮した制度が張り巡らされている。言い換えれば、患者の経済状況によっ

図2-5　高額療養費制度

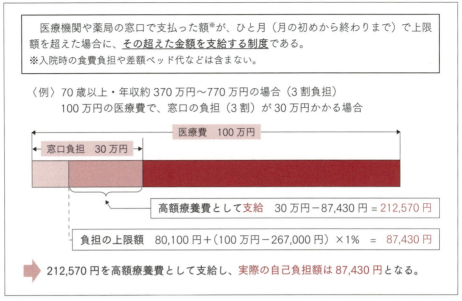

（厚生労働省保険局：高額療養費制度を利用される皆さまへ．厚生労働省ホームページより．）

て、受けられる治療に不平等が生じないような制度になっている。

2 ▶ 診療報酬制度：出来高払いと包括払い

　国民皆保険制度による全国で統一された社会制度の中で、医療の料金も統一価格が定められている（診療報酬制度）。診療行為別に点数（1点＝10円）が決められており、2年に1回中央社会保険医療協議会（中医協）で審議され、決定される。診療報酬は、医科・歯科・調剤に大きく分かれ、いわゆる医師の診療行為にとどまらず、看護やリハビリテーション、薬剤などを幅広く含んでいる。

　診療報酬の大半は「出来高払い」となっており、実施した行為の各点数の合計が総額となる。この場合、医療機関は診療行為を数多く行うほど収入が増えるという仕組みがあるため、過剰診療につながりやすく、費用が増加しやすい。それに対して「包括払い」といって、1日や1入院という単位で、治療も検査も看護もすべて含めて総額をあらかじめ決められている、定額方式がある。この場合、医療機関は決められた定額内で治療を完了させようとし、たとえば日常的な検査は必要最小限とし入院日数もできるだけ短縮して、効率的に医療を行うインセンティブが働く。2003（平成15）年から、一部の急性期病院を対象にDPC（diagnosis procedure combination；診断群分類包括評価）が導入された。これは、手術や高度な検査は「出来高払い」とし、それ以外は入院1日当たりを「包括払い」とするものである。さらに、1日当たりの金額は入院日数が長くなると段階的に減る仕組みになっており、病院ができるだけ早期の退院を目指すように制度が設計されている。2020（令和2）年で一般病床を有する病院の約3割にDPCが用いられている。

ちなみに、緩和ケア病棟の診療報酬は、1日当たりの金額が決まっている包括払いである。緩和ケア病棟入院基本料は1990（平成2）年に新設されたものであるが、その当時は、がん末期の患者の多くが、効果もはっきりしない、過剰ともいえる検査や投薬を受けていた。緩和ケア病棟を出来高払いにしなかったのは、苦痛を伴うだけの医療行為は最小限にし、十分な人員による個別性の高いケアを行える体制にしたいという当時の関係者の意図が推察できる。2002（平成14）年度から3.78万円としばらく同額が続いたが、2012（平成24）年度の診療報酬の改定では、初めて入院日数により段階が設定され、2022（令和4）年現在は30日未満（4.870万）・30日～60日（4.401万）・60日超（3.298万）である。さらに、平均在院日数（30日未満）等の基準、または在宅等への退院率（15％以上）の基準を満たす病棟は先ほど示した金額よりも高い診療報酬が設定されている。いずれも緩和ケア病棟の空きを待つ患者への早期対応や、緩和ケア病棟から在宅につなげる取り組みの推進であり、この政策効果の評価が望まれる。

　緩和ケア病棟は制度上「主として悪性腫瘍の患者又は後天性免疫不全症候群に罹患している患者を入院させる」となっており、かりに必要性があっても非がん疾患患者が入院するのは困難となっている。また、一般病床での緩和ケアについては、2002年に緩和ケア診療加算（入院患者に緩和ケア専門チームがケアを提供した場合に、1週間に1回3,900円）が新設されたが、こちらも当初よりがんとAIDSの患者に限定されていた。2018年の診療報酬改定で「末期の心不全」が追加されたが、依然、COPDや腎不全の患者や、療養病床の入院患者には適用されない。疾患や病床のタイプに限らずに専門的な緩和ケアサービスを受けられる制度としては、いまだ途上にあるといえよう。

3. 医療制度に関わるこれまでの政策課題

1 ▶ 病床数と地域医療構想

　1961（昭和36）年の皆保険の達成以後、「誰でも、いつでも、どこでも」医療を受けられる提供体制を目指して、1970～80年代は医療提供の量的拡大が進められた。この時期は年平均で、病床が1万床ずつ増加していた。政府は病床の増大に歯止めをかけるために、1985（昭和60）年に第1次医療法改正を行い、ここで初めて都道府県ごとの病床数の上限を定める病床規制が決定された。しかしながら、その規制が施行される直前の増床もあり、病院病床数は1990（平成2）年まで増加して約169万床となった。それ以後は漸減し続け、2020（令和2）年では151万床となっている。病床数でみた地域の医療体制にはかなりの違いがあり、人口10万人当たりの病院病床数でみると、1位の高知県（2,328床）と47位の神奈川県（800床）では、3倍近くの違いがある[3]。

　このような都道府県に生じている提供体制の格差をそのまま維持するのではなく、人口予測や機能分化に基づいて将来予測を立てて、病床数などの具体的な数値計画を

立て、それを実行していくことが必要である。2014年に施行された「医療介護総合確保推進法」により、各都道府県は2025年を目標とした病床数などの詳細な計画を「地域医療構想」として策定することが義務づけられた。今後の医療提供体制は国よりも地域主体で検討することが重要となる。これからの人口減少社会において、多すぎる病床は経済的にも負担が大きくなる。後期高齢者医療制度は都道府県が統括するので、財政面と提供体制の両面で都道府県の役割が注目される。

2 ▶ 自己負担割合

病床数が拡大した時期と時を同じくして、高齢者福祉の観点から1973（昭和48）年に老人医療費支給制度（いわゆる老人医療費無料化制度）が導入され、70歳以上の高齢者の自己負担はなくなった。これにより受療機会は大幅に増大した一方で、必要もないのに受診する高齢者もおり、「病院のサロン化」といわれるほど、高齢者が外来に溢れるようになった。患者の増加に対応するように病床も増え、また患者が増えていく、という状況であった。1983（昭和58）年には外来は月400円、入院は1日300円の定額費用負担に変更したが、額が少ないため、高齢者の受診しやすさには大きな影響はなかった。その後、金額の上昇はあったものの長く定額負担の制度が続き、2002（平成14）年に1割の定率負担に変更された。

なお、保険料を払っている被用者本人の自己負担が導入されたのも1983（昭和58）年で（それまでは無料）、徐々に割合が引き上げられ、現在の3割に至っている。

2022（令和4）年10月現在の自己負担割合を**(表2-7)**に示した。70歳以上の高齢者は、2008（平成20）年の「後期高齢者医療制度」の創設により、70〜74歳と75歳以上（後期高齢者）とに分かれ、70〜74歳はこれまでの1割から2割へ引き上げられた。いずれの高齢者においても所得がある人は、現役者と同じ3割の自己負担となり、高齢者というだけで無料だった時代から経済状況に応じて相応の負担を求める体制へと変わってきた。2022年10月からは、75歳以上の後期高齢者のうち一定以上の所得がある人は2割の自己負担となり、1割から3割までの3タイプになった。

3 ▶ 国民医療費

2019（令和元）年度の国民医療費は44.4兆円で、このうち後期高齢者医療費の占める割合が35.3％となっている。これを国民1人当たりで換算すると35.2万円となり、後期高齢者1人当たりでは93万円となっている[4]。このことから、高齢化の進展や後

表2-7　医療費の自己負担割合

年齢	自己負担
0歳〜就学前	2割
小学生〜69歳	3割
70〜74歳	2割（現役並所得者は3割）
75歳以上	1割（一定以上の所得者は2割、現役並所得者は3割）

期高齢者の増加が与える医療費への影響は莫大なものと考えがちであるが、必ずしもそうではない。2015年のデータについて厚生労働省が推計した結果によれば、前年度比3.8％増のうち高齢化の影響はわずか1.0％、残り2.8％は「その他」と分類されるもので医療技術の高度化などが要因としては大きいことを示しているが[5]、この点についてはあまり国民に理解されているとはいいがたい。

前項にて高額療養費制度の説明をしたが、これは高額な薬剤であっても患者の自己負担は低額に抑えられる点で優れた制度である。一方、それ以外の部分の負担は保険で支払うので、つまりは多数の国民によって支払われた保険料や税金でまかなうこととなる。新しい技術開発が医療費増加につながってしまうことはやむを得ない一面として、では高額な新規の医療技術を保険でどこまでカバーするのか、または真に有効で新しい医療にはどのような価格づけがふさわしいのか、という問題が起こってくる。

こうした議論のきっかけとなったのは、オプジーボという薬剤が2014年の発売当初は手術不可能な皮膚がんへの適用で想定患者数も少ない点が考慮されて高額であったが、他のがんにも適用可能となって使用量が莫大に増加し医療費総額に影響をもたらすくらい問題となったことにある。結果的に緊急的な薬価（診療報酬上の点数）の値下げとなったが、転移後の抗がん剤治療薬などは客観的に予後が限られる場合であっても、条件に合致するなら多くの人が利用したいと考えるものであろう。医療制度を持続していくためには、これらの負担を社会全体でどのくらいまかなっていくべきかというきわめて社会経済的な問題につながっている。そのための技術評価には費用対効果の側面を考えていくことが、今後の医療費増加を莫大なものにしないための一つの方策である。すでに厚生労働省では、2012年より中医協の中に費用対効果評価専門部会が設置され議論がなされており、いくつかの医薬品などに対する試験的な経済評価を行っている[6]。

4. 国際比較からみる日本の医療

皆さんは日本の医療をどのように評価しているだろうか。WHOが2000（平成12）年に発表した医療の達成度ランキングでは、191カ国中、日本が第1位であった[7]。その大きな理由は健康到達度が高いこと、医療へのアクセスがよいことであった。先進国7カ国について総医療費の対GDP比率と高齢化率を示したのが図2-6である。日本の高齢化率は24.1％〔2012（平成24）年〕で1位だが、医療費の対GDP比率は10.3％で10位となっており、OECD諸国の平均よりも1％高い程度にとどまっている。日本の医療費は決して国際的にみて高額ではないといえる。

図2-6　G7諸国における総医療費（対GDP比）と高齢化率の状況

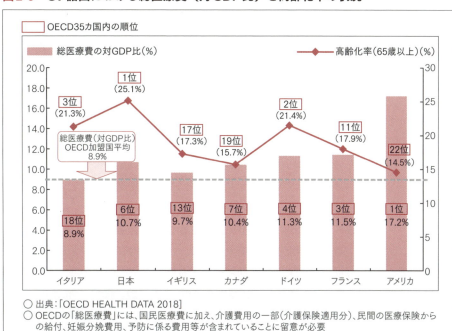

○ 出典：「OECD HEALTH DATA 2018」
○ OECDの「総医療費」には、国民医療費に加え、介護費用の一部（介護保険適用分）、民間の医療保険からの給付、妊娠分娩費用、予防に係る費用等が含まれていることに留意が必要
○ 総医療費の対GDP比（%）は2017年度、高齢化率（%）は2014年度（日本、フランスは2013年度）のデータ

（厚生労働省：医療保障制度に関する国際関係資料について．厚生労働省ホームページより．）

5. 国民のエンド・オブ・ライフケアに対する認識

1 ▶ 厚生労働省「人生の最終段階における医療に関する意識調査」の概要

　厚生労働省では1992（平成4）年度以来ほぼ5年ごとに終末期医療に関する意識調査を行い、それを検討する会議を設置してきた。2017（平成29）年度には第6回となる調査が実施され、報告書が公表されている[8]。調査対象は一般国民と医療・介護専門職（医師、看護職員、介護職員）と施設長（病院・診療所・介護老人福祉施設・介護老人保健施設）である。本稿では、一般国民の結果を中心に紹介する。2007年に厚生労働省より「終末期医療の決定プロセスに関するガイドライン」が、2018年には「人生の最終段階における医療・ケアの決定プロセスに関するガイドライン」が発行された。これらの根本的なアプローチは、情報提供されたうえでの本人の意思決定が基本となること、本人の意思が確認できない場合は家族などによる推定意思を尊重することである。したがって、当事者となる国民の考えを把握しておくのは、意義がある。なお、2017年度における一般国民調査は配布数6,000・回収数973・回収率16.2%となっており、前回（2012年度）の回収率（43.6%）よりもかなり低い結果となっている。調査時期が12月下旬にかかっていたことが影響したのかもしれない。

2 ▶ 遺族としての経験と心残り

　最近5年間で身近な人の死を体験した人に尋ねた設問で、心残りがあるかを尋ねたところ、「あり」と回答した一般国民は42.5%であった。エンド・オブ・ライフケアのニーズを考えるうえで、遺族体験をした人々の評価は重要である。「どうしていたら心残りがなかったか」を複数回答で求めた結果、最も多かったのは「大切な人の苦痛がもっと緩和されていたら（39.8%）」であり、次いで「あらかじめ身近で大切な人と人生の最終段階について話し合えていたら（37.3%）」であった**（図2-7）**。これをみると、終末期から臨死期に生じる苦痛症状への対応が課題であることと、本人との事前の話し合いが十分できなかったことが後悔につながっていることを示しており、アドバンス・ケア・プランニングの必要性を示す貴重な結果と考える。

3 ▶ 最期を迎える場所を考えるうえで重要だと思うこと

　数ある調査項目の結果の中で、上記の内容を紹介する理由を述べたい。例年どおり今回の調査でも状態別に希望する療養場所と最期を迎えたい場所を尋ねている。しかしながら、示された状態像や医療・介護施設に関する知識を、一般国民は十分にはもっておらず、イメージによる回答となっている可能性がある。決定プロセスガイドラインにおいて本人の意向が尊重されるならば、本人の意向の背後にはどのような価値観があるのかを知っておくことが、むしろ現実的には有用であろう。

　最期を迎える場所を考えるうえで国民が重要と思うこととして、圧倒的に高かったのが「家族等の負担にならないこと（73.3%）」であり、「体や心の苦痛なく過ごせること（57.1%）」よりも「信頼できる医師、看護師、介護職員などにみてもらうこと（38.1%）」よりも高かった**（図2-8）**。制度や提供体制の整備だけでは、日本の在宅死

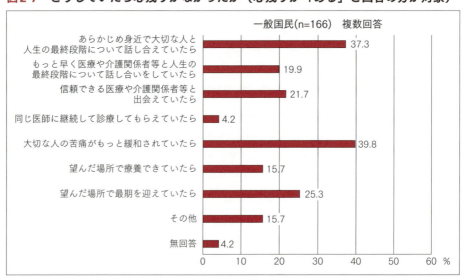

図2-7　どうしていたら心残りがなかったか（心残りが「ある」と回答の方が対象）

（厚生労働省：人生の最終段階における医療に関する意識調査．2018．p.21．より一部改変）

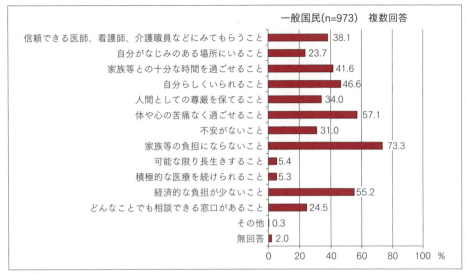

図2-8 最期を迎える場所を考えるうえで重要だと思うことについて

（厚生労働省：人生の最終段階における医療に関する意識調査．2018．p.48．より一部改変）

の割合がなかなか上昇しない理由として、この価値観はかなり影響していると推測でき、興味深い。医療者は、本人の価値観である「家族に負担をかけたくない」という気持ちを尊重しつつ、家族の立場からの「本人のために望むことをしてあげたい」という気持ちを引き出しながら、お互いを思いやる関係性を注意深く観察し、エンド・オブ・ライフケアに関する意思決定を行っていく必要があることを、この結果は示唆しているのでないかと考える。

（池崎澄江）

●引用文献

1）厚生労働省：Ⅰ世帯数と世帯人員の状況．令和元（2019）年　国民生活基礎調査の概況．2020．p5．
2）池崎澄江，池上直己：特別養護老人ホームにおける特養内死亡の推移と関連要因の分析．厚生の指標．2012；59（1）：14-20．
3）厚生労働省：令和2年医療施設調査（静態・動態）調査（確定数）・病院報告の概況．2022．p17．<https://www.mhlw.go.jp/toukei/saikin/hw/iryosd/20/dl/02sisetu02.pdf>
4）厚生労働省：令和元（2019）年度 国民医療費の概況．2021．p.3-6．<https://www.mhlw.go.jp/toukei/saikin/hw/k-iryohi/19/dl/kekka.pdf>
5）厚生労働省保険局：後期高齢者の窓口負担について．第108回社会保障審議会医療保険部会：資料1－1．平成29年11月．2017．厚生労働省ホームページより．<https://www.mhlw.go.jp/file/05-Shingikai-12601000-Seisakutoukatsukan-Sanjikanshitsu_Shakaihoshoutantou/0000184034.pdf>
6）厚生労働省：費用対効果評価の試行的導入について（概要）．平成28年4月．2016．厚生労働省ホームページより．<https://www.mhlw.go.jp/file/05-Shingikai-12404000-Hokenkyoku-Iryouka/0000122983.pdf>
7）WHO: The world health report 2000—Health systems: improving performance. 2000.
8）第6回人生の最終段階における医療の普及・啓発の在り方に関する検討会：人生の最終段階における医療に関する意識調査報告書．平成30年3月．2018．厚生労働省ホームページより．<https://www.mhlw.go.jp/file/05-Shingikai-10801000-Iseikyoku-Soumuka/0000200784.pdf>

4 当事者への接近とコミュニティへの まなざし

1. なぜコミュニティなのか

1 ▸ 定義

　時期や対象が限定されていた従来のターミナルケアや緩和ケアと比べ、エンド・オブ・ライフケアは、本人が生死を考えることに周囲が寄り添いながら、できる限り当事者に即した支援を展開するものであると考えられている。それを「診断名、健康状態、年齢にかかわらず、差し迫った死、あるいはいつかは来る死について考える人が、生が終わるときまで最善の生を生きることができるように支援すること」[1] と定義するならば、その支援をめぐっては医療従事者による専門的対応のみならず、本人の人生の終生期や晩年期を包括的にとらえていくあり方が問われる。

2 ▸ 対象と対症の固定化

　従来型の治療・ケアという視点は、専門分化した制度や立場から理解されてきた側面が強かったといえる[2]。ここでいう専門分化とは、医療従事者によって患者と疾患が特定され、それに対して科学的観点から治療・ケアがなされるという行為を指す。たとえば、医療従事者と高齢者が向き合う場合、基本的には医師や看護師といった専門家と患者（や家族）という二者間関係がつくられ、患者は専門家の診断と指示に従って医療行為を受けることになる。要するに、対象と対症が固定的にとらえられ、その上に治療・ケアが実践されてきたわけである。

　高齢者であれば、特定の疾患のみならず、複数の疾患が同時に生じることもあるだろうし、高齢化ゆえの意思表示や生活能力の全般的な低下、さらには社会環境への不適合といった精神的問題なども加わると、治療・ケアの対象・範囲・時期を明確化することがきわめて難しくなる。それゆえ、医療・介護・福祉の現場では、どうしても専門的立場を限定し、その領域と範囲の限りにおいて当該専門家が一定の役割を果たすということを余儀なくされてきたのである。まして、本人においてすら同定することが難しい「最善の生」というものは、医療従事者にとって専門外の問題とされ、もっぱら対象/対症の外におかれてきたところがあるのではないだろうか。

3 ▸ 本人を取り巻く環境への視角

　これに対してエンド・オブ・ライフケアが目指そうとしているのは、この専門分化において想定されてきた対象と対症の固定化を乗り越えるとともに、病いというもの

を身体のみならず、本人の精神・心理状態、人間関係や生活形態といった社会環境など、さまざまな要因が複雑に絡み合った帰結としてとらえることであるといえる。そのうえで、専門分化によって各々から対象外とされている「最善の生」というものを治療・ケアの正面に据えるのである。そのためには、終生期や晩年期における本人の生というものを包括的な視点でとらえ、本人を取り巻くさまざまな関係の網の目を理解することが必要になってくる。けだし、治療・ケアは、専門家からではなく、本人から始まるからである。エンド・オブ・ライフケアにおいて「コミュニティ」というものが問われるのは、この論脈においてなのである。

2. 当事者に即したケアを阻む境界線

1 ▶ コミュニティと固有の生

　人は、その生の営みにおいてさまざまなコミュニティとのかかわりをもっている。ここでは、エンド・オブ・ライフケアの観点から、2つの環境に分類して整理する。

　1つは当事者を取り巻く外在的環境（＝空間的視点）であり、諸々の情報へのアクセス環境、生活・居住環境（地域コミュニティ）、治療・ケアを受ける諸環境（専門家コミュニティ）、公的な諸制度的環境（国・自治体）といったものがある。もう1つは当事者自身に見出される内在的環境（＝時間的視点）であり、当事者本人および家族の履歴（生い立ち・家族関係）、交友関係（職歴・友人関係）、治療・ケアにかけられる経済状況などがある。これらは、本人の中でさまざまな深度と比重をもって有機的に結びついており、当事者の価値観や判断に大きな影響をもたらしていると考えられる。しかも重要なのは、その結びつきが本人に固有のものでしかないという点である。つまり、これらの関係を諸要素として断片的にとらえようとしても、アイデンティティを支えている諸要素のつながりに着目しない限り、本人に固有の生というものには接近できない。それゆえ、本人にとっての「最善の生」を見出していくためには、その有機的なつながりを全体としてとらえることが求められ、そのなかで望ましい死というものを考えていくことが必要になってくるのである。

2 ▶ 閉鎖的関係性

　このようにエンド・オブ・ライフケアとコミュニティとの関係は密接不可分なものと考えられる。しかしながら、当事者本人にとっての「最善の生」とは、本人においても治療・ケアをする者においても、あらかじめ明確なものとなっているわけではない以上、現実的には、それらを配慮することはきわめて困難な作業となる。そうであるがゆえに、当事者の「最善の生」に対する配慮は、治療・ケアという専門家コミュニティの内部に限定され、当事者に影響を与えているはずの他の諸コミュニティとの関係は不問に付されることが少なくないのである。

　こうした問題は、コミュニティに内在する閉鎖的関係性に起因しているといえる[3]。それぞれのコミュニティには独自の世界があり、個々人は、一方ではそれぞれに分属

してはいるものの、他方ではその閉鎖性によって自身の生のあり方が分断させられて
もいる。コミュニティの内と外のあいだに引かれている境界線によってもたらされて
いる生の分断は、当事者を取り巻いている外在的環境においては、情報アクセスの弱
さ、地域コミュニティの希薄化、日常生活から乖離する専門家コミュニティといった
形で、また当事者自身に見出される内在的環境においては、家族関係の流動化、交友
関係の非持続化、経済状況の厳しさといった形で現れているといえるだろう。

　この閉鎖的関係性をめぐっては、これまでゲマインシャフトとゲゼルシャフトとの
対比が一般的であった。前者が、地域における生き方や共同作業に関する理想を共有
する同質性の高い「共同体（community）」として、前近代的なコミュニティ像（＝
自然発生的な集落や農村型社会）であり、後者が、地域づくりや特定のテーマを目的
としながら連携し合う「自発的結社（voluntary association）」、つまり異質な個人を
起点に契約関係とルールに基づいて形成される、近代的なコミュニティ像（＝都市型
共同体）である。近代主義の歴史的発展の見方においては、前者から後者への転換が
求められ、コミュニティが開かれた形で選択的に営まれることが期待されたのであっ
た。しかし、自発的結社そのものも閉鎖的関係性を免れていないのが実情である。そ
れは、自発的結社がコミュニティを忘却して、もっぱら機能主義に陥ってきたことに
起因していると考えられるのである。

3 ▶ 機能主義と個人化現象

　近代化政策を掲げて中央省庁主導で行われたコミュニティの社会的再編の流れは、
既存のコミュニティを構成員が自覚的に組み換えるというよりは、もっぱら専門性を
調達する機能面に注目して、上からの効率的な利害調達やサービス供給に還元される
傾向にあった。行政はもとより、会社組織、地縁団体、市民活動団体、さらには専門
機関も含め、各々のコミュニティの構成員が上位の権威に依存し、一定の理念のもと
に異質な要素を排除することによって、親しい同質的な関係を保持しようとする体
質が根強いのは、こうした機能主義が全面化したことによって、コミュニティと生と
の関係が不問に付されたままにされてしまったからなのである。こうした機能主義は、
コミュニティの閉鎖的関係性の問題が、さらに社会の個人化現象に結びつくという状
況をももたらした。個人化現象とは、既存のコミュニティとのかかわりを喪失した「孤
立した個人」が自らリスクを負わなければならない状況を指しており、依拠できるも
のを喪失した個人は、無媒介にあらゆることを自己決定していくことを余儀なくされる。

　治療・ケアをめぐっても、機能主義によって合理的に設計された枠組みや制度、あ
るいは民間活力の導入によってつくられる新たな支援の受け皿は、支援を必要とする
者が主体的に選択できればよいのだが、終生期や晩年期における当事者に即して考
えてみれば、その選択自体が不可能な状況におかれている可能性は低くない。まし
て、競争原理が導くとされる支援の多様化といっても、当事者を取り巻くさまざまな
コミュニティとの関係性を紐解いていくというプロセスは、効率性のもとに軽視され、
固有のニーズを有している人々を一定の枠組みに押し込めることになってしまってい

るのである。また、その枠組みや受け皿を選択できなかった人たちにおいては、支援の対象からもれ落ちてしまっているという実情もある。それは、コミュニティの閉鎖的関係性が、個々人のセルフ・マネジメントの名のもとに、新たな排除の論理を伴って現象しているといっても過言ではないであろう。

3. 固有の生を紐解くプロセス

1 ▶ 影響要因を考える

　こうした難点を考慮すると、終生期や晩年期における当事者の「最善の生」を考えていくためには、本人の生に影響を与えている諸々のコミュニティを徹底して紐解いていくということが問われてくる。そのためには、コミュニティを機能面に還元してケアの道具とするのではなく、諸々のコミュニティのあいだでケアを考えていくことが重要となる。つまり、「つながり」の網の目を丁寧に紡いでいくことこそが、生を分断する境界線を越え、当事者の生の多面性をあぶりだしていくことにつながるということである。諸々のコミュニティとの有機的なつながりから多くの影響を受けている当事者の価値観や意思決定の根拠を、本人と治療・ケアをする者が、ともにたどりなおしていくということが必要とされるゆえんである。

　図2-9は、当事者（および家族）の意思決定における影響要因を図式化したものである。これらの諸要因の比重は当事者によって異なるものであり、さらに、それらが本人の死をめぐる考え方にどのような影響を与えているかは、本人も含めて自明のことではありえない。だからこそ対話を通じて、その一つひとつをたどることで、当事者や家族の自己認識を開いていくことが必要となるのであり、その延長において、初めて当事者に即した治療・ケアを可能にさせると考えることができるのである。

　アドバンス・ケア・プログラミングを導入する動きは、まさに両者の対話を通じて当事者をめぐる内在的環境を考慮していくことを重視するものであると考えられるが、

図2-9　意思決定への影響要因

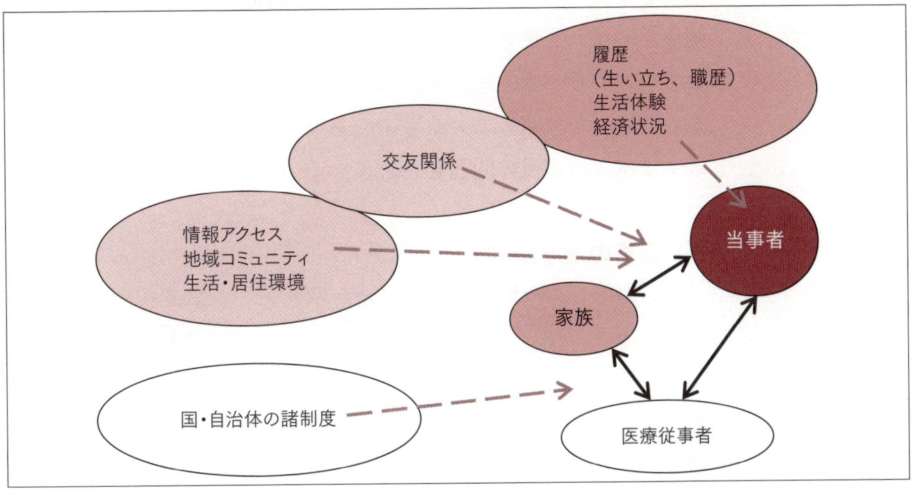

表2-8　ヌスバウムのケイパビリティのリスト

①生命：自らの生を全うできること
②身体の健康：心身ともに健康に生きられること
③身体の不可侵性：場所から場所へ自由に移動できるとともに暴力から安全であること
④感覚・想像力・思考力：想像し、思考し、論理的な判断を下すことができ、またこれらが適切に醸成されること
⑤感情：自分たちの外部にある物や人々に対して愛情をもてること
⑥実践理性：善の構想を形成し、自らの人生の計画について批判的に省察できること
⑦連帯：他者とともに生きうること
⑧他の種との共生：自然界を気遣い、それらとかかわりをもって生きることができること
⑨遊び：笑い、遊ぶことができること
⑩自分の環境の管理：自分の生を律する政治的選択に実効的に参加できること、および他者と平等に仕事をし、財産を管理できること

そのゆくえもこうしたプロセスをいかに重視するかにかかっているといえるであろう。

2 ▶ ケイパビリティ

　もっとも、こうしたさまざまな立場の者が横断的に協力し合っていくためには、共通の指標を共有していくことが必要になると考えられる。この点で示唆的なのが、政治思想研究の代表的論客であるM.ヌスバウムのケイパビリティ論である。**表2-8**にあるように、生活の質（quality of life）の尊重にこだわり続けるヌスバウムは、人間の尊厳を守るために最低限尊重されるべき基本原理として、ケイパビリティのリストを提唱している[4]。ヌスバウムによれば、これらは普遍的に保障されなければならない。支援をめぐる立法や政策づくりも、これらの原理に立脚することが求められているのである。これらのリストが、批判的修正を重ねながら各方面において共有されていくことこそが、本人にとっての最善の生を見出していく条件となるというわけである。
　エンド・オブ・ライフケアとのかかわりでいえば、自分なりの心を働かせることができること（④）、私たちを愛しケアしてくれる人々を愛せること（⑤）、善の構想を形成して自ら人生計画について批判的に省察することができること（⑥）、他者を認め、関心をもち、さまざまな形態の社会交流に携わりうること（⑦）などがきわめて重要なものとなると考えられる。しかもヌスバウムによれば、これらのリストは本人が「できること」を意味しているものであり、これらが保障されたうえで、どのように生きるかは本人の選択の問題とされているのが肝要な点である。

3 ▶ 最善の生を紐解く

　本人が自らの意思によって「できること」を追求していくということは、まさにエンド・オブ・ライフケアが目指そうとしている支援の目標にほかならない。こうしたケイパビリティの保障は、コミュニティの閉鎖的関係性を開き、本人を取り巻く関係性を本人に即してつないでいく可能性を示しているといえる。それがあって初めて、諸コミュニティは分野を越えながら生活文化を全体としてとらえる媒介項となりえて

いくと考えられる。

　こうした観点を踏まえるならば、地域包括ケアシステムのあり方はさらなる改善が求められていくことになるであろう。けだし、当事者や家族と医療従事者との対話が開かれることが求められるとしても、それが限られた場所に留まってしまっては、当事者に接近できず、また医療従事者・支援者への過剰な負担が避けられないからである。そうであるがゆえに、治療・ケアを受ける諸環境（専門家コミュニティ）は、生活・居住環境（地域コミュニティ）へと開かれ、相互補完的なネットワークの中で、当事者や家族と医療従事者・支援者との対話に支えられていかなければならない。

　今、地域コミュニティの現場では、市民参加や協働を通じた相互扶助・相互支援の動きが活発になりつつある。「共同体」的側面と「自発的結社」的側面は、むしろ地域コミュニティの再生という課題において、積極的な結びつきを見せつつある。さまざまな立場・知識・技術・文化・実行力が多角的に結びつくことによって、従来の壁を越えた支え合いの可能性が見出されつつある[5]。そうした動きは、コミュニティを媒介とすることによって、エンド・オブ・ライフケアの課題と密接に融合してくるのではないかと考えられるのである。死をめぐって何を考えなければならないか、それ自体が模索の途上にあるわけであるが、少なくとも死をめぐる意思決定に関する情報アクセスとケアのネットワークを豊かにしていくことは、当事者の生と死をめぐって潜在的な可能性を引き出すことにもつながるといえる。

　以上、専門外の立場からコミュニティをめぐる議論を試みてきたが、当事者や家族をめぐる内在的環境と外在的環境への視角は、当事者本人にとっての最善の生、そして本人にとっての望ましい死のあり方を具現化していくうえで、今後ますます必要になってくると思われる。エンド・オブ・ライフケアが当事者に接近するものである限り、専門性を越えるという発想と実践にも本格的な検討が加えられていかなければならないのではないだろうか。

（関谷昇）

●引用文献

1）長江弘子：患者・家族の生活文化に即したエンド・オブ・ライフケア．ナーシング・トゥデイ．2013；28(3)：8-15.
2）広井良典：コミュニティを問いなおす：つながり・都市・日本社会の未来．筑摩書房；2009．第6章．
3）関谷昇：地域社会における協働の可能性．In: 千葉県職員能力開発センター編：政策情報ちば：人口減少社会を考える．2009．p.17-22.
4）M. Nussbaum: Frontiers of Justice: Disability, Nationality, Species Menbership. Harvard University Press; 2006．p.76-78.（正義のフロンティア：障碍者・外国人・動物という境界を越えて．神島裕子訳．法政大学出版局；2012．p.90-92.）
5）関谷昇：自治体における市民参加の動向と行方：「共有」としての作為へ向けて．千葉大学法学論集．2011；26（1・2）：125-191.

●参考文献

・M. Nussbaum: Creating Capabilities: The Human Development Approach. Belknap Press of Harvard University Press; 2011.

5 今求められるエンド・オブ・ライフケア: 社会を変える、社会が変える

1. 生活モデルへの転換

　20世紀の終わりから、日本だけでなく多くの先進諸国において、医療・福祉のシステムが大きく変わりつつある。それまでの病院中心の医療システムから、地域で包括的にケアを提供するシステムへと転換しようとしている。

　猪飼周平によれば、その背景にあるのは高齢化の進展や疾病構造の変化というよりも、人々の価値そのものの変化である。私たちは、20世紀の初めであれば、疾患の治癒に最も価値をおいていた。それに対して、特に1970年代頃から、疾患の治癒よりも「生活の質Quality of Life」に目が向けられるようになった（なお、ここでいう「生活の質」は必ずしも「生命の尊厳Sanctity of Life」と対比される概念ではない。両方を大切にするという価値もありうる）。このことを猪飼は「生活モデル化」と呼ぶ[1]。

　生活モデル化によって、ケアシステムとして求められるものも変化した。病院で専門的治療を受けることが重視されていたのに対して、日常の暮らしを営む地域で、医療や福祉に留まらず多領域にわたって包括的にケアを受けられる仕組みが望まれるようになったのである。

2. 「参加」が最も重要

　疾患の治癒よりも「生活の質」に重きがおかれるようになると、身体やそれによって可能な動作そのものよりも、それを用いてどのように社会参加ができるかが重要になる。

　2001年にWHO総会で採択された国際生活機能分類（ICF）では、生活機能を「心身機能・身体構造」「活動」「参加」の３つのレベルでとらえている（**図2-10**）。「心身機能・身体構造」は身体の状態そのものであり、「活動」は本人がそれを使って日常生活として何ができるかということであり、「参加」は本人がどのような社会的活動に参加できているかということである。この場合の「社会的活動」は、仕事に従事することだけでなく（なお、家事も立派な「仕事」である）、趣味の活動、友人との交流なども含み、幅広い。

　日本でリハビリテーション医学を牽引した一人である上田敏は、「障害」というとき最も重要になってくるのは、この３つのうちでも特に「参加」だという[2]。たしかに、私たちの暮らしに当てはめて考えてみると、身体がどう動くかということももち

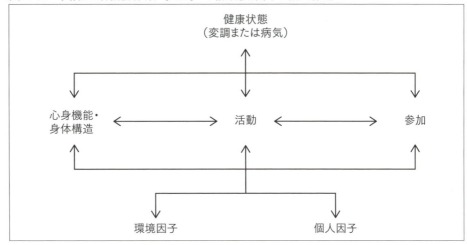

図2-10　国際生活機能分類（ICF）の構成要素間の相互作用

（独立行政法人国立特殊教育総合研究所：ICFについて．平成18年5月．2006．文部科学省ホームページより．）

ろん重要だが、本当に重要なのは、その身体を使って「何ができるか」だろう。それも、単に日常生活動作（トイレに自分で行けるか、など）のことを指しているというより、他の人たちとどうかかわっていけるか、どのような役割を果たせるか、自分のやりたいことをどこまでやれるか、だろう。たとえば、認知症が進んでいくことで本人がつらくなっていくのは、それまで自分が保ってきた体面が失われたり、大切だった人たちが離れていったりするからではないか。またたとえば、末期にある人たちは、死そのものへの恐怖にも苦しむだろうが、それによって大切な人たちとこれ以上かかわり続けられない、ということに深く苦しんでいるだろう。私たちは、「心身機能・身体構造」や「活動」の変化だけに苦しんでいるのではなく、実はそれとしばしば同時に生じる、社会に「参加」できなくなるという事態の方こそを恐れているのである。

そのため、上田が提唱したように、ケア従事者はまず、「参加」に注目する必要がある。「参加」を維持すること、あるいは維持できない事情があるなら他に世界を広げる方法がないかを探っていくことが、大切になってくる。

3.「参加」の向こうにある「排除」

ところで、ある人がある社会的活動に「参加」できないのは、なぜだろうか。1つには、本人の状態や状況のためだろう。だがもう1つには、社会的活動の側が、本人を「排除」しているから、ともいえる。言い換えれば、社会的活動の側が変われば、本人の活動や状態に変化がなくとも、「参加」が可能になることもある。このことを指摘し、社会的活動の側の変化を求めてきたのが、1990年代から英米で展開された障害学 disability studies が提示してきた、障害の社会モデル social model である[3,4]。

たとえば、車いすで移動する人が、なかなか自由に行動できないのは、その人が車いすを用いなければ移動できないからというより、街中のバリアフリー化が不十分だ

からである。ろうの人が周囲とのコミュニケーションに困難を感じるのは、その人が聴覚に障害があるからというより、周囲の人たちが手話という言語を知らないからでもある。社会モデルは、「障害」はその人にあるのではなく、社会のあり様がその人に「障害」を与えていると考えた。その意味で、障害者disabled peopleは、まさに「できなくdis-ableされた」人たちだというのである。

この発想は、さまざまに敷衍できる。認知症の人が「問題行動」を起こすとよくいわれるが、それはその人にそうさせている、あるいはその人たちの振る舞いを「問題」と感じる側の問題でもある。貧困家庭と呼ばれる家庭で生まれ育った子どもたちが、勉学にもしばしば苦労するのは、その子どもたちが貧困家庭に育ったからではなく、格差と貧困を放置し、家庭の事情が勉学に多大に影響する状況を放置している、私たちの社会とその制度のためでもある。よく本人が「できない」というが、それは周囲が「させていない」ともいえる。周囲が「させる」だけの状況をつくれば、その人が抱えている状態や状況は、大して問題ではなくなるかもしれないのである。

このように、「参加」に目を向けると、同時にこうした社会の側による「排除」が浮かび上がってくる。本人が「できる／できない」ことだけを問題にするのでなく、周囲が「させている／させていない」ところにも目を向けなくてはならなくなる。

4. 本人の意思の前提には何があるか：多様な手立て

といっても、「参加」と「排除」はいささか水準の異なる言葉である。前者はあくまで本人が主語となるが、後者の主語となるのは社会である。前者には本人の意思が深くかかわるが、後者はあまり関係がない。

ただ、ここで注意しなくてはならないことがある。それは、本人の意思や願いそのものが、「排除」されているかどうかに大きく左右されるということである。

たとえば、近隣住民からいつも眉をひそめて見られていると感じている人が、近隣住民と積極的に交流したいと思うだろうか。外出する際にかかる手間や気遣いが大きければ、たまには外出したいという思いがあったとしても、その願いや思いを自ら封じる人は少なくない。それに、一度も友人との旅行を経験したことのない人には、「友達と旅行したい」という願いを抱くこと自体が困難である。それが何なのか、想像すらできないのに、願うことなどできるわけがない。

だとすれば、「参加」の実現を考えるなら、本人の意思をただ字義どおりに受け止めるのではなく、その意思の背景に何があるかを考える必要がある。そうすれば、さまざまな方法や手立てが考えられるようになる。「外出したくない」と固辞する人がいたとしても、その背景にあるのが「尿もれが怖い」という理由なら、字義どおり本人の意思に従う前に、尿もれへの対処や対応、短い外出での成功体験の蓄積、また同時にそんなことを笑い飛ばせるような関係や心境を見つけるサポートなど、多様なアプローチがありうる。本人の「活動」を変えると同時に、「参加」する対象である社会的活動のほうも変えていくような、あの手この手の取り組みがありうるだろう。

5. それは誰のニーズなのか

　排除の問題を考えると、ニーズとは何か、再考を迫られることになる。ケア従事者（特に医療や福祉の専門職）は、クライアントのニーズを把握し、それに応えることが仕事である。そして、ニーズは一般に病気や障害を抱えた人が有していると見なされている。だが、本当にそうなのだろうか。

　たとえば、重度の障害のある人の中には単独で外出するのは現状として困難であり、介助者をつけることが必要な人もいる。だがこれは誰のニーズだろうか。一見すると障害のある人のニーズに見えるし、それが間違いというわけではない。だが、もし障害がある人であっても問題なく使えるようにバリアフリー化が進んでおり、行く先々で十分なアテンドを受けられるとしたらどうだろう。それらが整っていないがゆえにその人が介助者を必要としているだけではないか。だとしたら、介助者というニーズは本人だけのものというより、それだけのバリアフリーとアテンドを用意できていない、行政や社会の側が有するものでもある。特別な人のために用意してあげるものというより、行政や社会の欠如ゆえにつけてもらうようお願いしているものだともいえる。

　また、認知症の人の「徘徊」がよく問題となるが、これは誰にとっての問題で、「徘徊」を止めるということは誰にとってのニーズなのだろうか。本人からすれば、その人なりの理由や思いがあって歩いているのだろう。それは止めなくてはならないものなのだろうか。もちろん、迷子になってしまうなどの可能性を思うと、本人にとっても問題かもしれないし、本人にとってのニーズであるという言い方も間違いではないだろう。ただ、それが「徘徊」という問題として見えてくるのは、明らかに周囲のとらえ方や事情があってのことである。「徘徊」への対応というニーズは、本人だけでなく、周囲が抱えているものでもある。

　このように考えていくと、ニーズが誰にどう属しているのかは、必ずしも自明なことではない。そのつど、状況と個人に応じて別様のとらえ方ができる。ケア従事者は、利用者にニーズがあるという前提をいったん脇におき、ここで誰が何を問題にしているのか、そのつど解きほぐしていくことになるだろう。

6. 生活モデルとケア従事者

　このように考えてみると、生活モデル化に伴い、ケア従事者の役割や立ち位置も大きく変化していることが見えてくる。

　「生活の質」を重視するようになると、ケア従事者は実に多くの問いにまみれることになる。それは「参加」なのか、それとも「排除」の結果なのか？　その人の意思は字義どおり受け止めていいのか？　そのニーズは誰のものなのか？

　これは一見すると、やっかいな時代の到来に思えるかもしれない。疾患の治癒だけに価値がおかれていた時代ならもっとシンプルだったものが、どんどん複雑になってきているように見えるだろう。

しかし、もともと人が生きるということ、それもお互いにかかわりながら生きるということが、そうシンプルなはずがない。だから、複雑なのは当たり前であり、むしろ私たちの今の時代は、複雑なものを複雑なままに問うことが可能になった時代なのだともいえるだろう。

それに、ケアや支援を必要とする人たちは、ケア従事者よりもずっとあれこれと悩み、迷い、頭を抱えている。だとしたら、ケア従事者も頭を抱えるのは当然である。むしろ、その悩む姿だけでも伝えられるものがあるのではないか。悩みながら、迷いながら、それでも明日を少しずつ紡いでいく——それだけでも十分に意義があるだろう。少なくともそれで、利用者は明日も生きていけるかもしれないのだから。

こうしたことからすると、今日求められるケア従事者は、上から答えを出してやるような存在というより、傍らに立ってともに迷い惑いながら道を探すような存在なのかもしれない。悩むこと、迷うこと、それ自体にもきっと意味はある。いやおそらく、そこからしか生まれないものがあるのだろう。

7. エンド・オブ・ライフケアの射程

エンド・オブ・ライフケアは、その人の最期だけを支えるものではなく、また疾患を管理するだけのものでもない。先述したような多様な問いに悩み迷いながら、利用者とともに、明日を少しずつ紡いでいくことである。人は亡くなる瞬間まで生き続ける。その最期の瞬間まで、ともに迷いともに悩みながら、そのつどニーズを探り、「排除」に抗い、「参加」をサポートし続けることが、最期までケアするということの今日的な意味である。

そして、「排除」の問題にかかわるという意味では、エンド・オブ・ライフケアは、同時に社会変革の営みでもある。もちろん、個々のケア従事者はまず目の前にいる個人のために奔走するのだが、その奔走の中に社会的活動へのアプローチも当然含まれてくることで、結果的には現状の社会を変える試みの一端を担うことになる。目の前の人をケアすることが、社会を変える営みにたしかにつながっているのである。

また、その意味ではエンド・オブ・ライフケアは、いわゆるケア従事者だけが担うものではない。日々の介護・介助や薬剤管理など専門的技能を要するものは、一定のケア従事者だけが担うかもしれない。だが、社会的活動の側を変えていくという部分に関しては、ケア従事者に限らずこの社会に生きる誰もがかかわるものである。言い換えれば、エンド・オブ・ライフケアは社会全体で取り組まなくてはならない課題でもある。

（三井さよ）

●引用文献

1）猪飼周平：病院の世紀の理論．有斐閣；2010．pp.205-232.
2）上田敏：リハビリテーションを考える：障害者の全人間的復権．青木書店；1983．p.82.
3）Michael Oliver：The Politics of Disablement. Macmillan; 1990.（障害の政治：イギリス障害学の原点．三島亜紀子，山岸倫子，山森亮，他訳．明石書店；2006.）
4）星加良司：障害とは何か：ディスアビリティの社会理論に向けて．生活書院；2007.

日本および世界における エンド・オブ・ライフケア研究の動向

　エンド・オブ・ライフケアに関する研究とは何かを考えるうえで、国内の医学論文情報データベース「医学中央雑誌WEB（医中誌）」のシソーラス[★1]にて"エンドオブライフケア"を調べると、上位概念の統制語[★2]は"ターミナルケア"であり、"緩和ケア"とは明確に区分されている。"ターミナルケア"の同義語は、終末期医療、末期医療、エンドオブライフケア、ライフケアエンド（ズ）、ターミナルケース、ターミナルステージ、ターミナル(時)期、延命処置、看取り、終末期ケア、末期ケア、末端医療、末端看護、臨死の看護と治療、臨終のケア、と多岐にわたる。何をもってエンド・オブ・ライフケア研究とするかは議論が分かれると思うが、本節では、国内、および海外の学術誌に収載された文献を概観し、日本と世界におけるエンド・オブ・ライフケアに関する研究の動向を述べる。

1. 日本におけるエンド・オブ・ライフケア研究の動向

　「医中誌」にて、前述のエンドオブライフケアの同義語をすべて含め検索すると、医中誌WEB収載当初の1985年以降の約30年間で約37,000件の文献が該当する。このうち、"エンドオブライフケア"がタイトルに初めて用いられたのは、約10年前である。そこで、日本のエンド・オブ・ライフケア研究の動向については、純粋に"エンドオブライフケア"の用語をタイトルに用いた文献に焦点を当てて述べる。

　"エンドオブライフケア"をタイトルに用いた文献は、2006年以降、131件が該当する（図2-11）。論文数の推移は、2008年までは数件/年であったが、徐々に増え始め、2016年には約100件/年と急増した。文献種別の内訳は、解説が全件数の半数以上を占め、次いで、会議録、原著である（図2-12）。文献数増加の背景には、国内学術誌の解説において、がんや心・腎不全などの非がん疾患、認知症や高齢者ケア、急性期におけるエンド・オブ・ライフケア、意思決定支援やアドバンス・ケア・プランニングに関する特集が組まれたことに起因する。

[★1] シソーラス用語：医学中央誌刊行会が作成するシソーラス「医学用語シソーラス」に掲載されているキーワード。「医学用語シソーラス」では、医学・歯学・薬学・看護学・獣医学・公衆衛生学等の分野で使われている用語が体系的に関連づけられ、1983年の第1版刊行以来、ほぼ4年ごとに改訂。「医学用語シソーラス」は、NLM（National Library of Medicine、米国国立医学図書館）が作成し、MEDLINEの索引・検索に用いられるシソーラスMeSH（Medical Subject Headings）に準拠した[1]。

[★2] 統制語：医学用語シソーラスに基づき、各文献に人手により索引されたキーワード[2]。

図2-11　エンド・オブ・ライフケアに関する国内文献の推移

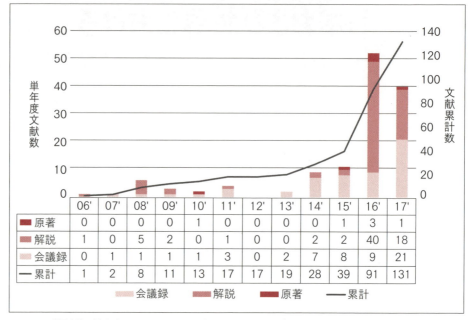

（医中誌, 検索式"ターミナルケア"／TH or "エンドオブライフケア"／AL, 2018年4月14日現在）

図2-12　エンド・オブ・ライフケアに関する国内文献の内訳

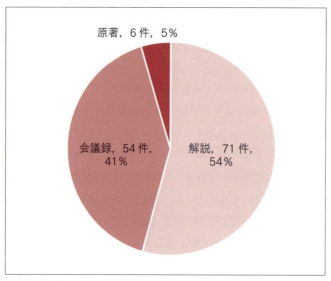

（医中誌, 検索式"ターミナルケア"／TH or "エンドオブライフケア"／AL, 2018年4月14日現在）

　通常、研究動向の把握には原著を用いるが、現時点では論文数が少ないため、会議録も含め日本のエンド・オブ・ライフケア研究の動向を概観する。原著および会議録の収載誌は、日本緩和医療学会、日本老年医学会、老年精神医学会、日本がん看護学会など等の計27誌であり、幅広い学会において公表されている。原著は、2010年以

降に散見され、がん患者のエンド・オブ・ライフケアにおける専門職者の役割[3]、非がん患者のエンド・オブ・ライフケアにおけるチームアプローチやデスカンファレンスのあり方[4,5]、認知症高齢者とその家族へのエンド・オブ・ライフケア[6]、医療系学生や地域住民へのエンド・オブ・ライフケア教育[7,8]に関する研究である。会議録は、2007年以降、計54件が公表されている。そこで、会議録の概要を把握するため、研究対象の特性と研究の焦点に着眼し分類した**（表2-9）**。研究の対象は、医療者、および非がん患者で全体の半数以上を占め、次いで、高齢者、がん患者、小児などである。研究の焦点は、エンド・オブ・ライフケアを提供する高齢者施設や急性期病院などの多様な医療の場における研究、およびエンド・オブ・ライフケアに関わる専門職の役割やチーム医療に関する研究で、全体の約半数を占める。次いで、対象者の意向尊重・意思決定・アドバンス・ケア・プランニングに関する研究、エンド・オブ・ライフケア教育に関する研究、エンド・オブ・ライフ期の全人的ケアに関する研究である。

　日本では、従来、緩和ケアや終末期ケア領域の研究が数多く行われており、特に、がん領域の研究に関しては、終末期の症状緩和や緩和/終末期ケアに関する研究が蓄積されてきた。一方で、非がん患者や認知症などの多様な対象特性、アドバンス・ケア・プランニングといった終末期ケアの中でも新たに着目される領域では、"エンド・オブ・ライフケア"が好んで用いられている可能性もある。今後、意図的に"エンド・オブ・ライフケア"との用語を用いた研究が蓄積されていくかについては、国内文献の推移に着目する必要がある。

表2-9　日本の会議録におけるエンド・オブ・ライフケア研究の動向

N = 54

対象特性	具体的な内容	文献数	%
医療者	医療系学生含む	20	37
非がん	循環器疾患、呼吸器疾患、糖尿病、腎不全等	15	28
高齢者	フレイル、認知症含む	8	15
がん		4	7
小児	小児がん含む	3	6
その他	政策等	4	7
研究焦点	具体的な内容	文献数	%
医療の場	高齢者施設、急性期病院、総合病院、外来、在宅等	16	30
専門職の役割、チーム医療	医師、看護師、理学療法士、臨床心理士、MSW等	13	24
意向尊重、意思決定、アドバンス・ケア・プランニング		7	13
教育		6	11
全人的ケア	症状マネジメント、スピリチュアルケア	4	7
その他	研究・ケアの動向、海外事情、労働衛生、社会的支援等	8	15

（医中誌,検索式"ターミナルケア"/TH or "エンドオブライフケア"/AL,2018年4月14日現在）

2. 世界におけるエンド・オブ・ライフケア研究の動向

　海外では、"エンドオブライフケア"は"緩和ケア"と並列で用いられることが多い。英語論文の学術データベース「PsycINFO」、「CINAHL」、「MEDLINE」、「Cochrane Database of Systematic Reviews」は、海外学術誌に収載された英語論文が検索できるため日本発の英語論文も含まれるが、"end of life care or palliative care"および"research"で2000年以降に絞り検索すると約28,000件、そのうち"end of life care"および"research"では約8,000件、2017年以降でも約1,200件が該当した。緩和/エンド・オブ・ライフケア領域では、このように数多くの論文が輩出されているが、近年の緩和/エンド・オブ・ライフケア研究に求められることは、医療や政策に活かされるエビデンス構築に向かうことである[9]。英語論文では、エビデンス構築を目指し、質の高い複数の研究成果を統合するシステマティックレビュー（Systematic Review：SR）が蓄積されていることから、世界におけるSRの動向を概観する。

　量的研究の統合を得意とする「Cochrane Database of Systematic Reviews」において、レビュー計画書のSRプロトコルを除く「Cochrane Reviews」に絞り、"end of life care or palliative care"で過去10年間のSRを検索した。該当するSRは約350件であり、そのうち2017年以降の21件、および"end of life care"のみで該当する11件の計32件を概観した（**表2-10**）。研究目的は、がん疾患や非がん疾患の疼痛緩和の効果が全体

表2-10　英語論文における緩和/エンド・オブ・ライフケアに関するシステマティックレビューの概要

N＝32

研究目的	具体的な内容	文献数	％
疼痛緩和の効果	がん性疼痛、非がんの慢性疼痛、線維筋痛症等	16	50
疼痛以外の身体症状緩和の効果	嘔吐、倦怠感、リンパ浮腫、がん性胸水等	7	22
治療の有益性	がん薬物療法の投与経路別、音楽療法等	3	9
ケアの明確化	事前指示、在宅ケア等	3	9
精神症状緩和の効果	不安、認知症	2	6
その他		1	3
介入方法	具体的な内容	文献数	％
薬剤	オピオイド、スタチン、ゲムシタビン等	22	69
電気刺激	TENS:Transcutaneous electrical nerve stimulation	2	6
輸血		1	3
音楽療法		1	3
心理社会的介入		1	3
その他	エンドオブライフケアパスウェイ、事前指示の統合等	5	16

（Cochrane Reviews,検索式"end of life care or palliative care"+"end of life care",2017年以降, 2018年4月14日現在）

の半数を占め、次いで、疼痛以外の身体症状緩和の効果、治療の有益性などであった。介入方法は、薬剤が半数以上を占め、次いで、電気刺激、輸血などであり、その他としてエンド・オブ・ライフケアパスウェイなどの質的統合も含まれた。

次に、より多くの質的研究の統合を含むため、「PsycINFO」、「CINAHL」、「MEDLINE」にて、"end of life care or palliative care" および "systematic review" で検索すると、1995年以降で約2,700件のSRが該当した。"end of life care" のみでは2001年以降、約700件が該当し、そのうち2017年以降に絞ると171件であった。最新文献をいくつか概観すると、患者や家族の体験から地方における望ましいエンド・オブ・ライフケアを明らかにする研究[10]、ICUにおけるエンド・オブ・ライフケアの家族の満足感に関する研究[11]、緩和ケアのジェネラリストを対象としたエンド・オブ・ライフケアのコミュニケーションスキル研修構成や評価に関する研究[12]、ホームレスの人々へのアドバンス・ケア・プランニングや緩和/エンド・オブ・ライフケアに関する研究[13] などがある。

また、緩和ケア/エンド・オブ・ライフケアにおいて優先される研究課題も明示されている。英国では、ケアの対象となる市民と医療者の間には、研究の優先度にギャップがあるとの見地から、研究の優先度を双方の視点より明らかにする試みがなされた[14]。緩和ケア/エンド・オブ・ライフケア研究における優先課題トップ10の概要を示す（**表2-11**）[15]。第1位は、患者が安全かつ望む場で過ごせるように、夜間・休日診療時における緩和ケア/エンド・オブ・ライフケアのよりよい提供方法に関する研究である。具体的には、症状マネジメント、カウンセリングや相談、かかりつけ医の診療、24時間体制の医療について、患者、ケア提供者、家族を対象とする研究を含む。第2位は、地域格差がなく、すべての人が質の高い緩和ケアを受けるためのアクセスに関する研究である。第3位は、患者の意向を聴き、ケアに反映させるようなアドバンス・ケア・プランニングやその他のアプローチの効果に関する研究である。

日本のエンド・オブ・ライフケア研究の推進においては、原著論文の輩出が優先さ

表2-11　英国における緩和ケア/エンド・オブ・ライフケア研究の優先課題トップ10

優先順位	概　　要
1	夜間・休日診療時の緩和ケアの提供方法
2	地域格差のない質の高い緩和ケアへのアクセス
3	アドバンス・ケア・プランニングの効果
4	ケア提供者や家族を対象とした薬剤使用等の望ましい在宅ケアに関する情報提供や研修
5	緩和ケアに熟練した医療者の育成
6	非がん患者に対する望ましい緩和ケア
7	緩和ケアサービスの基盤
8	在宅ケアの効果と望ましいケア
9	緩和ケアの質向上に向けた臨死期までの継続的なケア
10	意思疎通が困難な患者の疼痛や苦痛のアセスメントと対応

れるが、英国同様にケアの対象と医療者間の視点から研究の優先度を明確にしたり、市民との協働型研究の推進やエンド・オブ・ライフケアの効果検証が期待されると考える。

（増島麻里子）

●引用文献

1）医学中央誌刊行会：索引情報（キーワードなど）について．医中誌ユーザー向け情報．医学中央誌刊行会ホームページより．<www.jamas.or.jp/user/database/keyword.html>
2）医学中央誌刊行会：一時検索項目の詳細．医中誌WebHELP．医学中央誌刊行会ホームページより．<www.jamas.or.jp/web_help5/field.html#02-4>
3）日下梓，瀧本瞳，新関香織，他：緩和ケアにおける病棟看護師の役割：ワトソンの理論を用いて予後を告知された患者のエンドオブライフケアを検証する．市立釧路総合病院医学雑誌．2010；22(1)：101-104.
4）山端二三子，山田和子：慢性呼吸不全の在宅療養者へのエンドオブライフケアに関する研究：多職種のチームアプローチに焦点を当てて．日本看護学会論文集．2016；46：7-10.
5）大久保真理，井上恵一朗，近藤雄次，他：精神疾患をもつ患者を看取る看護師にとってのデスカンファレンス：質の高いエンドオブライフケアをめざして．日本精神科看護学術集会誌．2016；59(1)：504-505.
6）川喜田恵美：家族介護者から見た認知症高齢者の最期の迎え方における受けとめの実態：家族支援を含めたエンドオブライフケアのあり方を目指して．日本看護福祉学会誌．2015；21(1)：75-89.
7）伊藤あゆみ，糸島陽子，中川美和，他：ルーブリックを活用したエンドオブライフケア実習評価と課題：学生評価と教員評価からの検討．人間看護学研究．2016；14：41-45.
8）内田陽子，田島紫乃，久保田チエコ，他：地域住民のエンドオブライフケアに望むこと：EOLC研修後のアンケート自由記載の分析．インターナショナルNursing Care Research. 2017；16(4)：43-50.
9）Walshe C: Palliative care research: State of play and journal direction. Palliat Med.2017; 31(1): 3-4.
10）Rainsford S, MacLeod RD, Glasgow NJ, et al.: Rural end-of-life care from the experiences and perspectives of patients and family caregivers: A systematic literature review. Palliative Medicine. 2017; 31(10); 895-912.
11）DeSanto-Madeya S, Safizadeh P: Family Satisfaction With End-of-Life Care in the Intensive Care Unit: A Systematic Review of the Literature. Dimensions of Critical Care Nursing. 2017; 36(5): 278-283.
12）Brighton L. J, Koffman J, Hawkins A, et al.: A systematic review of end-of-life care communication skills training for generalist palliative care providers: Research quality and reporting guidance. J Pain Symptom Manage. 2017; 54(3): 417-425.
13）Sumalinog R, Harrington K, Dosani N, et al.: Advance care planning, palliative care, and end-of-life care interventions for homeless people: A systematic review. Palliative Medicine. 2017; 31(2): 109-119.
14）Higginson I. J: Research challenges in palliative and end of life care. BMJ Support Palliat Care. 2016; 6(1): 2-4.
15）Marie Curie. From research to policy and practice: Marie Curie annual research impact report. 2014/2015. <https://www.mariecurie.org.uk/globalassets/media/documents/research/publications/research-impact-report-2014-15.pdf.>

◆理論編

第**3**章

エンド・オブ・ライフケア
のプロセスとしての
意思決定支援

1 ▪ アドバンス・ケア・プランニングの基本的考え方と日本における展開
2 ▪ アドバンス・ケア・プランニングを行ううえでの倫理的課題への取り組み
3 ▪ アドバンス・ケア・プランニングの実践モデル：意思決定支援の3本柱
4 ▪ 意思決定支援とヘルスリテラシー
5 ▪ アドバンス・ケア・プランニングにおける看護師の役割

1 アドバンス・ケア・プランニングの基本的考え方と日本における展開

1. アドバンス・ケア・プランニングとは

1 ▶ アドバンス・ケア・プランニングとは何か

アドバンス・ケア・プランニング（advance care planning：ACP）は、直訳すると、advance：「前もって」、care：「医療やケアについて」、planning：「立案すること」、となる。advanceの部分を「前もって」や「あらかじめ」と訳すことは、ACPを理解するうえで重要な点である。以前には概念が定まっていなかったこともあり、advanced care planningと表現されることもあった。このときのadvancedには病気が「進行した」ときに行うというニュアンスが含まれている。ACPは、現状ではたしかに病気が進行した際に行われることが多いが、そのことはACPの本質を表していない。あらかじめ、備えとして行うことにACPの意義が見出せるのである。

2 ▶ ACPの定義

ACPの定義にはさまざまな議論があり、今のところコンセンサスは得られていない。たとえば、米国医師会ではACPを「患者が自分で意思決定ができなくなった場合の将来的な医療について、医師、患者、家族または代理意思決定者間で継続的に話し合うこと」としている[1]。また、イギリスのNational Health ServiceのガイドラインにおいてはACPを「個人およびそのケア提供者との間で行われる自発的な話し合いのプロセスである」としており、医療における通常の話し合いとの違いは「個人（患者）の希望を明らかにする意図があること」そして「自分の意思や希望を伝えられなくなるような病状の悪化が予想されたときに行われること」である、としている[2]。

また近年、ACPの概念は広がりを見せている。SudoreはACPを「将来の医療に関する個人の価値観、人生の目標、選好を理解し共有することで、あらゆる年齢または健康段階の成人をサポートするプロセス」とした[3]。すなわち、より早い段階（終末期が近くなってからではない）、より広い健康段階の人に対象が広がっているといえる。

ただし、表現法やニュアンスの違いはあるにせよ、①患者と医療者や家族などケア提供者がともに行うということ、②意思決定能力の低下に先立って行われること、③プロセスを指していること、の3点はほとんどのACPの定義に共通している。そこで本項では、ACPを「将来の意思決定能力の低下に備えて、今後の治療・ケア・療養に関する意向、代理意思決定者などについて、価値観や選好を共有すべく、患者・家族、そして医療者があらかじめ話し合うプロセス」と定義し、論を進めることにする。

3 ▶ ACPの始まり

ACPのルーツは1990年代の米国に見出すことができる。それ以前の米国では、国を挙げてアドバンス・ディレクティブ（advance directive：AD, 事前指示）を推進してきていた。しかし、その成果については否定的な報告が多くみられるようになった。たとえば、亡くなるときに事前指示書を完成させていた人は少数であり（1～40％）[4]、しかも、ADの有無と、患者の意向が尊重されたかどうかに関連が認められなかった[5]などの報告が続いた。さらに、1989年からThe Support study（The Study to Understand Prognosis and Preferences for Outcomes and Risks of Treatments）と呼ばれる大規模な研究（9,000名以上の入院患者を対象としたもの）が行われた[6]。この研究では、終末期のケアに関する意向（AD）を看護師が患者・家族から聞き取り、それを医師に伝達するということが行われたが、ADを聴取しても、終末期患者の50％が心肺蘇生や人工呼吸器の使用など望まない治療を受けていたこと[6]、終末期患者の希望を医療の内容に十分に反映できなかったこと[7]が報告されている。

このような背景から、ADの限界が議論され、終末期において患者の意向を尊重するために、単なる相談や書類を作る作業ではなく、患者とケア提供者が話し合うプロセス、つまり患者が家族（代理意思決定者）や医療者と、気がかりや療養・ケアの目標など包括的に話し合うこと自体の重要性が認識されるようになったということである。この「プロセス重視」の意思決定支援のあり方が各国に広まり、国や組織によって多少考え方は異なるが、今のところ「将来の意思決定能力の低下に備えて、今後の治療・ケア・療養に関する意向、代理意思決定者などについて、価値観や選好を共有すべく、患者・家族、そして医療者があらかじめ話し合うプロセス」であるACPの重要性が認識されるようになっている。

2. ACPをめぐる言葉の整理

日本でACPが取り上げられるようになったのは、ごく最近のことである。したがって「アドバンス・ケア・プランニング」という言葉を本節で初めて目にした読者がいるのは不思議ではない。しかし、そういう人であっても、アドバンス・ディレクティブ（AD, 事前指示）や、DNRもしくはDNARという言葉にはどこかでふれているのではないだろうか。これらはそれぞれ関連する概念であるが、異同の理解が必要である。ここではADとDNARについて解説し、ACPとの関連について述べる。

1 ▶ アドバンス・ディレクティブ（AD）

◆ ADの定義

ADについては前述したが、あらためて定義すると「将来自らの判断能力が失われた事態を想定して、自分に行われる医療行為への意向について医師へ事前に意思表示をすること（もしくは指示書そのもの）」[8]とされる。事前指示、もしくは事前指示書と訳されていることが多い。

◆ AD の始まり

1970年代、米国では医師のパターナリズムに基づいた医療への批判から、患者の自律を尊重する患者中心の医療へパラダイムが移り始めていた。生命維持装置による延命治療についても例外ではなく、いわゆるスパゲティ症候群と呼ばれる状態で生かされることに疑問をもち、自然の経過に任せ"尊厳ある死"を望む人が現れた。この頃から「リビング・ウィル」（living will：LW）という言葉が使われ始めた。1976年には、カルフォルニア州において「自然死法」が制定された。これは世界初のLWに関する法律である。

その後1990年には米国全州に適用される「患者自己決定法」（Patient Self-Determination Act：PSDA）が成立した。PSDAにおいて、すべての医療機関は"患者の自己決定にかかわるすべて"を説明することが求められており、本法律の制定に伴ってADが広く認識されるようになった。現在では米国のほとんどの州でADは法的効力をもっており、基本的に書面になっていないと無効である。

◆ AD の構造

ADには2つの指示が含まれる。代理人指示（proxy directive）と内容的指示（substantive directive）であり[9]、通常2つをセットで指示する。代理人は代理の意思決定者、つまり本人の意思決定能力が低下、もしくは消失したときに、本人の意思決定を代行する存在である。代理人はその権利を振りかざすのではなく、「本人であったらどう考えるか」を推定する態度が望まれる。内容的指示が一般でいうところのLWであり、その内容は生命維持治療を含む医療行為にとどまらず、希望する療養環境や周囲からの配慮、自分の死後に家族に望むことなども含まれる[10]。少なくとも米国においてADは、医療行為の意向のみを意思表示することではなくなってきていると考えられる。

◆ 日本における AD

日本において、ADは法制化に至っていないが、国民の意向調査によると終末期医療においていわゆるLWに賛成する人は増加しており[11]、また人工呼吸器の取り外しをめぐる事件（2006年に発覚した射水市民病院の事件など）が相次いだことを受け、終末期の意思決定についての議論は近年活発化している。あくまで終末期全般のプロセス・ガイドラインという形ではあるが、2007（平成19）年に厚生労働省は「終末期医療の決定プロセスに関するガイドライン」を策定した[12]。その後も、日本救急医学会、日本医師会、全日本病院協会などがそれぞれ独自に指針を提案しているが、どれも手続きの流れを示したにすぎず、事前指示書の位置づけについては不明確なままである。

2 ▶ DNAR

DNAR（do not attempt resuscitation）は、終末期医療や救急医療の現場において心肺停止状態に陥ったとき、心肺蘇生などの蘇生処置を試みないでほしいという患者側（健常者のこともある）の意向である。この患者の意向に基づいて、医師が協働する医療スタッフに向けて出す指示をDNARオーダーと呼んでいる。DNARの訳は一定

理論編

図3-1　ACP, AD, DNARの関係図

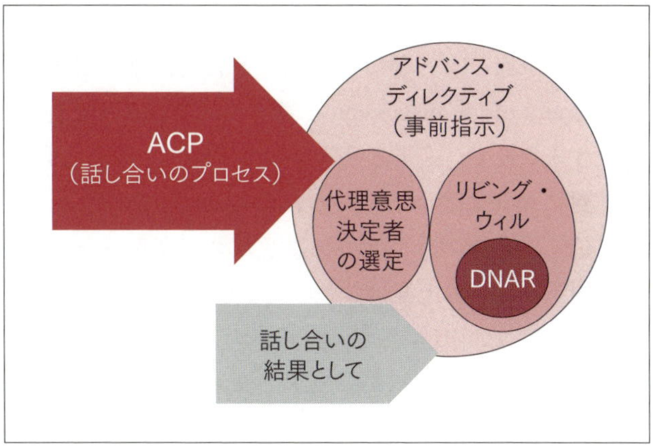

しておらず、蘇生不要、蘇生拒否、蘇生取り止め、などさまざまである。歴史的には
DNRという言葉が使用されていたが、DNRは「蘇生可能性があるにもかかわらず蘇
生行為をしない」という意にとられることもあるため、「蘇生可能性がほとんどない
ため、（侵襲的である）蘇生行為をしない」の意が強いDNARが使われるようになっ
てきたという経緯がある[13]。蘇生処置とは具体的に、心臓マッサージ、気管内挿管、
人工呼吸器、除細動、昇圧剤の使用のことを指している。

　ここで重要なのは、DNARは蘇生処置についてのみの意向という点である。DNAR
を表明していたからといって、またはDNRオーダーが出ているからといって、その
他の医療行為、たとえば抗生剤や輸血、TPNの使用、また痛みなどの苦痛を緩和す
るための治療やケアまでも拒否しているものではない。これら医療行為の可否につい
ては、別に判断すべきである。

3 ▶ AD、DNARとACPの位置づけ

　ACP、AD、代理意思決定者の選定、リビング・ウィル（LW）、そしてDNARの関
係を図3-1に示した。すでに述べたように、ADは代理意思決定者の選定と、特に終
末期における自分の望み（LW）、これら2つの指定を含んでいる。そしてLWの一部
として、DNARが位置づけられる。これらは基本的に文書として表されることを目
的としている。それに比べてACPは、その文書作成に至る話し合いのプロセス自体
を指している。ACPで話し合われる内容はADのそれと大きくは変わらない。大きな
違いは、"産物"としての指示書に焦点が当たっているのか、話し合いのプロセスに
焦点が当たっているのかという部分である。

3. 臨床におけるACPの意義

1 ▶ ACPの臨床研究

　これまで見てきたように、ACPは単なる相談や書類を作る作業ではなく、プロセ

Ⅰ　アドバンス・ケア・プランニングの基本的考え方と日本における展開　　**065**

スを重視した話し合いをしようという考えである。近年、このような話し合いが行われることによってもたらされる結果が少しずつわかってきている。

2008年アメリカから報告された前向き観察研究[14]においては、ACP（この論文ではend-of-life discussionと表現されている）を行った患者は終末期をホスピスで過ごす人が多く、人工呼吸器などの積極的な延命治療を受けることが少なかった。その反対にACPが行われなかった患者は、積極的な延命治療が行われる率が高く、QOLが低く、遺族のうつ病の罹患リスクが高かった。また、ACPを行うことによるうつ病罹患リスクの上昇はなかったとしている。

そして2010年、オーストラリアにおいて、ACPに関するランダム化比較試験が行われた[15]。その結果、ACPの介入群で終末期における患者と家族の満足度が上昇すること、また患者死後の家族の不安、抑うつが軽減されることが示された。その後も通称CanCORSと呼ばれる大規模ながん医療調査に伴う前向き観察研究[16]においても、ACP（こちらもend-of-life discussionと表現）が死亡30日以前に行われていた患者は、そうでない患者に比べて、死亡直前まで（14日以内）抗がん剤治療が行われたり、ICU入室に至ったり、急な入院をしたりすることが少なく、より多くの患者がホスピスケアを受けることができていた、と報告されている。

2 ▶ ACPの意義

臨床研究の結果が示していることは、ACPを行うことで患者が自らの望みに近い医療やケアが受けられるようになる可能性があるということである。繰り返すが、ADの推進ではそれはもたらされなかった。これはどうしてなのだろうか。ここから先は著者の考察となるが、おそらくは次のようなことが起こっているのではないだろうか。

ADとACPの大きな違いは、指示書の作成と話し合いそのもののどちらに焦点を当てるかということである。指示書は、場合によっては一人で部屋にこもって書くこともできてしまう。しかしながら、話し合いには必ず相手が必要である。おそらくこの点が最も重要な差異である。いくら詳細に指示書を作成したとしても、医療技術の進歩は速く、病状や人間関係は複雑に変化していくため、当人が将来直面する複雑な状況を正確に、そのすべてを想定することは困難である。可能性すべてにマッチするような指示書は作成不可能であるといえる。

一方で、ACPは話し合いである。話し合いで生み出されるものは"産物"としての書面だけではない。相手のいる話し合いの中で、書面には表すことができない、その人の価値観、選択の意味、周囲との関係性、そうした複雑な構造としての意思や意向が共有される。ACPで話し合われることは、通常シビアな内容である。しかしシビアであるからこそ、人間としてないがしろにできないことでもある。そのような話題について、真剣に話し合われた結果生まれるもの、それが相互理解と信頼関係にほかならず（**図3-2**）、医療に対する安心感、患者や家族の満足度に大きな影響を与えているというのは言い過ぎではないだろう。

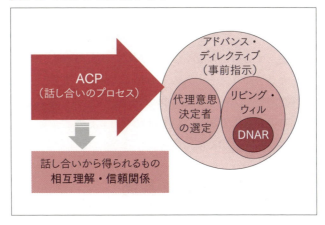
図3-2　ACPが生み出すもの

3 ▶ ACPと自律尊重原則、アドボカシー

◆ 自律尊重原則

　今後、ACPは医療における意思決定支援の重要なフレームワークになっていく可能性が高いが、倫理的な限界も持ち合わせていることに注意が必要である。ACPの基盤となる医療倫理原則は、いうまでもなく自律尊重原則である。しかし自律尊重原則は本来、今現在、意思決定能力のある患者の意思決定を尊重することを命じたものである。ACPは、将来、患者が意思決定能力を失うことを見越して、あらかじめ希望を伝えておくものであり、現在のその人の意思が、意思決定能力を失った将来も同じであるという仮定のもとに行われる決定ということになる。この意味で、ACPは自律尊重原則を拡張して適用しているとみるべきである。人の心は移ろいやすい。現在している決定が将来にわたって同一であるという保証はない。もちろん、本人の決定は最も参考になる情報であるが、あくまで将来における決定にかかわる一情報であるという認識が必要かもしれない。

　また、病を抱えた時点で心理的影響は免れないのであるから、多少なりとも意思決定能力に陰りが生じているという考え方もあるだろう。ACPのように終末期のことを話題にする場面は、どうしても死が近づいてからになりやすい。そのときには意思決定能力が低下している可能性も高い。実際に、終末期においては70％の患者が意思決定能力を失っているという報告もある[17]。このような考え方に従うと、多くの患者は意思決定能力が不完全であるということになり、自律尊重原則を厳密に適用した場合、事前の意思決定は尊重されないことになるかもしれない。これらは机上の空論と言われるかもしれない。しかしながら臨床の意思決定や意思決定の支援は、常にこの原則の狭間の曖昧で混とんとしたところで行われているという証明でもある。

◆ アドボカシー

　では、どうしたらよいのだろうか。看護領域でしばしば使用される「アドボカシー」という言葉にヒントがあるように思われる。アドボカシーはもともと法廷における「弁護」の意であるが、看護の領域においては「支える」「代弁する」「力を与える」など

多様な意味をもっている[18]。少なくとも医療におけるアドボカシーは、患者の言葉をそのまま代弁することではないということであろう。患者の決定は移ろいゆく可能性もある。であるから、われわれ医療者は、考えなしに患者の意見をそのまま最終決定とするのではなく、患者がした決定の意味、医療者を含む周囲との関係、その人となりを知り、その人のその瞬間に最良な決定を丁寧に話し合うアドボカシーをもつべきである。ACPがわが国の医療システムに組み込まれる日もそう遠くないであろう。そのときに方法論だけではなく、上記のようなアドボカシーの概念も併せて広がっていくことを切に期待する。

4. 日本におけるACPの展開

それまでにもADやLWなどについては広く知られていたが、わが国でACPについて詳細な記述がなされたのは、2005年に開催された日本緩和医療学会が主催するEPEC-Oプログラム（Education for Palliative and End-of-life Care-Oncology）においてであった。EPEC-Oは、がん緩和ケアに携わる医療従事者を対象とした緩和ケアの基本教育に関するプログラムであり、指導者研修会がその後数年にわたって実施され、ACPはそのプログラムの重要な要素であった。また、その後わが国独自に作成された緩和ケアの基本教育プログラムであるPEACE（Palliative care Emphasis program on symptom management and Assessment and Continuous medical Education）の追加モジュールのひとつとして「M-11 治療・ケアの ゴールを話し合う」、「M-12 アドバンス・ケア・プランニング」が2010年に作成され、教育が行われた。

その後、2014年3月に厚生労働省から出された「終末期医療に関する意識調査等検討会報告書」[19]に、①国民が人生の最終段階における医療に関して考えることができる機会の確保、②ガイドラインに準拠した意思決定支援の研修プログラムの開発、③医療福祉従事者に対する教育の必要性、が盛り込まれた。そしてこの方針のもとに2014年に国立長寿医療センターを中心として、医療従事者を対象とした人生の最終段階における意思決定支援とACPの教育プログラムである「患者の意向を尊重した意思決定のための研修会、End-of-Life care namely Education For Implementing End-of-Life Discussion (E-FIELD)」が開発され、2014-2015年度は国立長寿医療センターを中心に、2016年からは神戸大学を中心として、指導者研修会、研修会、市民公開講座が実施されている。E-FIELD研修は、1日もしくは2日間で開催され、①EOLに関する法と倫理の基礎、②「人生の最終段階における医療・ケアにおける意思決定プロセスに関するガイドライン」の解説、③ガイドラインに基づいた意思決定を実践するためのグループワーク、④ACPを実践するためのロールプレイなどから構成されている[20]。2017年度の指導者研修会の修了者数は62名、研修会の修了者数は979名であり、この4年間で約3,000名が研修を修了している。また、ACPの一般啓発用のパンフレットも開発され[21]、市民公開講座が実施されている。

今後は、ACPの実践（**図3-3**）を、その対象者からみて、次のように大きく二分し

図3-3　ACPを実践するモデル

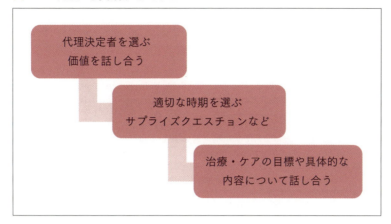

て考えることが必要であろう．

①健康もしくは病状が安定している時期に行われるACP

　話し合いの結果が変化しにくく，対象者への侵襲性も低いと考えられる「医療代理人の選定」や「もし自分の命が短いことを自覚したとき，どのようなことが一番大切か？　してほしいことと，してほしくないことは何か」などについてその理由も含め話し合っておく．

②病状が進んで，人生の最終段階を自分のこととして考え始めた時期に行われるACP

　患者の準備状態—レディネスに応じて，具体的に望む治療やケア，望まない治療やケア，その理由などについて詳しく話し合う．

　そして，それぞれに対する市民啓発や医療者教育，ACPを市民が自分で進めていくことができるような冊子やウェブサイトの運用，医療福祉現場での実践プログラムの稼働，話し合いを通じて得られた結果（患者の意向）を地域や医療福祉現場で共有する仕組みなどをつくり上げていくことが必要であると考えられる．

　わが国のACPは，産声を上げて，やっと歩き始めて保育園に入った子どもに例えることができるかもしれない．たくさんの人の力を借りて，わが国独自のプログラムが醸成されていくことを心から願うものである．

（阿部泰之・木澤義之）

●引用文献

1) Damon KM: Advance Care Planning: A Practical Guide for Physicians. American Medical Association; 2001.
2) Advance Care Planning: A Guide for Health and Social Care Staff. 2007. National End of Life Care Programme より．<http://www.endoflifecare.nhs.uk/assets/downloads/pubs_Advance_Care_Planning_guide.pdf.>
3) Sudore RL, Heyland DK, Lum HD, et al.: Outcomes That Define Successful Advance Care Planning: A Delphi Panel Consensus. J Pain Symptom Manage. 2018; 55(2): 245-255.
4) Miles SH, Koepp R, Weber EP, et al.: Advance end-of-life treatment planning. A research review. Arch Intern

Med. 1996; 156(10): 1062-1068.

5 ）Danis M, Southerland LI, Garrett JM, et al.: A prospective study of advance directives for life-sustaining care. N Engl J Med. 1991; 324(13): 882-888.

6 ）A controlled trial to improve care for seriously ill hospitalized patients. The study to understand prognosis and preferences for outcomes and risks of treatments (SUPPORT). The SUPPORT Principal Investigators. JAMA . 1995; 274(20): 1591-1598.

7 ）Covinsky KE, Fuller JD, Yaffe K, et al. : Communication and decision-making in seriously ill patients: findings of the SUPPORT project. The Study to Understand Prognoses and Preferences for Outcomes and Risks of Treatments. J Am Geriatr Soc. 2000; 48(5 Suppl): S187-193.

8 ）酒井明夫，中里巧，藤尾均，他編：生命倫理事典．太陽出版；2010．p.6-7．

9 ）赤林朗編：入門・医療倫理Ⅰ．勁草書房；2005．p.162．

10）Aging with Dignity：Five Wishes（日本語版）より．<http://www.agingwithdignity.org/catalog/nonprint pdf/Five_Wishes_Multi_Final_JP.pdf>

11）厚生労働省：人生の最終段階における医療に関する意識調査集計結果の概要．2013．厚生労働省ホームページより．<http://www.mhlw.go.jp/file/05-Shingikai-10801000-Iseikyoku-Soumuka/0000023429_1.pdf>

12）厚生労働省：終末期医療の決定プロセスに関するガイドライン．平成19年5月．2007．厚生労働省ホームページより．<http://www.mhlw.go.jp/shingi/2007/05/dl/s0521-11a.pdf>

13）箕岡真子：蘇生不要指示のゆくえ：医療者のためのDNARの倫理．ワールドプランニング；2012．p.20-22．

14）Wright AA, Zhang B, Ray A, et al.: Associations between end-of-life discussions, patient mental health, medical care near death, and caregiver bereavement adjustment. JAMA. 2008; 8; 300(14): 1665-1673.

15）Detering KM, Hancock AD, Reade MC : The impact of advance care planning on end of life care in elderly patients: randomised controlled trial. BMJ. 2010; 340: c1345.

16）Mack JW, Cronin A, Keating NL, et al.: Associations between end-of-life discussion characteristics and care received near death: a prospective cohort study. J Clin Oncol. 2012; 30(35): 4387-4395.

17）Silveira MJ, Kim SY, Langa KM: Advance directives and outcomes of surrogate decision making before death. N Engl J Med. 2010; 362(13): 1211-1218.

18）竹村節子：看護におけるアドボカシー：文献レビュー．人間看護学研究．2006；4：1-11．

19）終末期医療に関する意識調査等検討会：終末期医療に関する意識調査等検討会報告書．平成26年3月．2014.厚生労働省ホームページより．<http://www.mhlw.go.jp/file/05-Shingikai-10801000-Iseikyoku-Soumuka/0000041846_3.pdf>

20）神戸大学：平成29年度厚生労働省委託事業：人生の最終段階における医療体制整備事業．平成30年3月．2018．<https://square.umin.ac.jp/endoflife/shiryo/h29shiryo.html>

21）神戸大学：これからの治療・ケアに関する話し合い：アドバンス・ケア・プランニング．平成30年3月．2018．<https://square.umin.ac.jp/endoflife/shimin01/img/date/pdf/EOL_shimin_A4_text_0329.pdf>

●参考文献

・厚生労働省：人生の最終段階における医療・ケアの決定プロセスに関するガイドライン．平成30年3月．2018．厚生労働省ホームページより．<http://www.mhlw.go.jp/file/04-Houdouhappyou-10802000-Iseikyoku-Shidouka/0000197701.pdf>

2 アドバンス・ケア・プランニングを行ううえでの倫理的課題への取り組み

アドバンス・ケア・プランニング（ACP）は、自律（Autonomy）尊重の原則を根底にした意思決定プロセス重視のケア計画といえる。自律尊重とは、「個人が自己の価値観に基づいて、見解を抱き、選択し、行為する権利を認めること」[1] を指す。日本老年医学会は2019年、ACPの目標を「本人の意向に沿った、本人らしい人生の最終段階における医療・ケアを実現し、本人が最期まで尊厳をもって人生をまっとうすることができるよう支援すること」[2] と定義している。

現時点とは異なる未来の身体・精神・心理状態を想定して希望の生き方に沿うような道を選んでいくことは容易ではない。ACPの目標に近づくためにエンド・オブ・ライフケアに参加する看護師は、病状や予後予測のみならず当事者を取り巻く生活環境や経済状況の変化が当事者の未来の選択に与える影響についても十分配慮する必要がある。「当事者（家族や大切な人を含む）─ケア提供者間」で繰り返し行われるコミュニケーションにより将来の生き方の希望を表明し決定していく支援の過程で直面する倫理的課題にどのような姿勢で取り組めばよいのだろうか。

1. 尊厳を守る

尊厳とは、広辞苑によれば「とうとくおごそかで、おかしがたいこと。」と記されている。「個人の尊厳を守ること」「尊厳ある生」はケアの場面で常に重要視されてきた。ただし、尊厳の概念自体が抽象的であるためにどのような振る舞いが尊厳を守り、逆に尊厳が損なわれる事態を招くのか、について画一的に説明することは難しい。ひとついえることは、個々のもつ価値を尊重する姿勢が尊厳を守ることにつながるということであろう。ACP実践の場面で尊厳を守るケアは、当事者がおかれている状況を多角的な視点で観察し、当事者がもつ価値を理解しようと試みることから始まる。価値の理解を臨床でどのように行うのか、については文化的背景の違いがあるものの、カナダ人の末期がん患者を対象とした「死にゆく患者の尊厳モデル」[3] **(表3-1)** が参考になり得る。このモデルでは、①病気に関連する概念（病気から直接的に生じる懸念）、②尊厳を守るレパートリー（その患者の心理的、スピリチュアルリソースや性質と関係がある影響）、③社会的尊厳のインベントリー（尊厳に影響する可能性がある環境要因）、の3つの領域に分けて尊厳の個人的認識に対する影響を考えている。3つの領域のどの要因を重要視するのかは個別に異なり状況に応じて変化していくため、変化を逃さぬよう継時的なかかわりが必要とされる。

表3-1　死にゆく患者の尊厳モデルと、死が近い患者の尊厳を守る介入

要因/サブテーマ	尊厳に関連する質問	治療的介入
病気に関連する概念（病気から直接的に生じる懸念）		
症状の苦痛		
身体的苦悩	「どのくらい快適に過ごせていますか」 「あなたがより快適にいられるように、私たちにできることはありますか」	きめ細かい症状管理 頻繁なアセスメント 鎮痛ケアの適用
心理的苦悩	「あなたは、ご自身の身に起きていることにどのように対処していますか」	支持的なスタンス 共感的な傾聴 カウンセリングへの紹介
医学的な不確実性	「ご自身の病気について、もっと詳しく知りたいことはありますか」 「あなたが必要だと思う情報をすべて受け取れていますか」	正確でわかりやすい情報と、今後起こり得る危機状態に対処するための方法を、求めに応じて伝える
死の不安	「病気の今後の段階について話し合いたいことはありますか」	
自立度		
自立	「この病気によって、他の人を頼ることが増えましたか」	医学的問題と個人的問題の両方について、患者本人が意思決定に参加できるようにする
認知の鋭敏さ	「ものを考えるのが難しいと感じることはありますか」	せん妄の治療 可能な場合は鎮静剤の使用を避ける
機能的キャパシティ	「自分のことをどのくらいできますか」	装具、理学療法、作業療法の利用
尊厳を守るレパートリー（その患者の心理的、スピリチュアルリソースや性質と関係がある影響）		
尊厳を守る視点		
自己の連続性	「あなた自身のことで、この病気の影響を受けないことはありますか」	患者が自分の人生で特に重視していることがらを認め、関心を寄せる
役割の保持	「病気になる前にしてきたことで、あなたにとって特に大切なことは何ですか」	名誉、敬意、尊重に値する人として患者を見る
プライドの維持	「あなた自身やあなたの人生で特に誇りに思っていることは何ですか」	
希望	「まだどんなことが可能でしょうか」	意味や目的がある活動に参加するよう患者に促し、参加できるよう支援する
自主性/コントロール	「ものごとをどのくらいコントロールできていると感じますか」	治療やケアの意思決定に患者が参加できるようにする

世代継承性／遺産	「ご自分のことをどのように覚えていてほしいですか」	自分の人生を残すプロジェクト（例：音声・動画を記録する、手紙を書く、日記をつけるなど） ディグニティセラピー
受容	「ご自身の身に起きていることについて、どのくらい穏やかに受け止めていますか」	患者自身の見方を踏まえてサポートする 安寧の感覚が高まることをするように促す（例：瞑想、軽い運動、音楽を聴く、祈るなど）
リジリエンス（立ち直る力）／闘志	「今あなたのどんな部分が最も強いですか」	
尊厳を守る実践		
瞬間を生きる	「病気のことが頭から離れて快適さを感じられるようなものが何かありますか」	患者が、日常活動に加わったり、一時的な気晴らし（例：散歩、軽い運動、音楽を聴くなど）で快適さを得られるようにする
普段どおりを保つ	「今も定期的に楽しんでいることは何かありますか」	
スピリチュアルな快適さを見出す	「つながりがある、またはつながりをもちたいと思う宗教やスピリチュアル関連のグループはありますか」	チャプレンやスピリチュアル関連の指導者に紹介する 特定のスピリチュアリティや文化に根差した活動に患者が参加できるようにする
社会的尊厳のインベントリー（尊厳に影響する可能性がある環境要因）		
プライバシーの境界	「プライバシーや体のことであなたにとって大切なことは何ですか」	診察時は患者の了承を求める プライバシーを尊重するため覆布を適切に用いる
社会的サポート	「あなたにとって特に大切な人は誰ですか」 「最も信頼がおける友人は誰ですか」	面会や入室についてなるべく自由な方針を設ける 幅広いネットワークの関与を得る
ケアの傾向	「あなたに対する治療や対応で、あなたの尊厳の感覚を損なっているものは何かありますか」	名誉、敬意、尊重に値する人間として患者に接するこれらを伝える態度をとる
他者への負担	「ほかの人の負担になっているのではないかと心配ですか」 「もしそうなら、誰のどんな負担が心配ですか」	心配の対象となっている人とこうした心配を率直に話し合うよう、患者に促す
死後の懸念	「後に残る人たちについてあなたが特に心配するのはどんなことですか」	身の回りの問題を解決する、事前指示書を作成する、遺言を書く、葬儀の計画を立てることなどを勧める

（McPhee SJ, 他：尊厳を守るケア. 終末期医療のエビデンス. 日経BP社；2017. p.412-413. より抜粋・一部改変）

尊厳に関する対話を始めることは、当事者自身が望む生き方について熟考する機会を設けることにつながる。このような機会の提供もACPの重要なケアといえる。

2. 意思決定する力に配慮する

ACPのプロセスでは、認知機能の低下や変動、心理的な動揺が認められるケースに遭遇しやすい。意思決定支援を行う際、現段階で当事者に決定する力があるか否か、今が意向確認に適したときであるのかをコミュニケーションの中で見極める必要がある。その見極めに基づいて適切な支援を行ったうえで意向確認していくことがケアに求められる。

1 ▶ 意思決定する力を見極める

医療同意能力に必要とされる認知機能は「理解」「認識」「論理的思考」「選択の表明」の4要因で判定されることが知られている。成本（2015）[4]は、医療同意能力の各要素で必要とされる認知機能を図式化している。（図3-4）また、ヘイスティングス・センターの「終末期の生命維持治療およびケアに関する意思決定ガイドライン」[5]によれば、決定能力に関する臨床的な判定として、①患者が自身の状態および治療法の選択について理解している、②患者が自らの価値観や目的に基づいて慎重に検討し、治療法を自由に選択して決定できる、③決定した内容について（言語的または非言語的な手段により）コミュニケーションを図ることができる、という3つの条件を満たした場合に患者に決定能力が備わっているものと見なす、としている。

ただし「応答能力（competence）」と「知的能力（capacity）」が十分備わっていてコミュニケーションを図ることができたとしても、意思決定する力は一定ではないということに注意を向ける必要がある。身体的苦痛や精神的な苦悩、生活上に何らかのトラブ

図3-4　医療同意能力に必要とされる認知機能

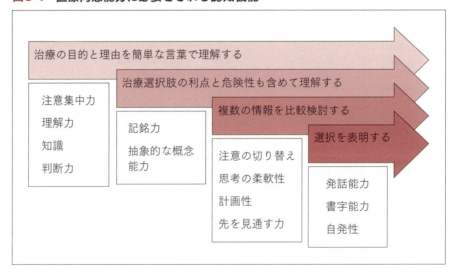

理論編

ルを抱えている、薬の影響などの要因に意思決定する力は影響を受けやすい。時間帯・環境・時期が意思決定に向けた話し合いに適しているのかについて知り、環境を整えることもACPの対話の一環として重要である。

2 ▶ 意思決定する力を支える

ケア提供者側が伝える「医療に関する情報」と、情報に基づき当事者らが想定する「イメージ」に乖離がないか確認する作業は、ACPを行ううえでなくてはならないケアといえる。予後予測や指し示されるデータがどのように実際の生活に影響を及ぼすのかについては、イメージがつきづらい。必要な情報が適切に当事者に伝わっているか、意味内容が理解されているかは、当事者の判断や将来の選択に大きくかかわってくる。医療同意の際、患者の理解を促すために必要とされる技術として次の方法が挙げられている[6]。

- ・患者の教育歴に配慮した言語レベルに合わせる
- ・わかりやすく言い換える
- ・説明内容を、長く、広範囲にならないよう理解可能な量に分割する
- ・誤りを修正しながら鍵となる情報を繰り返し伝える
- ・補助的な情報を提供して教育する

これらの技術を活用しながら、もう一方で「当事者が語る言葉の意味」をケアする側が十分に理解しようとすることが重要である。遠慮や建前なく真実（将来の生き方の希望）を述べようとしているのか、もしそうでないならば障壁となっているものは何か、言葉がどのような意味・意図で使われているのか、これらを探求することで当事者―ケア提供者の両者に共通理解が深まり、一方通行ではない信頼関係を築いていくことができるだろう。

3. その人にとっての最善選択を共有する

ACPにより事前指示（advance directives）がおおよそ形づくられ、意思決定代理者が選定された後も、体調・価値観・生活環境などのさまざまな変化に応じて定期的な対話は繰り返される。意思決定代理者になり得る人物も早期からACPのプロセスに参加し、当事者が考える「希望の生き方」を共有することが望ましい。ACPのプロセスに参加する人々については、次のような点に配慮が必要である。

①当事者に強い影響力をもつ人物が参加する場合には、対話をしながら当事者の最善選択の希望が圧力から守られるよう調整を行う

②選定された意思決定代理者が当事者の意向を反映した判断をするに適しているか、負担が重すぎないかに留意する

③当事者の望む生き方と家族や意思決定代理者、医療チームの間で意見の食い違いが生じた場合には、当事者の意向の尊重を第一に掲げながらも、倫理原則に照らして

2　アドバンス・ケア・プランニングを行ううえでの倫理的課題への取り組み　**075**

チーム全体で判断をしていく
④当事者の最善選択の方針を守秘義務に十分配慮しつつ、当事者にかかわるチーム内全体で確認し共有する

　ACPのプロセスに参加する人々とのネットワークづくりと倫理的なチーム運営は、その人にとっての最善選択を実現に導く手立てとなるだろう。

（大桃美穂）

●引用文献

1 ）トム・L・ビーチャム，ジェイムズ・F・チルドレス：生命医学倫理．第5版．立木教夫，他監訳．麗澤大学出版会；2009. p.80.
2 ）一般社団法人日本老年医学会：ACP推進に関する提言．<https://www.jpn-geriat-soc.or.jp/press_seminar/pdf/ACP_proposal.pdf>
3 ）McPhee SJ, Winker MA, Rabow MW, 他：第27章 尊厳を守るケアー緩和ケアの新しいモデル：「自分には価値がある」と患者が感じられるように．終末期医療のエビデンス．日経メディカル編：日経BP社；2017. p. 412-413.
4 ）成本迅：医療からみた日本における意思決定支援の課題と展望．千葉大学法学論集．2015；30 (1・2)：230-224.
5 ）Berlinger N, Jennings B, Wolf SM：ヘイスティングス・センターガイドライン：生命維持治療と終末期ケアに関する方針決定．前田正一監訳．金芳堂；2016．p.58-59.
6 ）三村將監修，成本迅監訳：医療従事者のための同意能力評価の進め方・考え方．新興医学出版社；2015. p.81-82.

3 アドバンス・ケア・プランニングの実践モデル：意思決定支援の3本柱

1. はじめに

　エンド・オブ・ライフケアの中心概念にアドバンス・ケア・プランニング（ACP）がある。日本のACPの定義は必ずしも定まっていないが、以下のようにも表現できる。「将来の医療・ケアについて、本人と家族等と医療・ケアチームが対話を通じ、本人の価値観や選好や目標を理解共有して、意思決定支援するプロセスである。本人による意思決定が困難となった場合も、本人の意思を汲み取り、本人が望む医療・ケアを受けられるように支援するプロセスである。」

　本節では、ACPの実践モデルとして、意思決定支援の3本柱について解説する。

2. 意思決定支援の3本柱

　仮想事例を挙げ、意思決定支援の3本柱 **（図3-5）** について解説する。

　40歳、健康状態に問題はなかった。時々、ドラッグストアで薬を買うが、かかりつけ医に定期通院することはなかった。

　65歳を過ぎた頃から、高血圧や高脂血症を患い、かかりつけ医を受診し、調剤薬局で薬をもらっていたが、不自由なく、自宅で生活していた。

　ある日、突然の胸痛に襲われ、救急車で病院に運ばれた。急性心筋梗塞の診断を受け、生死の境をさまよい、奇跡的に命は助かった。しかし、70歳を超えた頃から、慢性心不全が進行し、労作時息切れも強く、外出もままならない状況に陥った。それでも、デイサービスを利用しながら、何とか自宅で生活できていた。

　75歳を過ぎた頃から、認知症の症状が進行し、誤嚥性肺炎を繰り返すようになった。担当医からは、今後、経口摂取が難しくなるので、近い将来に必要になるだろう胃瘻について、あらかじめ話し合っておくようにと言われた。

　本人の意思決定能力については、過去に自分が語ったことは忘れており、昨日話した内容すら覚えていない。現在、本人は、胃瘻を選択するか否かについて詳しく理解できないが、痛いことはいやだ、など、簡単なことは自分で選択できる。未来に自分がどんな生活をしたいか、胃瘻を選択した場合、しない場合の生活について、考えることができない。

　この仮想事例を用いて、2種類の、意思決定支援の3本柱を解説する。

図3-5　意思決定支援の3本柱

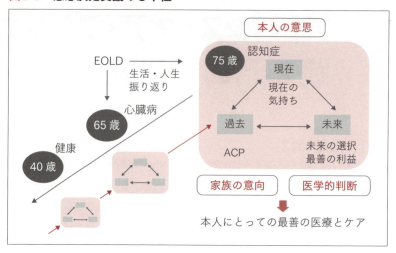

1 ▶「過去」「現在」「未来」時間軸の3本柱

過去：過去に、本人が胃瘻の選択について語ったことはないか、家族に問うことで、見えてくる本人の意思、過去からつながれてきたACPを汲み取る、あるいは、人生の物語を傾聴するなかで見えてくる本人の意思

現在：現在は、本人の、意思決定能力が低下しているが、コミュニケーションのとりやすいときに、わかりやすい言葉で、手を握り返す、うなずく、目を背ける、などの微弱なサインも見落とさず、本人の気持ちをキャッチしながら、胃瘻の選択について問いかけたとき、汲み取られる本人の意思

未来：未来の選択肢について、本人は理解できないが、「○○さんがもし意思決定できるとしたら、どれを選ぶだろうか」と思いをはせるなかで見えてくる本人の意思

意思決定能力の低下があっても、「過去」「現在」「未来」の時間軸の3本柱を合わせることで、本人の意思を推定することが可能になる。

2 ▶「本人の意思」「家族の意向」「医学的判断」の3本柱

本人の意思：「過去」「現在」「未来」で構成される本人の意思
家族の意向：必ずしも血縁とは限らない家族の意向
医学的判断：医学的無益や医学的有益についての判断

「本人の意思」を中心に、「家族の意向」や「医学的判断」を検討し、本人にとっての最善の医療・ケアを導く。これが、「本人の意思」「家族の意向」「医学的判断」の3本柱である。

3 ▶ ACPのプロセスの1コマとしてのエンド・オブ・ライフ・ディスカッション

40歳、健康なときに表明された本人の意思（価値観など）が、ACPのプロセスを経て65歳に引き継がれ、65歳時に心筋梗塞による差し迫った医療選択のために対話（エンド・オブ・ライフ・ディスカッション：EOLD）が行われた。生死の境を経験

したことにより、本人の意思（価値観など）が変化し、それが、ACPのプロセスを経て75歳にも引き継がれ、75歳時には、認知症による経口摂取困難に対して、胃瘻の選択に関する対話（EOLD）が行われた。

意思決定支援の3本柱は、ACPの継続的なプロセスの1コマとしてEOLDがなされるさまを表現している。

4 ▶ 「本人の意思」「家族の意向」「医学的判断」の3本柱の各々の妥当性

「本人の意思」の妥当性：本人が語った意思が、意思決定能力が低下していても本人の価値観に照らして妥当か否か検討

「家族の意向」の妥当性：家族が、本人の意思の代弁者として、妥当な意向を表明しているか否か検討

「医学的判断」の妥当性：医療ケアチームが、医学ガイドラインなどの医療水準に則って、妥当な医学的判断をしているか否か検討

5 ▶ 意思決定支援の3本柱にみる倫理的ジレンマ

倫理的ジレンマとは、二者択一の板ばさみ状態で、こちらを立てればあちらが立たず状態を指す。A・Bどちらも正当性をもつ選択で、AとBが対立している状態である。

①－a「本人の意思」と「医学的判断」の対立

元気な頃の本人なら胃瘻を選択するだろう。なぜなら、斯々然々という理由がある。しかし、医師は、胃瘻を造設することは無益だと言っている。医学的に無益な場合に、「何かをしてほしい」という本人の意思は、必ずしも尊重されるとは限らない。

①－b「本人の意思」と「医学的判断」の対立

元気な頃の本人なら胃瘻を選択しないと思われるが、医師は全身状態がよいので胃瘻をすすめている。「何かをしないでほしい」という本人の意思は、医学的に有益な場合も、尊重される。

②「家族の意向」と「医学的判断」の対立

考え方は、①－a、①－bと同じ

③「本人の意思」と「家族の意向」の対立

元気な頃の本人なら胃瘻を作りたくないだろうが、家族は長生きしてほしいので胃瘻を希望する。

④「本人の意思」を構成する「過去」と「現在」の対立

「過去」に、本人はACPのプロセスの中で胃瘻はいやだと意思表明していたが、「現在」、胃瘻を造設後、本人は胃瘻をいやがるそぶりもなく、楽しく生活している。

⑤「家族の意向」を構成する家族Aと家族Bの意見の対立

長男は、本人の意思を尊重したいため、胃瘻を希望しないが、次女は、長生きしてほしいため、胃瘻を希望している。

⑥「医学的判断」を構成する医療者Aと医療者Bの意見の対立

医療者Aは、その人にとって胃瘻は無益だと考えているが、医療者Bは有益だと考

えている。

　われわれは、意思決定支援の３本柱を用いるとき、上記①から⑥の視点をもち、合意形成を目指すが、選択された結果以上に、本人の意思を中心に選択に至るプロセスを重視する必要がある。

3.「人生の最終段階における医療・ケアの決定プロセスに関するガイドライン」との関連性

　「人生の最終段階における医療・ケアの決定プロセスに関するガイドライン」[1]（以下、GL）では、本人の意思確認について、①本人の意思の確認ができる場合と、②本人の意思の確認ができない場合に分けられている。①の場合は、何より本人の意思を尊重し、②の場合は、本人の意思を推定し、本人にとっての最善の方針について、家族も交え、医療・ケアチームで検討する、と述べられている。しかし、現場では、この①と②が明確に分けられない。意思決定の３本柱においては、①②の両方を一緒に検討できる。「現在」の本人の意思が明確な場合が、GLにおける、①本人の意思の確認ができる場合に当たる。「過去」「現在」「未来」が、GLにおける、②本人の意思の確認ができない場合、本人の意思を推定する方法に当たる。

　また、GLでは、本人にとっての最善の方針について述べられているが、意思決定支援の３本柱の中に、①「現在」の本人の意思、②人生の物語から見えてくる「過去」から語り継がれた本人の意思、③医学的に有益であること、④医学的に無益でないこと、⑤家族等の関係者の意向や感情が穏やかであること、が含まれている。①から⑤は、本人にとっての最善の方針を構成する重要な要素である。さらに、単一の柱には含まれないが、本人にとっての最善の方針は、⑥苦痛のないこと、⑦利用可能な地域資源の制限、に影響されている。本人にとっての最善の方針は、①から⑦により構成されている。

　意思決定支援の３本柱は、本人の意思を推定する場合や、本人にとっての最善の方針を考える場合の助けになり、GLとも親和的な実践モデルである。

4. おわりに

　本節ではアドバンス・ケア・プランニングの実践モデルとして、意思決定支援の３本柱について、３本柱の意味、経時的なACPのプロセス、倫理的ジレンマ、GLとの親和性も含めて解説した。本稿が医療介護現場でのACPの推進に役立てば幸いである。

（西川満則）

●引用文献
1）厚生労働省：人生の最終段階における医療・ケアの決定プロセスに関するガイドライン．平成30年3月．2018．厚生労働省ホームページより．<http://www.mhlw.go.jp/file/04-Houdouhappyou-10802000-Iseikyoku-Shidouka/0000197701.pdf>

4 意思決定支援とヘルスリテラシー

1. 患者中心の意思決定支援

1▶ 患者中心とは

　患者中心の医療やケアが叫ばれて久しい。しかし、患者中心という言葉は多様な意味で使われている。海外では、米国国立医学研究所（現全米医学アカデミー）の定義がよくみられ[1]、その内容は、患者や家族の好み・意向（preference）、ニーズ、価値観を重視した意思決定を保証することと、そのための情報提供と支援である。すなわち意思決定支援こそが患者中心のコアにある。

　また、意思決定という言葉も、明確な定義がされずに使われていることが多い。それは、2つ以上の選択肢から1つを選ぶことである。大切なことは、必ず複数の選択肢があって、そこから選ぶ作業がなければ意思決定にはならないことである。

2▶ 意思決定の3つの方法

　意思決定の方法として、従来は、医師などの専門家が決定することが多かった。しかし、意思決定の方法は、大きく分けて次の3つがある[2]。

◆ パターナリズム

　患者や家族に選択肢を選ぶ能力がないとの想定で、その機会を与えず、医師などの専門家が意思決定する。専門家が決めた結果だけを伝えるため、提供する情報は少なくなりやすい。

◆ シェアードディシジョンメイキング

　医療者と患者や家族が話し合い、協働して一緒に意思決定する方法で、シェアードディシジョンメイキング（Shared Decision Making、以下SDM）を行うものである。それぞれがもつ情報を共有し、選択肢を選ぶ理由も共有するパートナーとなる。

◆ インフォームドディシジョンメイキング

　患者や家族が自分でより主体的で自律的に意思決定を行うもので、インフォームドディシジョンメイキング（Informed Decision Making）と呼ばれるものである。医療者と一緒に決めるのではなく、情報源を主治医などに限定せず、多様な医療者の意見や医療者以外からも積極的に幅広く情報を収集する。

　これら3つの方法があるという情報は、患者や家族に知らされているであろうか。意思決定の仕方にも選択肢があることを知ることで、それぞれの長所（利益）と短所

表3-2　SDMのためのスリートークモデル（Three talk model）

チームトーク（Team Talk）
　チームトークは、決めなくてはいけない選択肢があること、一緒に話し合って患者の好み・意向に基づいて決めるための支援をいつでもできることを伝え、それでよいか確認する。決めることに参加したくない、あるいは、よいと思う方法をすすめてほしい場合は、自分の意見を聞いてもらってよい決定ができるように手助けしたいこと、その前に選択肢の詳しい説明をして何が重要かを理解してもらいたいことを伝える。

オプショントーク（Option Talk）
　オプショントークは、選択肢について詳しい情報を提供する。まずはすでにある知識の確認をしたのち、図などを使いながら選択肢をリストにして示す。次に、選択肢について具体的な内容を示す。さらに、それぞれが生活にどのような影響を及ぼすのかなど、それぞれの長所（利益）と短所（リスク）について伝える。

ディシジョントーク（Decision Talk）
　ディシジョントークは、一番大事にしたいことを明らかにして、ベストの選択肢を選ぶ支援をする。どのアウトカムを大事にして決めたいと思うかを尋ね、選びたい選択肢でよいかを確認していき決定する。必要に応じて、オプショントークに戻る。

（リスク）を考えることができる。

3 ▶ シェアードディシジョンメイキング（SDM）の方法

　SDMを行うにあたっては、その根底に、患者個人の自己決定が目標であるという倫理原則があることを知る必要がある[3]。自己決定できることは、人間が生まれもった性質として、幸せだ、というものである。さらに、SDMでは、患者と良好な関係を築きながら、患者の自律を支援する。人間は他者との人間関係を保ちながら、相互に依存して生きているため、自己決定できるためには自律を支援することが不可欠であると考える。自己決定と自律の支援を原則とするところが、インフォームドコンセントの概念から拡張している点で、情報を提供しさえすれば、自分の好み・意向にあった意思決定ができるとは考えない。

　とはいえ、SDMを促進するには、実際のプロセスを明確にする必要がある。それをモデル化した代表的なものにスリートークモデル（Three talk model）がある[3]。**表3-2**に挙げる3つのステップを実行するとされている。

　さらに、欧米では、SDMのプロセスをより明確化するために、医療者がそれを実践できているかどうかを測定するツールがいくつも開発され、実際に利用されている[4]。日本では、ようやく日本語版の開発が始まったところである（SDM-Q-9[5]など）。

2. ヘルスリテラシー

1 ▶ ヘルスリテラシーとは

　情報を得て意思決定をするには、自身で決められる力であるヘルスリテラシーが求められる。ヘルスリテラシーとは、健康や医療の情報を「入手」「理解」「評価」「活用」する4つの能力である[6]。「入手」「理解」はわかりやすいが、「評価」とは情報の信頼

性やそれが自分に適しているかを判断することで、「活用」とは意思決定をすることである。いくら情報があっても、最終的に意思決定ができなくては「活用」したことにならない。

　また、医療者から情報を提供するときには、対象のヘルスリテラシーに合わせる必要がある。そして、それができる能力のことを医療者の側のヘルスリテラシーと呼ぶようになってきている。とくに臨床場面においては、患者や家族の健康関連用語の「理解」力が問われていて、それは、機能的ヘルスリテラシーと呼ばれる。その低さによって、情報が理解できず、コミュニケーションがとれないことで、新しい知識が身に付かない、言われたことに対して肯定的な態度をとれない、自信が持てないことなどが生じやすいと考えられている。これらを予防するために、どのようなコミュニケーションが必要であろうか。

2 ▶ ヘルスリテラシーが低い人とのコミュニケーション方法

　アメリカ医師会は、ヘルスリテラシーが低いと考えられる人に対するコミュニケーション方法に関するマニュアルを作っている[7]。次の表3-3のような6つのステップが紹介されている。

①ゆっくりと時間をかけること

　いわゆる「かかりつけ医、家庭医」の研究が紹介されている。患者に訴えられたことのある医師は、初診に平均15分かけていたのに対して、患者に訴えられたことのない医師は初診に平均18分かけていたという。別の研究では、患者に自由に好きなだけ話してもらったときにかかった時間は、平均で1分半から2分程度であったという。3分の違いは、患者が話したいだけ話せているか、言いたいことをすべて聞いてもらったと思えるかどうかの差を示しているのではないかと考えられる。

②わかりやすい言葉、専門用語以外を使う

　医療者が日常的に同僚と話している言葉は、医学教育を受けていない人には理解できない。お茶の間や家族の間で話されるような言葉を使うということである。たとえば、次のようなものである。

「良性」→「がんではない」　　「肥大」→「大きくなっている」

「脂質」→「血液の中の脂肪」「経口」→「口から」

　日本でも、このような病院で使われる言葉をわかりやすくするための提案は、国立

表3-3　ヘルスリテラシーが低い人とのコミュニケーション

①ゆっくりと時間をかけること
②わかりやすい言葉、専門用語以外を使う
③絵を見せたり描いたりする
④1回の情報量を制限して、繰り返す
⑤ティーチバック（teach back）
⑥質問しても恥ずかしくない環境をつくる

国語研究所「病院の言葉」委員会[8]が行っていて、代表的な57の言葉について、わかりやすく伝える例を、詳しく示してある。

③絵を見せたり描いたりする

「百聞は一見にしかず」の言葉どおりで、文字や言葉よりも視覚的なイメージは、わかりやすいだけでなく記憶に残りやすいことがわかっている。

④1回の情報量を制限して、繰り返す

一番重要ないくつかの情報に絞り込んでコミュニケーションをとることである。そのほうが記憶に残りやすく、患者もそれに基づいて行動できる。また、情報は繰り返すと記憶に残りやすいため、医師、看護師、薬剤師、栄養士など、複数の職種で行うのがよい。資料やプリントを使えば、情報を繰り返して提供することになる。

⑤ティーチバック（teach back）

ティーチバック（teach back）とは、患者が理解できたかを確認する方法である。患者に話したことを、患者に説明をしてもらって、うまくできなければもう一度、別の方法で説明するというものである。ただし、試されていると感じたり、"ばか"にされていると感じる人もいるので、たとえば、「帰ったら、奥さん（ご主人）に、病院で何と言われたと話しますか」などと質問して確認することが提案されている。

⑥質問しても恥ずかしくない環境をつくる

わからないことについて気軽に質問できる雰囲気が大事である。そうでないと、多くの患者が、"ばか"だと思われないようにとか、医師などに迷惑をかけないようにと、わかったふりをする。たとえば、「医学的なことは難しくてわからないことが多いので、わからないことがあれば何でも気軽に聞いてください」と話す。

このほか、アメリカでは標準予防策（スタンダードプリコーション）の考え方が推奨されている。それは、すべての患者や市民はヘルスリテラシーが低いと想定することである。実際、学歴や見た目ではわからず、よくしゃべる人が高いとは限らないという。

このように、ヘルスリテラシーが低い人とのコミュニケーションにおいても意思決定支援ができる必要がある。欧米では、そのための有用なツールが開発されているので、次に紹介する。

3. 意思決定ガイド（ディシジョンエイド）

1▶ 意思決定ガイド（ディシジョンエイド）とは

患者や家族の意思決定支援のために、欧米では1990年代から「ディシジョンエイド（decision aids）」が開発されてきている。それは「意思決定ガイド」とも呼べるもので[9]、パンフレット、ビデオ、ウェブなどで、選択肢について長所と短所の情報を提供し、患者が自分の価値観と一致した選択肢を選べるように支援するものである。

特に必要になるのは、十分に情報がないと決められなかったり、何を大切にするか

をじっくりと考えないと答えが出なかったりするような難しい意思決定である。たとえまた同じ機会があっても、同じ選択肢を選ぶ確信や納得感を持つためである。結局どれを選んだとしても、その後に不快なことが起これば、やはり別の選択肢のほうがよかったかもしれないと多少は後悔するであろう。しかし、選び方まで後悔するような二重の後悔は避けたいものである。また、医療者が無意識のうちにある選択肢に誘導してしまう可能性もある。したがって、支援する医療者によって選択に偏りがないようにすることも目的である。

意思決定ガイドの中心部分は、利用可能な選択肢を並べて、それぞれの長所と短所を比較する一覧表である。従来のように、選択肢の特徴を口頭や文章で順番に説明する形では、どこがどう違うのかの比較がしにくい。そして次に、それぞれの選択肢の価値観を明確にしていく。代表的な方法は、長所と短所の重要性をそれぞれ5〜7段階などで評価するものである。**表3-4**は、代表的な意思決定ガイドの1つであるオタワ意思決定ガイドの中心部分である[10]。

たとえば、療養場所の選択肢と、それぞれの長所と短所を書き入れ、どのくらい重要であるかを星の数で重み付けする。星が多いほど大事であると考えるもので、星の数を同じにすると選ぶのが難しくなるのが特徴である。

このガイドは、どのような選択肢にも使えるために汎用性は高い。しかし、具体的な選択肢をあらかじめ埋めて作成した具体的な意思決定別の意思決定ガイドが多く作成されている。カナダのオタワ病院研究所（Ottawa Hospital Research Institute）のサイト[11]では、何百ものガイドがみられる。エンド・オブ・ライフに関しては、アドバンス・ケア・プランニングとして人工的水分・栄養補給法、心肺蘇生法を受けるかどうか、透析や延命治療をやめるかどうか、在宅か施設かなどのガイドが紹介されている。

2 ▶ 意思決定ガイドの評価

意思決定ガイドによる意思決定支援の効果は、どのようなものであろうか。意思決定ガイドは、それを使わない通常のケアと比べて、**表3-5**に挙げた効果があるとされている[12]。

このような意思決定支援の介入を評価するために最も多く用いられるのは、意思決定葛藤尺度（Decision conflict scale, DCS）である[13]。**表3-6**に示す16項目からなる

表3-4　オタワ意思決定ガイドの選択肢の一覧表

選択肢	長所	重要性 ★から★★★★★ までで付ける	短所	重要性 ★から★★★★★ までで付ける
選択肢1		☆☆☆☆☆ ☆☆☆☆☆		☆☆☆☆☆ ☆☆☆☆☆
選択肢2		☆☆☆☆☆ ☆☆☆☆☆		☆☆☆☆☆ ☆☆☆☆☆
選択肢3		☆☆☆☆☆ ☆☆☆☆☆		☆☆☆☆☆ ☆☆☆☆☆

表3-5　意思決定ガイド（ディシジョンエイド）の効果

- 知識が向上する
- 確率を示してある場合、正確にリスクを認識しやすい
- 情報が足りない、価値観がはっきりしないなどの葛藤が少ない
- 意思決定で受け身になりにくい
- 決められない人が少ない
- 医師と患者のコミュニケーションが向上する
- 意思決定やそのプロセスに満足しやすい

表3-6　意思決定葛藤尺度

選択肢の情報
- 私にとってどの選択肢が利用可能であるか知っている
- 各選択肢の有益性を知っている
- 各選択肢の危険性と副作用を知っている

価値観の明確化
- どの有益性が自分にとって最も重要であるのかはっきりしている
- どの危険性と副作用が自分にとって最も重要であるのかはっきりしている
- 有益性、危険性と副作用のどれがより重要であるかはっきりしている

サポート
- 選択をするための十分な支援を他者から受けている
- 他者からの圧力を受けることなく選択している
- 選択をするための十分な助言を得ている

選択への確信
- どの選択肢が自分にとって最良であるのかはっきりしている
- 何を選択すべきかについて自信がある
- この決定をするのは、私にとっては容易である

満足度
- 十分な情報を得て選択をしたと感じている
- 私の決定は自分にとって何が重要かを示している
- 私の決定は変わることはないと思う
- 自分の決定に満足している

尺度であり、それぞれについて「とてもそう思う」から「全くそう思わない」の5つの選択肢で回答するもので、「そう思う」が多いほど葛藤が少ないと考える。選択肢の情報だけでなく、価値観の明確化、サポート、選択への確信、満足度が柱となっている。

　また、意思決定ガイドでは作成者によって選択肢の選ばれやすさに違いが出ないこと、誰もが中立的な立場から患者中心に支援することが求められている。そのため世界の研究者らが国際基準IPDAS（International Patient Decision Aids Standards）の作成を行っている。

　IPDASは日本語版が開発されていて、サイト『健康を決める力』（https://www.healthliteracy.jp）で全項目を見ることができる。なかでも意思決定ガイド（ディシジョンエイド）と呼べるかどうかの資格基準である6項目は**表3-7**のとおりである。

表3-7　国際基準IPDASにおける資格基準

- 決定を必要とする健康状態や健康問題（治療、手術または検査）について記述している
- 考慮すべき決定について明確に記述している
- 決定のために利用可能な選択肢を記述している
- それぞれの選択肢のポジティブな特徴（利益、長所）を記述している
- それぞれの選択肢のネガティブな特徴（害、副作用、短所）を記述している
- 選択肢の結果として経験することがどのようなものか記述している（例. 身体的、心理的、社会的）

　汎用性の高いオタワ意思決定ガイドについては、すでに日本語版が開発されているため、広く利用が可能である。しかし、特定の治療やケアなどの意思決定ガイドで、国際基準IPDASに沿って日本で開発されたものは、胃瘻の造設[14]、乳がんの術式選択[15]などまだ少数である。日本でもエンド・オブ・ライフやアドバンス・ケア・プランニングの領域で、医療者によらず中立的で患者中心の意思決定支援を実現するために、意思決定ガイドの開発と評価の研究を普及させることが望まれる。

（中山和弘）

●引用文献

1 ）Institute of Medicine: Crossing The Quality Chasm: A New Health System for the 21st Century. Washington DC: National Academy Press; 2001.
2 ）中山和弘：医療における意思決定支援とは何か. In：中山和弘，岩本貴編：患者中心の意思決定支援. 中央法規；2011. p.11-49.
3 ）Elwyn G: The three talk mode of shared decision making. In: Elwyn G, Edwards A, Thompson R (eds): Shared Decision Making in Health Care: Achieving Evidence-based Patient Choice. Oxford: Oxford University Press; 2016. p.78-85.
4 ）NHS: Measuring Shared Decision Making. A review of research evidence. A report for the Shared Decision Making programme. 2012.
5 ）Martin Härter: SDM-Q-9/SDM-Q-Doc. <http://sdmq9.org>
6 ）中山和弘：ヘルスリテラシーとは. In:福田洋，江口泰正編：ヘルスリテラシー：健康教育の新しいキーワード. 大修館書店；2016.
7 ）Weiss BD. Health. Literacy. A Manual for Clinicians. Part of an educational program about health literacy. American Medical Association Foundation; 2006.
8 ）国立国語研究所「病院の言葉」委員会：「病院の言葉」を分かりやすくする提案. 平成21年3月. 2009. <https://pj.ninjal.ac.jp/byoin/>
9 ）中山和弘，大坂和可子：意思決定支援ツール（ディシジョンエイド）の作成・活用. In：中山健夫編：これから始める！シェアード・ディシジョンメイキング：新しい医療のコミュニケーション. 日本医事新報社；2017.
10）有森直子：意思決定支援：自分で決めた生き方を実践するために. <http://narimori2.jpn.org/decisionaid/public/01/>
11）The Ottawa Hospital Research Institute: Patient Decision Aids. <https://decisionaid.ohri.ca/>
12）Stacey D, Légaré F, Lewis K, et al.: Decision aids for people facing health treatment or screening decisions. Cochrane Database Syst Rev. 2017. Apr 12; 4: CD001431.
13）東京薬科大学薬学部医療実務薬学教室：Decisional Conflict Scaleについて. 東京薬科大学薬学部医療実務薬学教室ホームページより. <https://www.ps.toyaku.ac.jp/jitsumuyakugaku/publications>
14）倉岡有美子：胃ろうの意思決定支援サイト. 2013年3月. <http://irouishikettei.jp/>
15）大坂和可子，中山和弘：乳がん手術方法の意思決定ガイド：自分らしく"決める"ガイド（乳がん手術方法編）. 健康を決める力. ヘルスリテラシーを身につけるホームページより. <https://www.healthliteracy.jp/kanja/nyugan.html>

アドバンス・ケア・プランニングにおける看護師の役割

1. 看護師がもつべき基本的考え方

1 ▶ 文献にみる看護師の意思決定支援の現状

　これまで看護師はどのような意思決定支援を行ってきたのだろうか。エンド・オブ・ライフケアの概念に基づいた慢性疾患患者の意思決定支援を構造化するためには、その現状と課題を明らかにすることが必要である。そこで、データベース「Web版医中誌Ver5」を用いて2007年から2014年までの8年間の原著論文を慢性疾患である"認知症""腎不全""慢性閉塞性肺疾患（COPD）""神経疾患""心疾患""高齢者のがん"と"意思決定支援""看護師"で絞り込み、疾患ごとに分類を試みた。

　分析方法は、病状の変化に伴う看護師の意思決定支援の特徴を抽出するため、横軸に時間軸として「疾患の診断基準や重症度分類」を用い、縦軸には「治療に関する内容」と「生活に関する内容」の2極にし、4分表を作成して文献の内容から、時期と内容のクロス部分に文献番号をプロットした[1]。内容については「意思決定の内容と意思決定の主体は誰か」「看護実践の内容と結果」を整理し、看護師の行う意思決定支援を疾患別病期に基づき意思決定支援の内容と支援者、決定者などについて分析した。

　その結果（図3-6・7）、慢性疾患の中でも腎不全やCOPD患者の意思決定支援の時期は、病期の初期や安定維持期に関する文献がなく（----部分）、合併症の併発や高齢で認知症などの重複がある終末期に集中し（----部分）、内容は治療の選択として胃瘻、人工透析、酸素吸入、呼吸器装着の是非や薬剤の選択など治療に関する選択、あるいは療養の場の選定を支援していた。多くは治療を受け入れることを促す支援であり、療養場の移行支援であった。

2 ▶ 日常生活支援を意思決定支援として考える必要性

　以上の結果から、これまでの看護師は「治療選択に関する意思決定支援」が主で、「セルフマネジメントや生活管理に関する支援」は、実際には行っていても意思決定支援としては認識されていないのではないかと考える。今後、慢性疾患が増大し、生活をしながらの病状管理を行い生活機能の低下を予防し、生活のQOLが向上するよう支援することが求められる。そのためには、病状経過に合わせて本人が直面する医療的課題と生活課題について、本人が自身の状況を理解したうえで、提示された選択肢を理解し熟考し、選んでいくことを支えることが必要である。看護師は日常生活支援を意思決定支援として意識化し、病状の初期から今後どうなるのかを見据えながら、患

理論編

図3-6 文献にみる慢性腎不全患者への意思決定支援

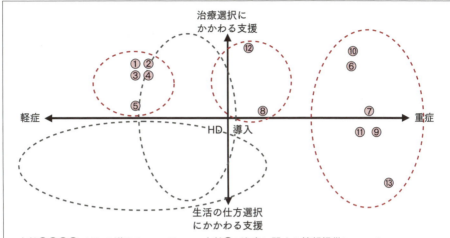

文献①②③④：HDの導入について　　　文献⑤：治療に関する情報提供について
文献⑥⑩：HD見合わせについて　　　　文献⑦：HD止めどきについて
文献⑧：HDを止めて家に帰りたい　　　文献⑨：死の予測実践知
文献⑪：がん治療しつつPDで自宅で最期を迎えたい　文献⑫：がん治療の選択について
文献⑬：クリニックでHD継続しつつ自宅で最期を迎えたい
・HDの導入とその受け入れに関する支援（時期的には初期と重症期：合併症、がんや認知症の
　併発によるHDの継続か中断か）

（長江弘子編：エンドオブライフケアにおける意思決定支援．看護技術．2016；62（12）p.74．より改変）

図3-7 文献にみる高齢COPD患者への意思決定支援

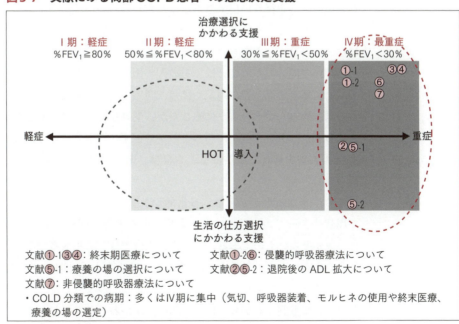

文献①-1③④：終末期医療について　　　文献①-2⑥：侵襲的呼吸器療法について
文献⑤-1：療養の場の選択について　　　文献②⑤-2：退院後のADL拡大について
文献⑦：非侵襲的呼吸器療法について
・COLD分類での病期：多くはIV期に集中（気切、呼吸器装着、モルヒネの使用や終末医療、
　療養の場の選定）

（長江弘子編：エンドオブライフケアにおける意思決定支援．看護技術．2016；62（12）p.65．より改変）

5　アドバンス・ケア・プランニングにおける看護師の役割　089

者自身が考え、見通すことができるよう支えていく支援が必要と考える。

2. アドバンス・ケア・プランニングの準備性を高める働きかけ

1 ▶ その人の病気への向き合い方、対処行動などを知りアセスメントする

◈ **現在、どのような情報を得ているか、その情報をどのように解釈して受け取っているかを知る**

　現在の病状について、その人は誰からどのような説明を受け、どのように受け取っているのかを確認することが必要である。情報は、伝える側と受け取る側では同じではないと思って、確認することが大切である。情報を受け取る側は、情報の意味づけを自分の価値や過去の経験、関連した情報から解釈して「過度な期待」や「過小評価」するといわれている。たとえば、死亡率10％と聞くと「自分は助からない」と感じる人もいれば、「10人に1人は助かる！」と感じる人もいる。また同じ割合でも、「10％」と「10人に1人」では、深刻さが伝わる強さは異なる。また、聞いた情報だけでわかったつもりになることも少なくない。自分で説明しようと思うと言葉に詰まる、という経験は誰にもあるのではないかと思う。それゆえ、その人はどんな情報を得ているか、そのことをどう受け止めているかを確認することは、その人が現在の状況をどう認識し、どう対処しているかを知る手がかりになる。

◈ **これまで、どのように病気と向き合ってきたか、過去の経験とそれをどう受け止めているかを知る**

　その人の過去の経験には、これまで今の病状とどう付き合って生活してきたのかなど、いろいろな苦労話があるだろう。思いがけない病気はきっとその人の人生の計画を変更せざるを得ない出来事だったかもしれない。仕事や家族間の役割の上で、誰かの世話になることを経験していることもある。病気の治療や予後にとどまらず、病気になった自分とどう向き合って暮らしているか、その人にしかわからないその人の生活について聞いてみることは、その人の体験世界に近づくことになる。

　また、他者の死、特に両親や兄弟、同窓生など、身近な人の死の経験をもっているならば、その人がどのように感じたか、受け止めたかは、その人が自分の死生観を意識するときである。誰かに語ることができずに埋もれているかもしれない。

◈ **その人が大切にしていることや喜び、楽しみなど、その人らしさやその人の価値観を知る**

　その人を知る手がかりは、日常的なケアの時にあるかもしれない。ベッドサイドの周辺やテーブル、写真、引き出しの中など身の回りに置くものはきっと大切なもの、欠かせないものである。その人は患者ではなく生活者である。「どんな方なのか」に関心をもつことから始まる。「あなたのことをもっと聞かせてください」「あなたのことが知りたいです」という気持ちで話をしてみよう。時には自分の趣味や関心事などについても話しながら、自分を開いてかかわることで見えてくるだろう。あなた自身がその人を知ると同時に、その人自身が入院する前の生活を知ることで、今後どう

理論編

したいかという生活をその人自身が思い描くことができると思う。また家族にも、家族はどんな日常生活を送っているのか、患者を抱えてどのように暮らしているのかと、関心をもつことから始まるのである。

2 ▶ 意思表明に関して主体的になれるよう話す力と聞く力で相手と向き合う

◆「自分の生と死」について語る抵抗感に対し意図的会話でケアリング

自分の生と死について語ることは非日常的で、人に話すことは簡単ではない。2014（平成26）年に発表された「人生の最終段階における医療に関する意識調査」[2]では、一般国民の意思表示の書面を作成しておくことについて「賛成である」は69.7%という結果であった。自分の意思を明示して残すことについての必要性の理解や受け止めが前向きであるのは、近年の傾向である。しかし、意思表示の理解や意識が高い一方で、「人生の最終段階の医療について家族と話している」人は42.2%、「意思表示の書面を作成している」人は0.6%であることを考えると、家族で話すことや書いて準備することには抵抗感があるのが現状である。加えて、医師や看護師も死について患者や家族と話すことはつらいことで、話題にすることを避ける傾向があることも指摘されている。

よって、患者のみならず専門職も双方が「生と死」について話し合うには抵抗感があり、とりわけわが国では「物事をはっきり言うことを嫌う」「言わなくてもわかってもらえる」という和や空気を読むことをよしとし、他者への自己主張が好まれない文化がある[3]。だからこそ、丁寧に患者や家族を観察しどのように進めてよいか、ケアプランとして意図的に情報を収集することが必要である。専門家として「その人がエンド・オブ・ライフについて考えることが必要」と判断したのであれば、一歩踏み出し、意図的な会話をケアプランとしてチームで合意し、ケアとしてその人と向き合い話をすることによって、侵襲的な治療の選択が低くなることや家族の治療への満足度が高くなることが指摘されている[4]。それゆえ、看護師はその人が今どのような状況か、今後どうなっていくかを見据え、相手への関心をもち、その人の話に耳を傾けることから始めることが、その人の意思表明をすすめる起点となる。

3 ▶ 本人・家族が状況を理解できるよう、効果的な病状説明場面を作る

アドバンス・ケア・プランニング（ACP）の考え方は、エンド・オブ・ライフケアを実践するうえで重要なアプローチ方法の1つである。ACPのアプローチを必要とする場面は、これまでエンド・オブ・ライフケアの看護実践を必要とする場面として取り上げてきた典型的場面と同様である。すなわち、死を予測させるような病気の診断を受けたとき（疾病の診断・告知）、進行した悪性の疾患のために死期が迫っていると知らされたときや感じたとき（疾病の再発・進行、治療の中止、終末期の話し合い）、加齢による身体・精神機能の衰えを感じたとき（老いや障害の自覚）、自分の家族が上記のような状況になったとき（家族を失うかもしれない恐れを抱く）、身近な人の死を体験したとき（死を身近に感じたとき）などさまざまに考えられる。これら

5 アドバンス・ケア・プランニングにおける看護師の役割　　091

の場面は、人々が病気の進行に伴い今後どのように治療やケアを受けたいかを考える機会であり、ACPのタイミングとして好機といえる。

　ACPを進めていくためには、自分の意思をはっきりと表明できることが重要であるばかりでなく、病状の変化とともに移ろいゆく気持ちの変化を継続的なコミュニケーションで理解し合うことが必要とされている。すなわち、これまでのインフォームド・コンセント（IC）をACPに変えていくためには、従来のICのタイミングや場面、誰に、何をどのように伝えるか、など方法を見直し、本人がわかる言葉で、本人が不安に思っていることを引き出し、知りたいことは何かなど、患者や家族の状況に合わせて、繰り返し行うことが重要であろう。患者自身が自分の体調や症状、行われている治療などについて理解し、自分のおかれている状況を受け止めるために必要な説明場面を設定することが重要である。さらにいえば、先述したアセスメント（90頁）の情報収集に基づいて医師をはじめ医療チームで患者・家族の準備状態を共有し場面設定をすることが重要であろう。

　ACPとは本人が主体であり、「その人の治療・ケアのゴールを共有し理解し合うために、ともに話し合う」ことを重要としており、「患者・家族とそれを支援する医療チームとの共同作業である」という意識や、「全体像を共有し目標を明確化する」という俯瞰する視野で考えることが重要なのである。目の前の検査や治療の選択だけではなく、これまでどのように病気や治療と向き合ってきたのか、その治療や検査を受けた後、生活はどうなるのか、そして何よりも患者本人にとって「何がベストなのか」を患者・家族と医療者が一緒に考える姿勢をもち続けることに意味がある。そうした継続的な話し合いの結果、患者の考えや大切にしていることを家族や医療者は理解し、患者も家族や医療者の考えを理解したうえで自分にとってのベストを考え選ぶ、そこに本章第1節の**図3-2**（→67頁）で示された「相互理解」「信頼関係」が生み出される。つまり、このプロセスには患者のみならず、医療者も「その人のおかれた状況の理解」をし「本人にとって何がベストなのかを振り返り、内省する」ことで「話し合い」が成立するということである。しかも個人的な活動ではなく、組織的にチームで行うことが重要である。

4 ▶ 本人・家族・医療者が１つのチームとして合意形成できるよう働きかける

　このようにACPは話し合いを進めていくプロセスであり、ACPを効果的に行うためにはいくつかの条件があると考えられる。医療者としての最新の知識・技術をもつことはいうまでもないが、ACPの考え方や基本姿勢をもって話し合いを進めるためには、まずは医療者自身がACPの意義や必要性を認識すること、そのうえで患者の話を聞く力、必要な情報を的確に患者が理解できるように提供する力、患者の考えを理解する感性が必要である。同時に、患者・家族もACPの意義や必要性を認識すること、自分の病気について理解すること、そのうえで自分の大切にしていることは何かを日常生活を振り返り意識化し、言葉で表現できることが必要である。これは話し合いをする者がお互いに説明し合うための土壌なのだと考える。この話し合いの土壌

理論編

図3-8　本人と家族の情報共有－合意モデル

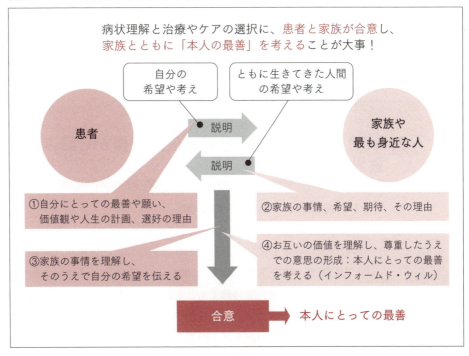

図3-9　相互に理解し合い（意味を共有し）合意形成する

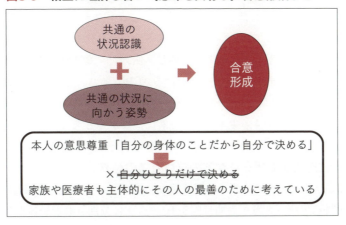

は，患者と医療者の間だけではなく，患者と家族の間でも求められる。まさに日常の中で「自分がどう生きたいか，どのように生活したいか」について家族で話し合い，理解することが必要なのだと考える。このような本人の意向に基づいた家族としての合意を中心に据えて，医療者の個別的判断をすり合わせ，本人にとっての最善を考える（図3-8）という合意形成に向かうよう働きかけることが重要である。さらに合意形成とは，単に情報の伝達ではなく，図3-9に示すように言葉の裏にある意味を共有することなのであり，それが相手への理解につながり，信頼を形成するのである。

わが国でACPを実践するためには，医療者のみならず国民すべてがACPの必要性

5　アドバンス・ケア・プランニングにおける看護師の役割　093

と意義を理解し、話し合いができる土壌をつくっていく必要がある。それはいうなれば、医師などの専門職と患者が気軽に治療方針や受けたい治療について話し合える医療組織文化をつくることともいえる。一方で、患者も医師にお任せではなく、自分の治療とその生活への影響について情報を集めて自分で考えて自分で決めるという、自己決定の重みを背負う覚悟が必要なのかもしれない。医療のあり方、受け方について市民と専門職の双方向で意識変革が必要と思われる。

3. ACPの主体は誰か：日常の生活支援から好みや気がかりを汲む意思表明支援へ

1 ▶ 日常的ケアとACPの関係

　日常的なケアとACPとが関連するということは一見考えにくいが、看護師は患者の身近な存在として日々のケアの連続の中でその人の生活を知ることができる。そうした日常性から、患者が何を大切にしているのか、その好みや価値を汲み取ることにつながり「その人」を理解することになる。日々のケアは患者の思いや心の状態に気づき、タイミングのよい情報提供や話し合いのきっかけをつくることもできる。たとえば、朝と夕方の口腔ケア、温かい食事や好きな物を食べるとき、身体をきれいにするケア場面など、患者が心地よくなった瞬間、その人が人としての尊厳や心地よさを得たとき、心を開き、理解し合う時間となるのではないか。そうした人間として大事にされるケアの一つひとつが継続的なコミュニケーションとなり、「その人がどうしたいのか、どうしてほしいのか」を知る手がかりになる。またその人も「この人なら自分のことを理解してくれる」と感じ、伝えたくなり話を切り出すだろう。その会話ややりとりの連続が看護実践におけるACPであり、その積み重ねがその人が大切にしていること、喜ぶことを知ることにつながり、さらに「その人の意向」の理解や「その人の尊厳を保持する生き方」の理解につながると考える。

2 ▶ 意思表明支援とはケアのプロセスの延長

　このように考えると意思決定支援はケアのプロセスの延長線上にあることがわかる。ゆえに意思決定と意思表明は図3-10のように分別され連続体として位置づく。用語の定義は示したとおりであるが、意思表明支援は、まさに意思決定のプロセスを「本人の意向」を中心に据えて進めるために必要なケアなのである。エンド・オブ・ライフケアの概念に基づいた意思表明支援とは、次のように定義できる。

> 病状の変化により治療の変更や生活再編を必要とする時期にその人自身が現在の病状やおかれた状況を理解し「どう生きたいか」を考え、自分の価値や考えを意識化し、表現し、振り返るなどの思考過程を促すというケアのプロセスである。そしてその人自身が、自分の人生に主体的（自発的に）に向き合うことを支えることである。

理論編

図3-10　その人の意向を引き出す意思表明と意思決定

・意思表明
　患者・利用者本人が自分の気持ちや考え（自らの価値観や大切にしていること、気がかり、目標、選好）を熟考し、意識化し、「語り」や「書く」ことで表出すること・表明すること＝他者に伝える、他者に語ること

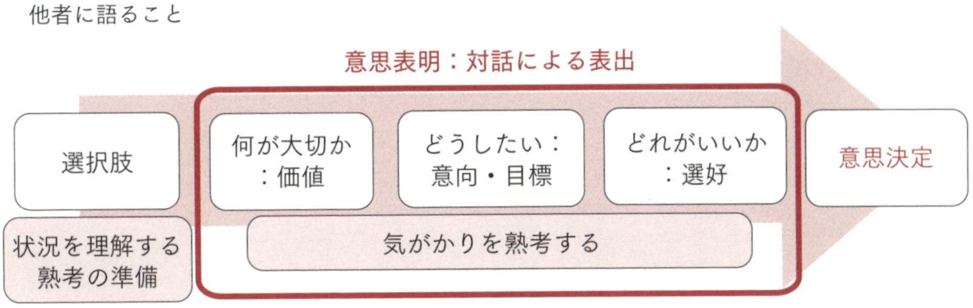

意思表明：対話による表出

| 選択肢 | 何が大切か：価値 | どうしたい：意向・目標 | どれがいいか：選好 | 意思決定 |

| 状況を理解する熟考の準備 | 気がかりを熟考する |

・意思決定
　2つ以上の選択肢から1つ（以上）を選ぶこと、また既存にはない新たな選択を創出すること

　看護師は日常的なケアから患者の意向を汲み取り、患者の擁護者として多職種チームによる意思決定支援につなげることが重要である。さらにどう伝えるか、いつ切り出すかについては、医療者が意思決定の内容、その時期やタイミングの必要性を判断するのではなく、支援ニーズは患者本人にあり、本人が今、どのように現状を受け止めているか、これまでの人生でどのような意思決定の経験をしてきたのか、どう乗り越えてきたのかをアセスメントし、その人に合ったタイミングや方法を考えることが重要である。特に過去に意思決定の経験があれば、その時の経験を思い起こしてもらうことで、今の状況を受け止めていくことや対処方法を自分で考えることができるようになるかもしれないのである。

　つまり、ACPはその人自身が主体的に取り組むことである。その人自身が、自分が何を大事にし、どうしたいかを決めていくことである。その人自身が、自分がどうしたいかを考えること、表現できることができるように看護師は情報提供したり、揺れる気持ちを受け止めたり、大切な人との合意形成を調整したりなど、働きかけを考えることが意思表明支援である。「その人が○○についてどうしたいかを、○○と話し合うことができる（自分の気持ちを伝えられる）」などの支援目標を掲げ、ケア計画として立案しその人自身が答えを出せるよう、調整し、今後を予測して「その人に合ったタイミング」や「伝え方」を考えることが重要なのである。そして、くりかえしの意思表明支援のプロセスにおいて、かかわる関係者で合意形成され、その結果として何かを選択するという意思決定へと導くことが重要なのである。つまり決めることだけが重要ではなく、「どうしたいか」「それはなぜか」をわかり合うことなのである。

（長江弘子）

●引用文献

1 ）長江弘子編：エンドオブライフケアにおける意思決定支援：その人らしく生きぬくために医療者ができること．看護技術．2016；62（12）：53-80.
2 ）終末期医療に関する意識調査等検討会：人生の最終段階における医療に関する意識調査報告書．平成26年3月．2014.
3 ）許恵玉：「日本文化」と「中国文化」のイメージ比較研究：日本人のマインドマップ調査による検討．In：山口大学人文学部国語国文学会編：2009；32：136-150.
4 ）Matsui M: Perspectives of elderly people on advance directives in Japan. J Nurs Scholarship. 2007; 39 (2): 172-176.

◆実践編

第1章

エンド・オブ・ライフケア
実践のための
看護アプローチ

1 ▪ 看護実践においてエンド・オブ・ライフケアを必要とする場面
2 ▪ エンド・オブ・ライフケアにおける看護実践の構成要素

1 看護実践においてエンド・オブ・ライフケアを必要とする場面

　私たちが看護師としてエンド・オブ・ライフケアを必要とする人と向き合う場面は、「人々が生きること、老いること、自分の病気や差し迫った死、いつかは来る死について考えるとき」と考えられる。人はどういうときに、生きることや死を意識するのだろうか。人生の軌跡を描いたとき、さまざまな場面が想定される。しかし、最も典型的な場面として考えられるのは、入院や治療が必要となったときの病状説明場面であるといえる。図1-1にあるように、たとえば死を予測させるような病気の診断を受けたとき（疾病の診断・告知）、進行した悪性の疾患のために死期が迫っていると知らされたとき、感じたとき（疾病の再発・進行、治療の中止、終末期の話し合い）、加齢による身体・精神機能の衰えを感じたとき（老いや障害の自覚）、自分の家族が上記のような状況になったとき、身近な人の死を体験したときと、さまざまな場面が考えられる。人々の生活が、あらがうことのできない老いや病いによって「当たり前の日常」が脅かされ、暮らし方や生き方を変えざるを得ない状況に遭遇する場面である。
　しかし、エンド・オブ・ライフケアが必要な場面は病院ばかりではない。地域包括支援センターなど、地域の相談窓口での介護保険の申請、制度やサービス相談の場面、人間ドックや健康診断の結果説明や再検査なども想定される。このように考えると、エンド・オブ・ライフケアはいわゆる悪い知らせや結果を聞く機会や入院、退院、転

図1-1　エンド・オブ・ライフケアを必要とする場面

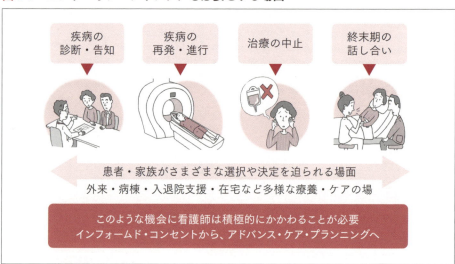

院というような体調不良に伴う生活や療養の場を変えるなど、自分のおかれた状況を理解し、考え、今後どうするかについて何かを選び、あるいは何かを覚悟する事態に直面している人とその家族に最も必要とされるケアである、と考えられる。

これまで医療現場では、病状・治療方針の説明をインフォームド・コンセント（informed consent；IC）によって医療者が説明し、提示された選択肢から患者や家族が選択する、あるいは患者や家族が同意すること（説明—同意モデル）を進めてきた。しかしエンド・オブ・ライフケアでは、清水らが提唱する互いに説明し合う「情報共有—合意モデル」が重要である（**図1-2**）[1]。

合意形成モデルを用いた話し合いの姿勢は、その人の生活やその人の望みを叶えるための治療やケアを考えるというスタンスで、患者・家族と向き合う。それゆえ医療者は専門的知識にも基づき現代医療における最善の治療法を提案する、それに対し患者やその家族は自分の生活の事情や仕事、自分が大切にしていることなどへの影響を伝え、互いに説明し合う。その過程で医療者はその人の事情を理解し、「この人の場合」という個別化した最善の判断を導き出す。一方、患者・家族は自分がおかれた状況や身体の状態などさまざまな事情を理解し、専門家の判断を理解したうえで納得し、合意する（情報共有—合意モデル）。病状説明場面は、その多くは患者・家族の健康状態の悪化を知らされ、衝撃を受け、説明されたことを理解できないことが多い。さらには突然の予期せぬ病気により大きな生活の変化に見舞われ、予定外の方向へと人生が向かうこともある。人々はそうした機会を通じて「生と死」について考え、さまざまな選択や決定を迫られる。看護師はこのような機会を予測し、エンド・オブ・ライフケアの局面として意識し、単に「病状説明に同席する」ことではなく、この人はエンド・オブ・ライフケアを必要としている人であるという視座をもち、患者・家族と向き合うことが重要である。

図1-2　意思決定のプロセス「情報共有—合意モデル」

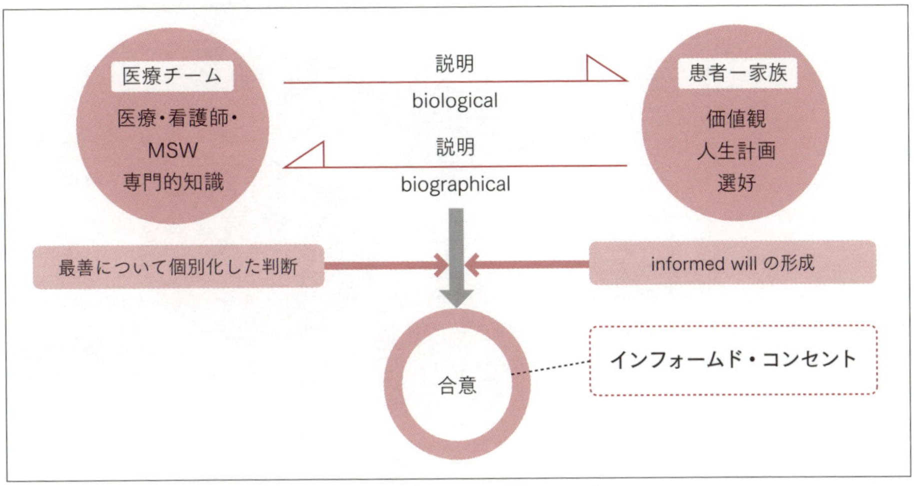

（清水哲郎：臨床倫理エッセンシャルズ：2012年春版.
東京大学大学院人文社会系研究科死生学・応用倫理センター：2012. p.11.より一部改変）

2 エンド・オブ・ライフケアにおける看護実践の構成要素

　エンド・オブ・ライフケア実践とはどのようなケアなのだろうか。文献検討の結果[2]から、エンド・オブ・ライフケアの実践は、6つの要素で構成されることが明示された[3]と考える（図1-3）。それは、①疼痛・症状マネジメント、②意思表明支援、③治療の選択、④家族ケア、⑤人生のQOL、⑥人間尊重、である。これらの構成要素がチームアプローチと組織的アプローチを用いて機能的に連動することによって、看護師は患者とその家族の価値観や選好に気づき、患者とその家族の意思表明を支援し、関係者と共有するための明確なコミュニケーションを通して到達する高度に個別化されたケアを提供する。その結果、やがて訪れる死までの「生」が、安らかな最期の時を過ごすことに貢献すると考えられる（表1-1）。

　これらの要素は、これまでの緩和ケアでいうQOLおよびトータルペインのアセスメントのもと、チームアプローチを行うことで成し得る全人的ケアであることは共通している。しかし、エンド・オブ・ライフケアにおける質の高い看護実践は、看護師によって「この人はエンド・オブ・ライフケアが必要な人である」という識別のもとに、対象者の日常的なケアを実施する。そして患者自身が人生を肯定的に意味づけし、どう生きたいかを表明し、その人が人生の主役としてコントロールの感覚を得、それ

図1-3　エンド・オブ・ライフケアにおける実践の構成要素

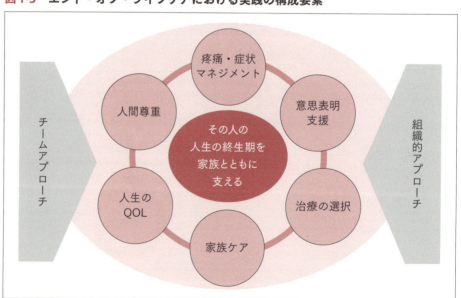

表1-1　エンド・オブ・ライフケアの概念を基盤とした看護実践

構成要素	ケアの焦点（望ましい状態）
疼痛・症状マネジメント	①痛みや不快症状なく安楽に過ごすことができる ②個々人の身体的・精神的・社会的快適さ（comfort）が維持される
意思表明支援	①「どう生きたいか」について表現できる ②周囲の人との関係の中で自分がどうしたいかを決めることができる
治療の選択	①どのような治療を受けたいか、その選択肢を話し合うことができる ②治療の中止、差し控えの判断を合意する/納得することができる
家族ケア	①家族としての時間（過去、未来、現在）を意識する ②大切な人との関係性を保持・強化することができる ③生老病死とともに生きる家族の歴史を意味づける ④当事者にとっての最善とは何かについて考えることができる
人生のQOL	①その人自身が人生の質や幸福とは何かについて考え意識化する
人間尊重	①自律性の保持：コントロール感覚を取り戻す/得ることができる ②自己の存在を肯定的にとらえ、生きる意味や目的を見出すことができる/自分を大切に思える

に到達することである。さらに死を受け入れ自分の人生の幕引きに主体的に取り組み、死と向き合う態度の形成を挙げている[4]。すなわち、患者・家族にとって「よい死」あるいは「望ましい死」を迎えるということは、その最期をどうするかという点が重要なのではなく、最期を迎えるまでの身体的な安楽さとともに、大切な人との関係を確認し合い、絆を強め、自分がどのように生と向き合えるか、一つひとつのつらさや不安を受け止めて、大切な人たちと共有し、乗り越えて生きるそのプロセスが重要なのである。それゆえ6つの構成要素は、その人の病状の経過やステージに応じて生活がどう変化していくのか、そのおかれた状況や変化に伴い心のあり様がどのような状況なのかに応じて、ケアの焦点は変化すると考えられる。

　エンド・オブ・ライフケアの概念を基盤とした看護実践（6つの構成要素）のケアの焦点（望ましい状態）について、以下に説明する。

1▶ 疼痛・症状マネジメント

　疼痛・症状マネジメントは、最優先に実践されるべき内容である。痛みと不快な身体症状の改善には個別性がある。日常的な生活行為にどのような影響があるかを十分に把握し、その人が身体的に安楽で心地よい状態（comfort）をつくることがこの実践である。基本的な薬物療法を理解し、薬物療法の管理ができることが重要である。

　しかし、薬物療法だけではなく看護ケアによって改善する症状、また患者が気持ち

よさや快適さを得ることが多くある。看護師が行う疼痛・症状マネジメントの看護実践には、日常的な口腔ケアや排泄ケアなど清潔を維持すること、温罨法やマッサージ、体位などの工夫があり、このような看護師のケアによって心地よさを維持・回復することは、その人の尊厳を保つことであり、生きる意欲につながる。

2 ▶ 意思表明支援

意思表明支援はエンド・オブ・ライフケアの最も中心になる看護実践であり、それ自体がケアのプロセスである。それは意思「決定する」ことに意味があるのではなく、患者や家族が「どう生きたいか」について考えるきっかけをつくることや、これまで生きてきた人生を振り返り、自分が何を大事にして生きてきたかを意識化するために働きかけることである（→94・100頁）。すなわち、どうしたいか、気がかりを表現することなのである。そして、その振り返りに寄り添うことで、その人が「どう生きたいか」を本人とともに理解し合うことが重要である。

3 ▶ 治療の選択

治療の選択にかかわる看護実践は、医学的な専門的判断や一般的な判断基準をもとに、「その人にとって最善な治療」という個別化した判断を患者とその家族、専門職が考え選択する看護実践プロセスである。2つめの構成要素である「意思表明支援」と同時に進めていくことになる。「どう生きたいか」という尊厳ある生き方の表明とその意向を尊重した治療の選択は、エンド・オブ・ライフケアの本質的なケアの目的であり、実践の核となるものである。この実践のプロセスでは、医療の倫理の4原則を照らし合わせ、この人にとって適正治療とは何か、何が延命治療なのか、現在の治療を継続すべきかどうかという治療の中止・差し控えの判断、その人にとって無益な治療とならないかの吟味など、終末期医療のあり方を考え、倫理的判断や行動が求められる重要な看護実践である。

この項目を意思表明支援と別に項目を挙げているのは、看護師がこうした終末期医療に参画し、患者の権利、尊厳、自律性を守る擁護者となることが必要であるからである。医師や他職種に委ねるのではなく、医療の専門家の一人として自覚し、患者の尊厳を守るために看護師としての責務を全うするため、倫理的態度と推論に基づいた判断を行い、責任ある行動をとる必要がある。

4 ▶ 家族ケア

家族ケアは人間発達的視点で「その人の人生・生活に焦点を当てる」、いわば人生という時間軸で必要なケアを考える看護実践を意味する。

エンド・オブ・ライフケアの看護実践における家族ケアには2つの意味がある。1つは、家族成員の「死」によって家族を失うという喪失体験をする家族は、ケアの対象であるということである。もう1つは、死にゆく人をケアするチームの一員であり、死にゆく人にとっての最重要他者であるため、「その人」の生きる意味や目的と深く

関連し、死にゆく人の望ましい状態に影響する「自己の存在の意味」と「家族として生きること」を再考するうえで重要な存在である。その人を含めた家族を1つのまとまりとしてとらえ、「これまでとこれから、そして今できること」すなわち過去、未来、そして現在、ともに過ごした時間と関係性を意識化し、死にゆく人とその家族構成員が、家族を意味づけ分かち合う時間を大切にしながら関係性を強化し、家族としての成長を促すケアである。

5 ▶ 人生のQOL

その人自身が人生の質や幸福とは何かについて考え、意識化するように働きかける看護実践である。その人が自分の人生を肯定的にとらえ、生ある限りその人の希望や計画が実現できるように働きかけることである。それはその人の人生や生活で大事にしてきたことや価値を理解することであり、エンド・オブ・ライフケアの方向性を示す看護実践である。意思表明支援、治療の選択、人間尊重とも深く関連している。しかし、日常的には表現していないことも多く、抽象的で曖昧なことであるため暗黙化していることが多い。それゆえ看護師はその人が大切にしていることは何かを敏感に感じ取り確認し、患者自身が気づくように働きかけて言語化し、さらにチームで共有することが必要である。

6 ▶ 人間尊重

その人はかけがえのない存在であると同時にその人自身は主体性をもった一人の人間として扱われ、尊厳を保ち、自律的存在を維持することを支える看護実践である。その人のあり様の理解は、地域やその人のコミュニティを視野に入れて考えることが必要である。患者・家族ではなく、「その人とその人の大切な人たち、ともに生活する人たち」であり、「その人」のあり様は、生活の場や空間によってつくられていると考えられる。それは人生そのものであり、当たり前にある日常なのである。だからこそ人間尊重のケアは、その人の日常にある居心地のよさやあり様をその人自身が意識化し自己の存在を肯定的にとらえ、生きる意味や目的を見出すというスピリチュアリティに働きかけるケアである。よって人生のQOLを焦点化する看護実践とも深く関連している。

これらの看護実践の6つの構成要素は一つひとつが単独にあるものではなく、それぞれが関連しており、必ずしもすべてが均等に必要というものではない。しかし、この6つの構成要素を意識化してエンド・オブ・ライフケアを実践することによって、質の高いエンド・オブ・ライフケアにつながると考えられる。先にも述べたが、エンド・オブ・ライフケアの看護実践の中核は、臨床倫理に基づいた意思表明支援である。しかし、多くは事前指示や延命処置のような医療者にとって必要な選択肢から決定してほしいと思いがちである。しかし、その選択肢は断片的に独立的にあるものではなく、また決定すればよいものでもなく、時間や状況に依存して変化する。そしてその

選択は正しいかどうかは誰にもわからないものである。さらにその選択は一時点にすぎず、選択の後「また生き続ける」のである。よってエンド・オブ・ライフケアの看護実践は、継続した持続的な対話による関係の相互理解により、十分に議論することで達成される[5]と考えられる。

つまりエンド・オブ・ライフケアは日々の看護実践、患者との対話によって患者が望む日常的な看護ケアで快適さを満たす「日常的のケアの継続である」[6]。「看護師が担う、その人への最期のケア」なのである。またエンド・オブ・ライフケアは、「その人が生きているすべての期間を含み、その人のエンド・オブ・ライフの時期によって異なる」[7]といわれている。すなわち、その人の病状のステージとともに、どのような時間的展望を生きているのか、どのような人生の発達段階にあるのかによって異なる。私たち看護師は、どのような状況にあってもその人や家族にとって必要な存在として"being＝共にいること"が重要である。

「実践編 第3章」では、疾患別にエンド・オブ・ライフケアの看護実践を描き出すことを試みたいと思う。終末期だけではないエンド・オブ・ライフケアの看護実践として、疾患別の病状経過に伴った時間的経過の中で、看護師はどのようなケアの課題を見出し患者・家族と向き合っているか。がんであるか否かというだけではなく、多様な慢性疾患と小児看護領域も取り上げ、エンド・オブ・ライフケアの看護実践として、どのような段階でかかわり、看護師としての責務やケアの焦点にどのような特徴があるのかを、読者とともに考えたいと思う。

（長江弘子）

●引用文献

1）清水哲郎：臨床倫理エッセンシャルズ：2012年春版．東京大学大学院人文社会系研究科死生学・応用倫理センター；2012．p.11.
2）長江弘子，和泉成子，櫻井智穂子，他：患者家族の生活文化に即したエンド・オブ・ライフケアとは：領域横断的アプローチの視座から．第31回日本看護科学学会学術集会講演集．2011．p.176.
3）長江弘子：看護実践に生かすエンド・オブ・ライフケア：その構成要素と課題．ナーシング・トゥデイ．2013；28(3)：8-15.
4）Singer PA, Martin DK, Kelner M: Quality end-of-life care: patients' perspectives. JAMA. 1999; 281: 163-168.
5）Patrick DL, Engelberg RA, Curtis RJ: Evaluating the Quality of Dying and Death. Journal of Pain and Symptom Management. 2001; 22(3): 717-726.
6）Steinhauser KE, Clipp EC, McNeilly M, et al.: In search of a good death: observations of patients, families, and providers. Ann Intern Med, 2000; 132: 825-832.
7）Thompson G, McClement S: Defining and determining quality in end-of-life care. Int J Palliat Nurs. 2002; 8(6): 288-293.

◆実践編

第2章

疾患の特性を踏まえた
エンド・オブ・ライフケア

1■病いの軌跡
2■終末期の苦痛と緩和について

1 病いの軌跡

1. Illness trajectory（病いの軌跡）を理解する

　日本を含め先進諸国で生活するほとんどの人は、老いとともに死を迎える時代になった。多くの人が亡くなる前の一定の期間、病いや老いによって機能が低下し、何らかのケアが必要な時間を経て死に至る[1]。

　終末期における"病いの軌跡"を理解する意義は一般的に考えられているより大きい。病いの軌跡の理解は、医療者が計画を立てたり、積極的な治療と緩和ケアを統合した適切な医療を提供することを助ける。

　患者や家族にとっても、病いの軌跡を知る意義は大きい。これは、単に残された時間の長さを知るということではない。死に向かう軌跡を知ることによって、これから病いがどのように変化し、どのように自分の心身や家族の生活に影響していくのか、それを支えてくれる資源はどこにあって、どのタイミングで何を準備すればよいのかが理解できる。むろん、実際の軌跡は不確実で、予測不可能な要素も少なからずあるが、病いの軌跡の正しい理解は、その"変化"に自らを適合させることを助け、自分自身の生活をコントロールすることを容易にする。

　しかし、病いの軌跡を歩く患者や家族が自然にこのことに気づくことはほとんどなく、さまざまな知識と経験を有する医療者がこの軌跡を理解し、適切な言葉でそれを患者や家族に伝えることによって初めてこの力は患者と家族のものになる。したがって、重要なのは医療者が病いの軌跡に関する知識をもち、不確実な終末期の軌跡について洞察する力をもつことである。

　病いの軌跡を理解することで、医療者は患者の価値観や人生を理解したうえで、生き方につながる情報を伝え、患者と家族の終末期の意思決定を支援し、患者や家族の変化への適応を促す"チェンジエージェント"としての役割を果たすことができる。

2. 終末期の病いの軌跡

1 ▶ がんと非がんの軌跡

　Lynn らは終末期の疾患軌跡を、「がんなどのモデル」、「心・肺疾患などの臓器不全モデル」、「認知症・老衰モデル」の3つに分類した（**図2-1**）[2]。

◆ がんの軌跡

　がんの軌跡の最大の特徴は、再発したがんはほぼ治癒が困難であること、最期の

106　第2章　疾患の特性を踏まえたエンド・オブ・ライフケア

図2-1 疾患群別の軌跡モデル

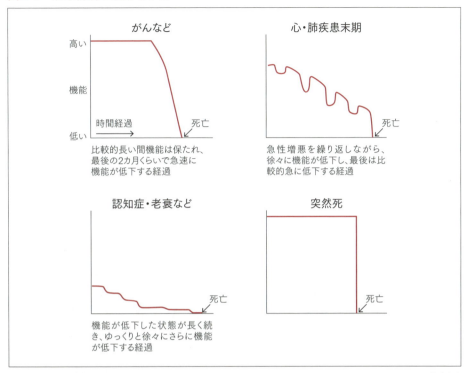

(Lynn J: Serving patients who may die soon and their families. JAMA. 2001; 285: 7. より筆者訳)

1，2カ月で急速に全般的機能が低下することである。ただし、高齢がん患者の場合は、数カ月前より徐々に機能が低下する群も少なくないことに注意が必要である。

がんは、原発巣や種類が違っても、症状や臨床経過において、一定の共通性・法則性が認められ、その共通性・法則性は終末期になるほど顕在化する。これは、がんの基本病態が自律増殖と浸潤・転移であり、進行したがんは侵害受容器や神経に浸潤するため、比較的早期から疼痛が出現し、疼痛は増強しながら長期に持続する。そして、原発巣や転移臓器でのがんの増殖により呼吸不全、麻痺、肝不全など臓器の機能不全を起こす。最期には異常な内分泌・代謝状態（悪液質）を引き起こし、だるさや食思不振、痩せなどすべてのがんに共通した全身症状を引き起こす。

したがって、最終末期にみられるがんの悪液質の徴候に注目すれば、予後の予測が困難でないことが多い。実際、がんの予後予測指標としては、PaP、D-PaP、PPI、PiPSなど多くの信頼に足る指標が開発されている。

◆ 非がんの軌跡

一方、非がん疾患の軌跡には、脳卒中のように突然発症するもの、腎不全や肝不全のように潜在的に進行するもの、心疾患や呼吸器疾患のように急性増悪を繰り返すもの、アルツハイマー型認知症のように緩やかに機能が低下するもの、ALSのように比較的早く呼吸や嚥下機能が低下し、生命の危機が訪れるものなど多種多様であり、もともとの疾患の軌跡に共通性がない。これは、非悪性疾患の多くは、細胞壊死や退

行性変化による衰退が基本的病態であり、疾患や個人によって機能が低下する部位や臓器、進行の仕方やスピードがさまざまであることに加え、「適正な治療が行われたかどうか」、「延命治療を選択したかどうか」などさまざまな因子が疾患の軌跡に大きく影響するからである。結果、全経過を通じて非がん疾患の軌跡は非常に複雑で多様となる。そのため、非がん疾患では、がんのような月単位、週単位の予後予測は困難で、共通した予後予測ツールは開発できない。

2 ▶ 非がん疾患の予後と軌跡

◈ 呼吸器疾患・心疾患

呼吸器疾患や心疾患の臓器不全モデルの軌跡は、急性増悪と改善を繰り返しながら、徐々に悪化する軌跡をたどり、最期は比較的突然に訪れることが多いという共通性がある。

慢性閉塞性肺疾患（COPD：chronic obstructive pulmonary disease）の予後予測法としては、BODE index*やADO index*など年単位の予後予測スコアが開発されているが、COPDの週単位、月単位の予後の予測は確立していない。COPDでは、呼吸機能（一秒量）、歩行距離、自覚的呼吸困難感、やせ（栄養障害）、精神症状（うつ、不安）、合併症、最近の入院回数が独立した予後因子として知られており、これらの因子に着目しながら経過の中で判断することが多い。

慢性心不全では、急性増悪を起こすたびに心筋細胞がダメージを受け、心機能が低下する。慢性心不全では不整脈死などの突然死や予測しない急性増悪がまれでないため、予後予測は困難を極める。また、最近急増している超高齢者の心不全においては、さまざまな併存疾患をもっており、循環器疾患の管理のみならず、合併症や併存症の管理そのものが予後を規定すると考えられており、軌跡に影響する因子はさらに複雑となる。

◈ 腎不全

腎不全患者の透析非導入時の予後については、おおむね血液データで判断できる。腎不全死亡患者（19例）のeGFR*が10ml/min以下となった後の生存期間は、1カ月から22カ月、平均生存期間は11カ月[3]であり、腎不全の進行スピードや合併症にもよるが、eGFR10ml/min以下となるとほぼ1年前後の予後と考えてもよいであろう。一方、透析導入後の長期予後の予測は困難である。一般的に透析患者は、その年齢の平均余命の半分は生存するといわれているが、要介護高齢者の透析導入後の機能的予後と生命予後は必ずしも良くはない。Nursing home入所中の70歳以上の高齢者3,702名の透析導入後の機能的予後と死亡率の検討では、透析前の機能が維持されていたのは13％にすぎず、12カ月で58％死亡していた[4]。

◈ 認知症・老衰

一方、認知症・老衰モデルでは、緩やかにスロープを下るように機能が低下する。たとえば、アルツハイマー型認知症（AD：Alzheimer's disease）では、中核症状や重度期の身体症状が一定の順で現れることが多い。発症しておよそ7年目くらいで重

---

* BODE index：the body-mass index, airflow obstruction, dyspnea, and exercise capacity index

* ADO index：age, dyspnea, obstruction index

* eGFR：推算糸球体濾過量、estimated glomerular filtration rate

度となり、尿失禁・便失禁が、その後歩行障害が出現し、最期の半年から2年くらいは寝たきりで過ごすことが多い。嚥下反射は重度に入った頃から低下しはじめ、次第に肺炎の発症頻度が増加してくるが、最終的には嚥下反射が消失し、やがて看取りとなる。脳血管性認知症（VD：vascular dementia）、レビー小体型認知症（DLB：dementia with Lewy bodies）についてもおよそ数年から10年の経過で進行性に機能が低下するが、それぞれ特有の軌跡があり、予後はADよりは不良である。

◆ 筋萎縮性側索硬化症

筋萎縮性側索硬化症（ALS：amyotrophic lateral sclerosis）には、上肢、下肢、球麻痺から発症するタイプなどがあり、発症の仕方や進行スピードも多様である。平均的には、発症後数カ月から十数カ月後には仕事や日常生活が困難となり、最終的には四肢麻痺、嚥下筋の麻痺、呼吸筋麻痺が完成し、人工呼吸器や経管栄養を選択しなければ生命を維持することはできなくなる。ALSの人工呼吸器非装着者の平均生存期間は、36.4±30.6カ月[5]であるが個人差は大きい。ALSの予後を改善する治療は、NPPV*を含む人工呼吸療法、胃瘻などの経管栄養、リルゾールの内服である。NPPVは約半数近くの患者が耐性を示し、生存率も2カ月から15カ月に延長される。胃瘻は、体重の維持や生存期間延長に有効で、リルゾールは平均余命を25〜30％程度延長させることがわかっている[6]。逆に、ALSにおいて予後が悪いと推定される因子としては、①高齢発症例、②女性、③独身、④発症から診断までの期間が短い例、⑤球麻痺型、⑥呼吸器症状の進行が速い例などである。

TPPV*を行い、人工呼吸器を装着した者の平均生存期間は、57.0±42.3カ月、3年生存率41.2％、5年生存率17.5％[5]であった。10年以上生存する長期生存者がおよそ10％程度いるとされる。長期人工呼吸例の死亡原因としては、肺炎、胆のう炎などの感染症、心筋梗塞など心血管系の合併症によるものが多い。

*NPPV（非侵襲的陽圧換気療法：noninvasive positive pressure ventilation）

*TPPV（気管切開下陽圧人工呼吸：tracheostomy positive pressure ventilation）

●引用文献

1）Thomas MG, Evelyne AG, Ling H, et al.: Trajectories of Disability in the Last Year of Life. N Engl J Med. 2010; 362: 1173-1180.

2）Lynn J: Serving patients who may die soon and their families. JAMA.2001; 285(7): 925-932.

3）Burns A, Carson R: Maximum conservative management. J Palliative Med. 2007; 10(6): 1245-1247.

4）Kurella Tamura M, et al.: Functional Status of Elderly Adults before and after Initiation of Dialysis. N Engl J Med. 2009; oct. 15; 361(16): 1539-1547.

5）柳澤信夫，進藤政臣，桃井浩樹，他：筋委縮性側索硬化症の予後：班関連施設における全国集計調査：厚生省特定疾患神経変性疾患調査研究班1995年度研究報告書．1996；253-256.

6）Miller RG, Jackson CE, Kasarskis EJ, et al.: Practice parameter update: The care of the patient with amyotrophic lateral sclerosis, Nutritional, and respiratory therapies (an evidence-based review) Neurology. 2009; 73(15): 1218-1226.

2 終末期の苦痛と緩和について

1. 疾患別に異なる終末期の苦痛

　　終末期に現れる苦痛は、疾患によってそれぞれ特徴があり、苦痛の緩和法には共通点もあるが、異なる点も少なくない。

　　がん、COPD、心疾患、腎不全、AIDSの5疾患の終末期の苦痛に関するレビューでは、がんでは痛みや消化器症状が目立つのに対し、COPDでは呼吸困難が顕著であり、心不全では呼吸困難と全身倦怠感が高い頻度でみられていた **(表2-1)**[1]。

　　COPDなどの非悪性呼吸器疾患では呼吸困難が最大の苦痛である。非悪性呼吸器疾患末期の患者の最期の1年間および1週間の呼吸困難の出現率や苦痛の強さは肺がんを凌ぐことがわかっている[2]。

　　末期心不全では、疼痛やうつの出現頻度はがんのほうが多かったが、6カ月以上長期に続く疼痛やうつは心不全のほうが多い[3]。また、末期心不全の苦痛に関する後ろ向き研究では、平均7個の症状を[4]、前向き研究では平均15.1個の症状を経験しており[5]、末期心不全患者は呼吸困難と全身倦怠感の二大苦痛を中心とした多様な苦痛が長期間続くという特徴がある。

表2-1　疾患別の苦痛に関するレビュー

症状	末期がん	エイズ	心疾患	呼吸器 (COPD)	腎不全
痛み	35-96%	63-80%	41-77%	34-77%	47-50%
うつ	3-77%	10-82%	9-36%	37-71%	5-60%
不安	13-79%	8-34%	49%	51-75%	39-70%
混乱	6-93%	30-65%	18-32%	18-33%	−
全身倦怠	32-90%	54-85%	69-82%	68-80%	73-87%
息苦しさ	10-70%	11-62%	60-88%	90-95%	11-62%
不眠	9-69%	74%	36-48%	55-65%	31-71%
嘔気	6-68%	43-49%	17-48%	−	30-43%
便秘	23-65%	34-35%	38-42%	27-44%	29-70%
下痢	3-29%	30-90%	12%	−	21%
食思不振	30-92%	51%	21-41%	35-67%	25-64%

(Solano JP, et al.: A Comparison of Symptom Prevalance in Far Advanced Cancer, AIDS, Heart Disease. Chronio Obstructive Pulmonary Disease and Renal Disease. Journal of Pain and Symptom Management. 2006; 31(1): 58-69. より改変)

認知症は、末期に近づくと嚥下反射が消失し、経口摂取が困難となり、誤嚥性肺炎を繰り返すようになる。加えて長期臥床と栄養障害・浮腫の増加を背景として褥瘡の発生も少なくない。さまざまな研究から、認知症末期の身体的苦痛は、食思不振や嚥下障害に加え、繰り返す肺炎による呼吸困難感や咳嗽、発熱、褥瘡などが多いことがわかっている[6,7]。

とりわけ看取り期に患者に苦痛をもたらすのは、肺炎による分泌物の増加と褥瘡の発生である。過剰な輸液を控え、経口摂取ができなくなってからも丁寧な口腔ケアを継続することが重要である。末期の認知症に伴う褥瘡の中には、いわゆるKennedy Terminal Ulcer（KTU）のような終末期褥瘡も含まれており、緩和的創傷ケア（palliative wound care）の考え方が重要になる。末期認知症患者の苦痛に対しては、基本的に丁寧な観察、看護とケアによって和らげることが基本となる。

認知症患者の心理的苦痛についての緩和は認知症の全過程を通じて重要である。とりわけ認知症患者の行動心理徴候（BPSD*）は心の反応やスピリチュアルな痛みが原因であることが少なくない。

*BPSD：behavioral and psychological symptoms of dementia

2. 苦痛のアセスメント法の相違

末期がんでは言語的コミュニケーションが比較的最期まで保たれるため、苦痛の評価法は自ら痛みの程度を評価するVisual Analogue Scale（VAS）などの主観的評価が基本である。しかし、認知症患者では、言語的コミュニケーションが困難となり、苦痛が表現できないため主観的評価法の使用は適切でないことが多い。

認知症の苦痛の客観的評価法は、1990年代から欧米を中心に開発が始まった。今世紀に入っても数多くのスケールが開発され、2014年の時点で少なくとも28種類が開発されている[8]。

認知症患者の苦痛を客観的評価法で評価する際、その苦痛は環境からの外的刺激を含めた痛み以外の刺激を反映することがあり得ることに注意を要する。そのため、客観的評価法を用いる場合は、その方に最適な療養環境が提供されており、苦痛や不快が環境によるものでないことがはっきりしていることが前提となる。また、痛み以外の苦痛の客観的評価法としては、不快感を評価するDS-DAT、呼吸困難を評価するRespiratory Distress Observation Scale（RDOS）[9]などが有用である。

3. 緩和ケアのアプローチの相違

◆ 標準的治療とケアの継続の原則

心不全や呼吸器疾患などの臓器不全群では、急性増悪を繰り返すなかでの看取りとなるため、疾患の治療と苦痛の緩和のバランスをとりつつ、適正な治療を行うことは簡単ではない。

臓器不全群の緩和ケアでは、がんの緩和ケアと異なり標準的な治療やケアと緩和ケ

2 終末期の苦痛と緩和について 111

アが対立しないため、標準的な治療やケアを継続しつつ、そこに緩和ケア的手段を加えていくことが緩和ケアの基本となる。

心不全では、ループ利尿薬、ソルダクトンなどの利尿薬を適切に用いることが、疾患の管理だけでなく、緩和ケアにおいても重要となる。

末期COPDの緩和ケアにおいても、長時間作用型抗コリン薬などの基本的な薬剤は継続し、コンディショニングを中心とした包括的呼吸リハビリテーションの要素を可能な限り継続することが重要となる。

◆ 全身管理の重要性

非がん疾患患者の緩和ケアの対象者の多くは超高齢者であるため、単一疾患で終末期に至る患者は少なく、むしろ肺炎などのような構造的背景に由来する急性期疾患がトリガーとなり、複数の病いと障害・不全の連鎖の中で死を迎える患者が多い。そのため、急性期と緩和ケアは常に表裏一体で、急性期に適切に全身のマネジメントを行うことなしに、適切な緩和ケアは存在しない。同様に、急性増悪時に増大する急性期の苦痛に対しても、積極的な緩和ケアの実施が求められる。

4. 緩和的治療の実際

◆ 呼吸困難の緩和

呼吸器疾患と心不全などの臓器不全群やALSなどの神経難病の呼吸困難の緩和ケアにはモルヒネがファーストチョイスとなる。通常1回2～3mgの頓用使用で投与を開始し、漸増していくが、使用回数と量が増えてきたら徐放剤に変更していく（保険適応外）。また、腎不全や腎障害を伴う心不全（心腎症候群）患者における呼吸困難では、モルヒネではなくオキシコドンが第一選択となる（保険適応外）。心不全や呼吸器疾患に伴う呼吸困難に対しての酸素やマイナートランキライザーの効果に関するエビデンスは十分とはいえないが、酸素療法は害が少ないので実施することが多い。

◆ 嚥下障害と食思不振

認知症や神経難病の最大の苦痛の一つは、飲み込めないことや食べられないことである。高齢者では、感染症などの急性疾患や口腔内病変、うつ、電解質異常、便秘などさまざまな合併症などによって容易に食べられなくなるため、食べられないことが必ずしも末期ではないことに留意する。そのつど、食べられない原因を突き止め、治療とケア、リハビリテーションによって食べる機能を回復させるようにする。一方、嚥下反射が極度に低下し、誤嚥性肺炎を繰り返す時期には、看取りに向けての代理意思決定、とりわけ人工的水分栄養補給に関する意思表明と決定の支援を行いつつ、多職種チームで可能な限り食支援を継続する。

◆ 全身倦怠感

全身倦怠感は、ほとんどの疾患の終末期に高頻度に出現する[1]。

がんの全身倦怠感は主に悪液質によるもので、初期はステロイドに反応することがあるが、やがてはステロイド不応性悪液質となる。

実践編

　心不全においては、全身倦怠感は呼吸困難とともに二大苦痛といわれているが、心不全末期の低心拍出による全身倦怠に対しては有効な薬物治療はない。低心拍出以外の倦怠感の要因、たとえばうつ、甲状腺機能低下症、貧血、利尿薬過量投与、電解質異常、睡眠時無呼吸、潜在性感染症などがないかを検索し、治療可能なものは治療を行う。薬物療法が奏功しないことが多い心不全末期の倦怠感に対しては、有酸素運動や生活の中でエネルギー消費を分配するエネルギー温存療法などの非薬物療法が有効なときがある。心不全の倦怠感に対してのステロイドの有効性は認められていない。

◆ 疼痛

　がんについては疼痛が最大の問題であり、痛みの性質や病態に応じたオピオイド鎮痛薬も含めた疼痛緩和の方法は確立している。一方、非がん疾患の疼痛はがんほど強くはないが、重要な症状の一つには違いない。

　心不全の疼痛は、心不全が重症なほど出現頻度が高く[10]、疼痛の原因が特定できないことも多い。疼痛の治療としては、アセトアミノフェンとオピオイド（弱オピオイド、強オピオイド）を第一選択とすべきで、NSAIDsは末期心不全患者において腎機能障害の悪化や体液貯留増悪のリスクがあり、できるだけ使用を控えることが望ましい。腎不全においても、アセトアミノフェン、コデイン、フェンタニールの使用が推奨されている。

◆ 精神症状

　非がん疾患においては、精神症状はがんよりも多い傾向にある[11]。たとえば、呼吸器疾患末期にはうつは37-71%、不安は51-75%、心不全末期においては、うつは9-36%、不安は49%に出現する[1]。

　また、非がん疾患におけるうつや不安は、患者の苦痛であるにとどまらず、疾患の予後を悪化させる因子でもある。COPDにおいて抑うつがある患者は急性増悪や入院回数が増加し[12]、抑うつが強いと死亡率が高い[13]。心不全においても抑うつが合併した場合、死亡率、入院、救急受診率が増加することが報告[14]されている。

　精神症状の緩和に用いる薬剤の使用にもいくつかの留意点がある。COPDにおけるベンゾジアゼピン系薬の使用は、急性増悪[15]や死亡率の上昇[16]との関連が報告されている。

*SSRI：selective serotonin reuptake inhibitors

　心不全においては、抑うつに対しては選択的セロトニン再取り込み阻害薬（SSRI）*が第一選択であり、三環系抗うつ薬は心血管系リスクが高く、使用すべきではない。

　薬物療法だけでなく、精神科的介入、カウンセリング、リハビリテーション、栄養療法、社会環境調整、家族ケアなど総合的なアプローチが重要なのはいうまでもない。

5. おわりに

　日本人の死亡のピークは85-90歳の超高齢期にあり、その多くは非がん疾患である。在宅に限らず、わが国の臨床現場では、単純な病態で死を迎えることは少なくなり、

2　終末期の苦痛と緩和について　113

多くの人は複数の病い、複数の障害と不全、そしてそれらに起因する複雑な苦痛の中で最期を迎える。

　そのような時代において、適切な緩和ケアを実践するためには、疾患別の特徴を基本的知識として押さえつつ、治療と緩和のバランスを図りながら、疾患横断的かつ総合的なアセスメントとアプローチを心がける必要がある。

（平原佐斗司）

●引用文献

1) Solano JP, Gomes B, Higginson IJ, et al.: A Comparison of Symptom Prevalance in Far Advanced Cancer, AIDS, Heart Disease. Chronio Obstructive Pulmonary Disease and Renal Disease. Journal of Pain and Symptom Management. 2006; 31(1): 58-69.

2) Edmonds P, Karlsen S, Khan S, et al.: A comparison of the palliative care needs of patients dying from chronic respiratory disease and lung cancer. Palliative Med. 2001; 15(4): 287-295.

3) MaCarthy M, Lay M, Addington-Hall J: Dying from heart disease. J of Royal College of Physician. 1996; 30(4): 325-328.

4) Nodgren L, Sorensen S: Symptoms experienced in the last six months of life in patients with end stage heart failure. EJCN. 2003; 2(3): 213-217.

5) Zambroski CH, Moser DK, Bhat G, et al.: Impact of symptoms prevalence and symptom burden on quality of life in patients with heart failure status. EJCN. 2005; 4(3): 198-206.

6) 平原佐斗司，他：非がん疾患の在宅ホスピスケアの方法の確立のための研究　2006年度後期在宅医療助成・勇美記念財団研究．勇美記念財団ホームページより．<http://www.zaitakuiryo-yuumizaidan.com/data/file/data1_20100507092236.pdf>

7) Mitchell SL, Kiely DK, Hamel MB, et al.: Dying With Advanced Dementia in the Nursing Home. Arch Intern Med. 2004; 164(3): 321-326.

8) Lichtner V, Dowding D, Esterhuizen P, et al.: Pain assessment for people with dementia: a systematic review of systematic reviews of pain assessment tools. BMC Geriatrics. 2014; 14: 138.

9) Campbell ML, Templin T, Walch J: A Respiratory Distress Observation Scale for Patients Unable To Self-Report Dyspnea. JOURNAL OF PALLIATIVE MED. 2010; 13(3): 285-289.

10) Evangelista LS, Sackett E, Dracup K: Pain and heart failure: unrecognized and untreated. Eur J Cardiovasc Nurs. 2009; 8(3): 169-173.

11) Julia M Addingtom-Hall, Karlsen S：Age is not the crucial factor in determining how the palliative care needs of people who die from cancer differ from those of people who die from other causes. Journal of Palliative care. 1999; 15(4): 13-19.

12) Xu W, Collet JP, Shapiro S, et al.: Independent effect of depression and anxiety on chronic obstructive pulmonary disease exacerbations and hospitalizations. American journal of respiratory and critical care medicine. 2008; 178(9): 913-20.

13) Fan VS, Ramsey SD, Giardino ND, et al.: Sex, depression, and risk of hospitalization and mortality in chronic obstructive pulmonary disease. Archives of internal medicine. 2007; 167(21): 2345-53.

14) Rutledge T, Reis VA, Linke SE et al.: Depression in Heart Failure A Meta-Analytic Review of Prevalence, Intervention Effects, and Associations With Clinical Outcomes. J Am Coll Cardiol. 2006; 48(8): 1527-37

15) Vozoris NT, Fischer HD, Wang X, et al.: Benzodiazepine drug use and adverse respiratory outcomes among older adults with COPD. The European respiratory journal. 2014; 44(2): 332-40.

16) Ekstrom MP, Bornefalk-Hermansson A, Abernethy AP, et al.: Safety of benzodiazepines and opioids in very severe respiratory disease: national prospective study. BMJ. 2014; 348: g445.

◆実践編

第3章

病いとともに生きる人の
エンド・オブ・ライフ
へのアプローチ

1 ■ がんとともに生きる人と家族へのエンド・オブ・ライフケア
2 ■ 呼吸器疾患とともに生きる人と家族へのエンド・オブ・ライフケア
3 ■ 心不全とともに生きる人と家族へのエンド・オブ・ライフケア
4 ■ 腎不全とともに生きる人と家族へのエンド・オブ・ライフケア
5 ■ 認知症とともに生きる人と家族へのエンド・オブ・ライフケア
6 ■ 神経難病とともに生きる人と家族へのエンド・オブ・ライフケア

1 がんとともに生きる人と家族へのエンド・オブ・ライフケア

1. がんとともに生きる人の病いの軌跡とエンド・オブ・ライフケアを必要とする場面

1 ▶ がん患者の病いの軌跡とその特徴

がんの病いの軌跡は、一般的に、診断後から治療・維持期までは比較的 ADL が保たれた状態が続き、最期は比較的短い期間で人生の終焉へと向かっていくという特徴がある。

◆ がんの診断時

一般に、「がん」という病名には死に直結するイメージが強く、診断されたそのときから患者の多くは強いショックを受け、混乱したり気分が落ち込んだりする傾向にある。自分の最期を身近に感じるようになり、延命治療や遺産相続について考えるなど、将来死を迎えるまでの準備を始める人々がいる一方で、がんについて知識を得たり考えたりしようとせず、現実と向き合うことを避ける人々も存在する。がん対策基本法に基づいて策定された第 2 期がん対策推進基本計画以後、がんと診断された時点から緩和ケアを提供することの重要性が提言されており、がんの診断時から患者と家族のトータルペインに対するケアが必要とされている。この時期のがんの患者には、将来やがて訪れる死を意識する中で自身の病気を受け入れ、"今"を生きるために治療を選択し実行できるための支援が重要である。

◆ がんの治療を受け生活していく時期

がんの治療は概して過酷であり、外科的治療、化学療法、放射線治療などが主な治療法であるが、どれもが治療中あるいは治療後に副作用を伴う。がん治療の強い副作用に耐え抜くためには、医療専門的な技術のほか、患者が自分自身で苦痛な症状をコントロールする力も重要となる。患者は、がんの治療を受けながらも、健康だった頃のもとの生活に戻ろうとさまざまな努力を試みる。患者が症状マネジメントにより心身を良好に保つことは、患者の自分らしい生活の維持に大きく影響し、症状を自己コントロールできることが生活することへの自信にもつながる。

近年では、がんの 5 年相対生存率は 60% を超え、10 年相対生存率も年々上昇傾向にある。しかし、一方で、再発や転移へと進み、患者の命が脅かされるという恐怖にさいなまれながら、再びがんの治療を開始する患者とその家族も少なくない。初期治療の頃に比べて病状が進んでいることに加え、厳しい治療の繰り返しによる体力の消耗により、患者はそれまでの自分らしい生活を少しずつ諦め始める。また、治療費が

かさむことにより、経済的な問題に直面する患者も存在する。特に患者は家族よりも早い段階でがん治療の限界を実感する傾向にある。この時期の患者が自身の現状と将来をどのようにとらえ、どのような苦悩を抱いているのか、看護師は理解し支援していく必要がある。

◆ がんの終末期に移行する時期

やがて、がんの病いの軌跡の最終段階にさしかかり、がんの治癒を目的とした治療の効果がもはや期待できなくなると、症状緩和を目的とした治療とケアのみが患者と家族に提示されるようになる。このとき患者と家族は、患者に死が近づいているという事実に大きな衝撃を受けるが、その認識の程度には差異がある。多くの場合、患者は自分が近い将来死に逝くことを実感し、できる限り安楽な生活を望むが、家族は患者が生きながらえることを諦めきれずにいるものである。この認識の差は、療養方法や延命治療などの最期の治療の選択における患者と家族との間の意見の相違に現れる。だが、患者の中には、家族の重荷になりたくないという思いから、自分の意思より家族の考えに従おうとする患者も少なくない。患者が最期まで自分らしく充実した人生を全うするためには、第1に患者の意思が尊重され、家族が患者の意思を理解・同意し、家族を含む周囲のケア提供者が支援体制を整えることが重要である。

2 ▶ がん患者へのエンド・オブ・ライフケアが必要とされる場面

このように、がんという病いの過程には、患者が自分の人生を見つめ直す局面が何度か訪れる。本項では、大きく「診断・初期治療期」、「維持・安定期」、「転移・再発期」、「終末期の緩和ケアへの移行期」の4つの局面に分け、各局面で重要となるエンド・オブ・ライフケアについて事例に基づき説明する（**表3-1**）。

2. 診断・初期治療期におけるエンド・オブ・ライフケアの実践

事例紹介

あきらさんは、53歳の男性で、営業職として日々忙しく働いていた。家族は、48歳の妻、高校生、中学生の子どもの4人で暮らしている。職場の検診で便潜血が認められ、精密検査を受けた。検査結果を待つ間は、がんかもしれないという不安は抱えながらも、どこかでそうではないと楽観的にとらえようと葛藤し、仕事に打ち込んで気を紛らわせていた。検査結果を聞きに妻と病院を受診したところ、医師からは、直腸がんであり、手術と抗がん剤治療が必要であると説明を受けた。外来看護師が説明に同席したが、あきらさんは、医師の前では気丈に振る舞い、落ち着いた様子であった。しかし、その後に入院予約の説明も含めて別室で話を伺うと、あきらさんは、「がんなんて、もうだめかもしれないと思った。全くわからないことだらけで戸惑っている。とにかく治療をして治すしかない」と話した。妻はかなりショックを受けた様子で、ほとんど何も話をしなかった。

Ⅰ　がんとともに生きる人と家族へのエンド・オブ・ライフケア　**117**

表3-1　がんとともに生きる人と家族へのエンド・オブ・ライフケア

		診断・初期治療期	維持・安定期	
病状		がんそのものによる症状の発現 ／ 検査、初期治療（手術、化学療法、放射線療法など）による侵襲、副作用など ／ がんの種類やステージにより違いはあるが、治癒、寛解の見込みが比較的高い	比較的安定 ／ 検査、治療（手術、化学療法、放射線療法など）による副作用、後遺症など	
本人と家族の課題	[医療面]	・患者の病状とその見通しについて理解すること ・初めてのがん治療について理解し、乗りきること ・治療の副作用（有害事象）の理解と対処	・治療の副作用（有害事象）への対処 ・初期治療による後遺症やボディイメージの変化の受け入れと対処 ・通院の頻度が低下するに伴い医療者の支援を受ける機会が少なくなるため、セルフモニタリング・セルフケアの力を身につけること	
	[心理面]	・がんと診断された現実を受け入れること ・病状と治療に関する不安に向き合うこと	・将来起こりうる転移・再発への不安を抱えながら生活を続けること	
	[生活面]	・入院生活／療養生活への適応 ・仕事、家庭での役割の変化	・自分らしい普通の生活を取り戻すこと ・がんや治療の影響による限界を受け入れ、家庭や職場の理解を得ること	
ケアの焦点		・がんの診断と病状を患者と家族が受け入れるための支援 ・患者と家族が必要とする情報の提供とその理解を助けること ・治療とその副作用から生じる苦痛に対する援助 ・患者の社会復帰を支えること	・患者の病状や治療、将来に対する不安や希望を受けとめ理解する支援 ・患者と家族が必要とする情報の提供とその理解を助けること ・治療とその副作用や後遺症により生じる苦痛に対する援助 ・患者が日常生活を維持していくためのセルフケア支援	

転移・再発期	終末期の緩和ケアへの移行期

がんの進行および転移による症状の悪化や新たな症状の発現（痛み、臓器障害など）

再発・転移・これまでの治療による体力低下のあるなかで新たな治療を行うことでの侵襲

治癒、寛解の見込みは低下し、維持や病状の進行を抑えることが目標となる

がんの進行および転移による症状の悪化や新たな症状の発現とその進行（痛み、臓器障害、悪液質など）

病状の進行は妨げられず、出現する症状の緩和に焦点が当てられる

死

転移・再発期	終末期の緩和ケアへの移行期
・患者の病状とその見通しおよび治療について理解し、決定すること ・症状のコントロールに自ら参加すること	・患者の病状とその見通し、方針について理解すること ・終末期の緩和ケアについて理解し、症状が緩和されること
・がんの再発・転移という現実を受け入れること ・置かれている状況の中で新たな希望を見出すこと	・がんが治癒不可能であるという現実を受け入れること ・置かれている状況の中で新たな価値を見出すこと
・今後の療養生活の見通しについて理解し、適応すること ・仕事、家庭での役割の縮小	・今後の成り行きについて理解し、療養方法を選択すること ・仕事、家庭での役割を縮小しつつ継続すること ・利用可能な資源（福祉サービスや拡大家族など）の支援を求め入手すること
・患者の病状を患者と家族が受け入れるための支援 ・患者と家族が必要とする情報の提供とその理解を助けること ・患者の価値観・人生観を理解し患者の意思決定を支えること ・症状のコントロールに患者と家族の参加を促すこと ・日常生活を送りながら療養していく患者と家族を支えること	・患者の病状を患者と家族が受け入れるための支援 ・患者と家族が必要とする情報の提供とその理解を助けること ・患者の価値観・人生観を理解し、患者と家族の意思決定を支えること ・症状緩和を図り、できる範囲で患者と家族の症状コントロールへの参加を促すこと ・患者と家族がともに過ごす時間を提供すること ・介護者の役割を担う家族を支援すること

Ⅰ　がんとともに生きる人と家族へのエンド・オブ・ライフケア

看護実践

人間尊重 ▶ 看護師は、まず、あきらさんのショックであるという気持ちに共感を示し、今後の生活について一緒に考えていきたいので、今の気持ちを聞かせてほしい、と伝えた。あきらさんは、検査の間、がんではないかと不安を抱えながらも、間違いではないかと打ち消しながら過ごしてきたこと、恐れていたことが現実となり、ショックを受けていること、一家の大黒柱としてしっかりしなければいけないと常に思っていることなどを語られた。看護師は、あきらさんの気持ちをゆっくり傾聴した。ショックを受けたり、動揺したりすることは当然の反応であること、そんな中これまで頑張ってこられていることへのねぎらいを伝えた。あきらさんが状況を少しずつ受け止めてあきらさんらしい生活が過ごせるように、病気や治療の流れなどについて理解度やあきらさんの認識を確認しながら情報提供を行い、あきらさんの気持ちやこれまでの生活で大事にしてきたことなどを伺っていった。外来看護師は、看護記録にその状況を記載し、入院病棟の看護師にも伝わるようにするとともに、主治医へも状況を伝え、共有した。

疼痛・症状マネジメント ▶ 手術を受けるまでは、少し体力の低下を実感している程度で目立った自覚症状はなかった。術後に創部やその周囲の痛みがあったが、日々動けるようになり、回復を実感していたので、よくなるための試練だと思って乗り越えていた。

　術後退院し、通院での化学療法が開始されることになった。化学療法は外来化学療法室で行うことになったため、外来看護師および外来化学療法室の看護師で、治療スケジュール、副作用の持続期間の目安や、対処方法を伝えていくことで不安の軽減を図った。3日後から悪心、倦怠感がみられ、約1週間後から発熱、口内炎がみられ、食事が半分程度しか食べられなくなった。あきらさんは初めての体験で戸惑いがみられた。薬剤師や主治医と相談しながら症状に合わせて、薬剤の投与が速やかに行えるように調整し、負担が軽減できるように日常生活の工夫を一緒に検討した。2回目の治療のときには、1回目の治療後の経過を振り返りながら予測される症状への対策をともに考えたり、時間とともに改善していった様子を思い出したりすることで、自信につながるようサポートした。

意思表明支援/治療の選択 ▶ あきらさんにとっては初めての大きな病気で、初めての手術、化学療法であった。「先生に任せるしかないよ」というあきらさんであったが、看護師は、あきらさんがよりよい人生を過ごせるような治療をしていくためには、あきらさんの意向とそれを周囲に伝えていくことが重要であるということを繰り返し伝え、主体性を高められるよう支援した。また、できるだけあきらさんが納得、安心して治療が受けられるように、治療の流れや状況について必要に応じて医師からの説明のセッティングを行い、補足をして理解が深まるようにした。

人生のQOL ▶ これまでは、会社の管理職として部下を指導する立場にいたあきらさんだった。今回の入院を機に会社は休職することになり、仕事ができなくなってしまうことへの落ち込みがみられた。あきらさんがこれまで社会で果たしてきた役割

について支持的に傾聴していくと、あきらさんは「がんと言われたときは死を覚悟した。この先も再発とか、どうなるかわからないけれど、自分の体と家族を大事にしたい。奇跡も起きるかもしれないし、治療も頑張る。仕事は部下に任せられるように少しずつ伝授していくよ」と話すようになった。看護師は、あきらさんの気持ちを受け止め、今後何が起きるかわからないところはあるが、最悪に備えつつ、最善を期待し、大切なことを大切にしながら過ごしていくという姿勢を支持していった。

家族ケア ▶ あきらさんと同様、妻にも病気や治療の見通しが理解できるように、認識を伺いながら情報提供を行った。妻は不安な気持ちを抱えながらも、つらい治療を受けるあきらさんを支えたいという強い気持ちをもっていた。そこで、看護師は、あきらさんと妻の気持ちの橋渡しができるように、それぞれの気持ちを伺い、ぜひ家族内でも伝え合ってほしいこと、それがより力になるであろうことを伝えていった。また、お子さんたちに関しては、あきらさんからお子さんたちへ、がんであり、治すために治療をしているということを伝えたとのことであった。お子さんたちを孤立させないように、お子さんたちの気がかりには応じてほしいこと、必要であれば看護師からもお話ができることを伝えた。

3. 維持・安定期におけるエンド・オブ・ライフケアの実践

事例の経過

あきらさんは、1～2週間に1回外来通院し、化学療法を続けていた。職場の理解があり、週に3回の通勤でデスクワークを行いながらの生活であった。しかし、時折体調が悪くなると、体重減少による不安も強くなり、「これからもこのような治療を続けていくなんて、考えられない。このままどんどん弱っていくのではないか。」といった発言が聞かれるようになった。

看護実践

外来看護師は、あきらさんと定期的に面談の時間をもつようにした。現在の生活状況、病状や方針に関する主治医からの説明内容および気がかりの確認を行い、必要に応じて、生活上の工夫の提案や情報提供を行った。また、再発や死への恐怖から、治療のつらさを感じながらも頑張ろうと揺れ動く気持ちに寄り添うよう思いを受け止めた。これまでの生活を振り返ることや、現状でできていること、今大事にしておきたいこと、先延ばしにせずにやっておきたいことなどを伺うことで、治療を受けることが目標ではなく、あきらさんの人生に目が向けられるよう支援した。

また、体調がよく、気持ちが安定しているときには、いつか来るかもしれない死への準備について語られることもあった。葬儀について、家族や友人に伝えたいこと、なども考えていると話された。看護師は、あきらさんの、現実になってほしくないという思いへも配慮しながら、今後の状況悪化時に備えて、緩和ケア病棟、訪問看

護や訪問診療、介護保険などに関する情報提供を行った。あきらさんの関心に合わせて、延命処置、死後のことに関する話題にもふれ、想定される選択肢や実際に起きやすい悩みなどについてお伝えした。また、あきらさんの意向を妻をはじめとする周囲の方々と話しておくことが、あきらさんの思いを支えるためにも、周囲の方々が安心してサポートするためにも重要であることを伝えていった。

4. 転移・再発期におけるエンド・オブ・ライフケアの実践

事例の経過

　仕事と治療を両立しながら過ごしていたあきらさんであったが、ある日腰の痛みが出現し、精査を行ったところ、再発、転移が認められた。痛みが強く、自宅での生活が困難となり、症状コントロールのために入院することとなった。

看護実践

人間尊重 ▶ あきらさんは、再発のリスクは覚悟しているつもりであったが、ショックを受けていた。主治医を信じてできるだけの治療をしたい、諦めたくないと話した。看護師は、あきらさんの糧となっているその気持ちを尊重しながらかかわっていった。

疼痛・症状マネジメント ▶ あきらさんは腰椎転移に伴う腰痛があった。痛みに対して放射線照射が開始され、薬剤の調整がなされた。オピオイドなどの効果を評価しながら、レスキュードーズを使うタイミングを一緒に考えた。また、リハビリテーションの導入を医師に依頼し、安楽な体位や動き方、負担が少なく動けるようなベッド周りの環境調整などを行った。痛みが強いときには悲観的な発言が多かったあきらさんだったが、痛みが落ち着いてくると表情が穏やかになり、今後の生活に前向きな発言が増えていった。

意思表明支援 ▶ できるだけの治療をしたいというあきらさんだったが、家族に迷惑をかけたくないという気持ちも繰り返し話していた。今後の療養について考えるにあたり、看護師は、医師と本人、家族と相談しながら治療の選択肢やフォロー先、療養の場に関して、起こり得る影響やメリットデメリットについての情報提供、意見交換を行っていった。

治療の選択 ▶ 治療に関しては、主治医からは骨・肺転移があり、取りきることは難しく、化学療法を推奨された。あきらさんは手術希望が強かったため、主治医にその気持ちを伝え、手術および化学療法それぞれの見込める効果や侵襲、リスクについて繰り返し説明してもらう場を設けた。あきらさんは化学療法では延命効果しかないということに悲嘆も述べていた。看護師は、あきらさんの気持ちを受け止め、これまでと同様、あきらさんにとってよりよい時間を長くするためにはどうしたらよいか、という観点から考えるようサポートした。あきらさんは、治療を続けながら家で生活できるということに希望を見出していった。

人生のQOL▶ あきらさんは、これまで忙しく日々働いており仕事が生きがいだったが、手術を受けるにあたって勤めていた職場は休職し、復職して3カ月経ったところでの再発であった。高校生と中学生のお子さんがおり、仕事が続けられなくなることでお子さんに十分なことがしてあげられないと悲嘆していた。通院で化学療法を行うことが決まり、あきらさんとお子さんのためにできることを考えようと、様子などを伺った。あきらさんはお子さんへの思いを話し、経済的なことでは力になれなくても家にいる時間が増える分、部活の応援に行ったり、今後の進路について相談に乗ったりしたいという希望を見つけていった。

家族ケア▶ あきらさんの妻は、あきらさんの前ではいつも明るく振る舞っていたが、「最近はいかがですか」と声をかけると、あきらさんの回復への希望と今後の病状悪化への不安を抱えていると気持ちを吐露した。相談できる相手について伺うと、一人で考えていたと話し、揺れ動く気持ちを一人で抱えながら懸命にあきらさんを支えていた様子がわかり、その気持ちを支持するとともに一緒にサポートしていきたいことを伝えた。あきらさんの状況をどのようにとらえているのかを確認し、必要に応じて情報提供を行った。周囲のサポート状況について確認するなかで、妻自身で兄弟やお子さんに相談する、あきらさんにも自分の気持ちを伝えてみるという対処を見つけていくことができた。

あきらさん、妻とも、「今後どうなるかわからないところはあるけれど、できるだけ2人で楽しみを見つけてやっていきたい」と話し、退院することとなった。看護師は、外来看護師とも相談し、今後活動性が低下してくることや病状進行に備えて、訪問看護や訪問診療、介護保険に関する情報提供、ソーシャルワーカーの紹介を行った。

5. 終末期の緩和ケアへの移行期における エンド・オブ・ライフケアの実践

事例の経過

外来通院しながら化学療法を行い3カ月ほど経った頃、食欲不振が続き、腹痛が増強して入院となった。主治医から家族に、化学療法の効果が乏しくなってきており、今後の生活について考えてほしいと伝えられた。

看護実践

このような時期には、病状が悪化していくなかで、できるだけよい時間をその人らしく過ごせるように、気持ちが揺れ動くなかでの本人や家族の希望を伺い、また、情報提供をしながら調整していく必要がある。

人間尊重▶ あきらさんには、がんが再発していることは伝えられていたが、今後の見通しや方針に関しては伝えられていなかった。よくなることへの希望を抱きつつ、

悪化する体調に不安や焦りがみられていた。あきらさんができるだけ過ごしやすいようにお手伝いをしていきたいことを伝え、気持ちの傾聴や日々の雑談などから関係づくりをしていった。

疼痛・症状マネジメント ▶ 腹膜播種、腹水貯留もあり、腹部膨満感と下肢の浮腫、腰背部痛によりほとんどベッド上で過ごす日々であった。オピオイドが処方されてはいたが、あきらさんは何となく怖くて使いたくないと抵抗感があった。そこで、つらさを我慢するよりも薬を使って楽になることで、シャワー浴や散歩などができるのではないかと提案し、副作用対策も併せて行っていった。また、薬剤以外にも足浴や温罨法などで快刺激を増やせるようにした。

意思表明支援 ▶ 腎機能および肝機能の低下がみられ、化学療法の継続は難しい状況であった。主治医からあきらさんへは、「今は治療ができる状態ではないので、元気になったら治療をしましょう」と伝えられていた。そのため、あきらさんは元気になるまで入院加療を続けるつもりでいた。しかし、それではあきらさんの時間を本当に過ごしたいように過ごせないのではないかと考え、外来および病棟看護スタッフや主治医、理学療法士などとカンファレンスを行った。あきらさんのこれまでの考え方、予後の見込みや今後の療養の選択肢について話し合い、あきらさんに病状を伝えて今後の過ごし方を考えていこうと話し合った。

治療の選択 ▶ あきらさんは、「自分の状況について怖いけれどきちんと知って、今後のことを考えたい」と話していたので、治療による見込みを踏まえてあきらさんが選択できるように、化学療法により起こり得る影響について主治医から伝えてもらうよう、調整した。あきらさんはショックを受けて涙を流しており、その日はできるだけそばにいる時間をもって気持ちの傾聴を行った。家に帰りたい気持ちもあるけれど家族に負担はかけたくないと話しており、家で過ごすにあたり調整できるサポートなどについても情報提供を行った。その後、あきらさんは「体に負担となるような化学療法はもうやめて、できるだけ穏やかに家族との時間を過ごしたい。延命のための治療はしたくない」と決断した。

人生のQOL ▶ これまでの人生においてあきらさんが大事にしてきたこと、これから大事にしていきたいことを伺った。あきらさんは、大黒柱として家族を支えてきたことが自分の誇りなので、できるだけその役割を果たしたいと話した。そこで、あきらさんやご家族とともにどんなことができるかを一緒に考え、実際に行うだけではなく、伝えることや存在そのものでも役割を果たせることもあると気づいてもらうようにサポートを行った。

家族ケア ▶ 主治医から病状説明があった後、妻に話を伺ったところ、あきらさんが落ち込むのが心配で自分はどうしたらよいかわからない、と悩んでいた。妻の気持ちを傾聴し、あきらさんが妻がいることで安心している様子を伝えたり、これまで過ごしてきた様子などを伺ったりしながら、妻とあきらさんの希望に沿った生活のためにできることを相談していった。また、つらい気持ちを妻だけで抱え込むことはお子さんたちにかえって心配をさせてしまう恐れがあることを話し、ぜひお子さ

実践編

んたちも仲間に入れてあげてほしいと伝え、お子さんが面会に来たときには看護師が声をかけるようにした。妻は、リハビリテーションの方法を教わったり、子どもたちに協力を求めたりといった変化がみられていった。

あきらさんは、家で過ごすことを選択し、在宅療養の調整を行った。あきらさんとそのご家族がより安心して負担が少なく過ごせるように、病棟、外来看護師、ソーシャルワーカー、訪問スタッフと直接のやりとりや、退院調整カンファレンスでケアの調整、意向の共有、話し合いを行った。漠然とした不安や気がかりを抱えていたあきらさんやご家族は、少しずつ具体的なイメージができ、周囲の力を借りながら頑張ってみたいと話されていた。自宅に帰り、お子さんや友人の方々との時間を過ごすことができ、2週間後に亡くなった。

6. まとめ

がんとともに生きる患者とその家族への看護について、がんの病いの軌跡における4つの局面ごとにご紹介した。

患者が最期まで自分らしい生き方を実現するために、「診断・初期治療期」には、看護師は患者の意向や価値観の確認を行っている。患者がこれまで何を大切にして生きてきたかについて、患者本人から情報をいただいている。また、看護師からは、患者の病状やこれから受ける治療について患者が理解を深められるように、患者の理解度や病気の受け止めを確認しながら情報を提供している。これは、患者やその家族と、看護師をはじめとする医療専門職者との間の情報交換、情報の共有である[1]。この過程を通して、やがてもとの生活に戻っていくことを目標に治療に臨む患者を、看護師は患者とともに考える姿勢で支援していく。また、家族に対しては、患者の病気に対する理解や思いを確認しながら情報提供し、患者と一緒に闘病生活に入った立場として患者を支える体制を整えている。

「維持・安定期」では、診断前の日常生活に病気の治療や自己管理が加わり、患者は周囲の理解を得ながら新たな生活を送っている。しかし、体調の変化が患者にがんの進行や再発を想起させ、治療への意欲の減弱や死への恐怖を生じさせる。看護師は、治癒への期待と不安との間で揺れる患者の思いを理解し受け止めながら、患者のQOLを維持することを目標に支援している。時に、患者が将来訪れるであろう人生の終焉について語りたいときには、それを否定することなく傾聴し、患者が必要とする情報を提供している。

「転移・再発期」には、患者の病状が進行し、患者がそれまで続けてきた自分らしい生活を見直す必要性が出てくる。看護師は、患者の価値観とこれまでの病気の経過の中で形づくられてきたがんや治療に対する姿勢や期待を理解し尊重したうえで、患者が自身の病状を受け入れていく過程を支え、患者の希望と現実とのすり合わせの作業を患者とともに行う。そして、やがて患者が現実の中に新たな希望を見出し、それ

Ⅰ　がんとともに生きる人と家族へのエンド・オブ・ライフケア　**125**

までの生き方を現在の自分に可能な生き方へと転換していくことを支援する。家族に対しては、患者のがんの成り行きに対する不安を軽減し、患者を支える力を強化するかかわりが中心になる。

「終末期の緩和ケアへの移行期」では、まず、患者の真実を知るニードを確認したうえで、患者の病状や今後の治療に関する情報提供が、医療専門職者から患者と家族へより慎重になされるよう配慮が必要である。自分の余命が残り少ないことを知った患者の心理面をサポートしながら、患者が今後の人生を最期まで自分らしく生き抜くことを、看護師は支えていく。患者の価値観を最大限に尊重しながら、また家族の価値観も大切にしつつ、患者と家族とが合意のうえで最善の終生期の生き方を選ぶことができるよう、対話の機会を提供することが重要になってくる。

がんの軌跡を通して一貫しているのは、患者の自律を尊重する看護師の姿勢である。患者を、その人が人生で何を望んでいるのか一番よく知り、また、その人が抱えているトータルペインへの対処について最も熟知している人物であるとし、看護師は患者がもつセルフマネジメントの力を信じながら患者との関係を構築している。このような看護師の姿勢は、がんの軌跡の各局面において心身ともに打ちひしがれているであろう患者の、内に残されている主体的な力、最期まで生き抜く力を引き出し、家族が患者を支える力を維持するために重要な鍵となる。

（櫻井智穂子・藤澤陽子）

●引用文献

1）清水哲郎：本人・家族の意思決定を支える：治療方針選択から将来に向けての心積りまで．医療と社会．2015；.25（1）：35-48.

2

呼吸器疾患とともに生きる人と家族への エンド・オブ・ライフケア

1. エンド・オブ・ライフケアの観点からみた呼吸器疾患の特徴と エンド・オブ・ライフケアの課題

1 ▶ エンド・オブ・ライフを生きる呼吸器疾患患者の特徴

　呼吸器疾患は、増悪と回復を繰り返して徐々に病状が進行する。酸素の取り入れと二酸化炭素の排出がうまくいかなくなるため、呼吸器疾患患者は社会生活、日常生活の活動範囲が徐々に狭まっていく。在宅酸素療法の開発により在宅で生活することは可能となったが、病状の進行に伴い、再び息切れは増強したり、食事や排泄などの日常生活でも呼吸困難を感じるようになる。呼吸困難は、移動を制限し自立性の低下、役割や生活の変更などをきたし、実存的な不安や苦悩を生じさせ、患者のQOLは著しく障害される。そこで患者は病いと折り合いをつけながら、生活の再構築や価値の転換を行う。呼吸器疾患患者の特徴を**表3-2**に示す。

2 ▶ 呼吸器疾患患者のエンド・オブ・ライフケアの局面

　呼吸器疾患は治療法が進歩してはいるものの、増悪と緩解を繰り返して悪化し、徐々に日常生活に支障を及ぼしていく。その最期は突然やってくる場合もあるが、状態の安定により比較的良好に維持できることもある。がんなどと比較して先を見通しにくい[1]特徴がある。

　呼吸器疾患患者のエンド・オブ・ライフケアの局面は患者と家族のニーズから、「疾病予防の局面」「病状悪化予防の局面」「在宅酸素療法導入の局面」「増悪を繰り返し終末に至る局面」「終末の局面」の5つの局面に特徴づけられる（**表3-3**）。

◆ 疾病予防の局面

　呼吸器に病変を生じるおそれがある環境や生活習慣を有するが、それらの問題には気づかない、気づいていない。最期まで望む生き方を実現する意識をもって、健康障害を最小限にするよう、健康価値の学習による行動変容に向けた意思決定を促すことが必要となる。

具体的ケア：禁煙教育、健康情報ネットワークづくり、など

◆ 病状悪化予防の局面

　病状の進行がみられるため治療が必要な状態にある。患者は病変の進行を予防するための自己管理や身体活動の維持・向上により健康状態を維持し、自分らしい生活を

表3-2　エンド・オブ・ライフを生きる呼吸器疾患患者の特徴

呼吸機能障害の進行
○環境因子の影響による進行性機能障害：病状の進行は、環境刺激因子（喫煙、大気汚染）による炎症に関連があるとされる。慢性呼吸不全は、徐々に肺実質・間質の病変が進行する慢性疾患であり、進行性の機能障害である。
○生命活動の源となる酸素の取り入れと二酸化炭素の排出障害：細胞は、酸素がなければ生命活動が営めない。二酸化炭素の蓄積は、pHバランスを崩し生命活動に影響する。ガス交換がうまくいかなくなる原因として、末梢気道病変の進行などによる通気障害がある。

呼吸困難症状とその自覚
○慣れと生活活動のバランスに影響される呼吸困難症状：呼吸困難症状の自覚は、酸素の取り入れと、酸素消費量、低酸素状態への慣れなどによって個人差がある。患者の生理的側面、病態的側面、行動的側面、精神活動の側面など、ありとあらゆる生命活動が自覚症状に影響する。

社会生活・生活行動の縮小
○息切れに起因する生活行動への支障：慢性的な息切れにより、食事、運動などの生活行動の自立に支障が生じやすい。
○社会的孤立：病状は緩徐に進行し、また感染などにより病状悪化をきたすことが多く、呼吸困難によって外出を避けるようになる。他者と活動を合わせることが難しくなっていくために、徐々に人との交流をもたなくなることも多い。

実存的な苦悩・苦痛
○呼吸困難症状、身体能力低下、生活縮小によって強まる死の不安：痩せてきた身体に体力の低下を自覚する。徐々にできなくなることが多くなり、人の手助けが必須になる。呼吸困難は死を連想させ、今後の呼吸苦増強の恐怖がつのる。
○生きる意味の喪失：生活行動は縮小する一方で、精神活動は維持される。生活の縮小、あるいは今までどおりに行動できなくなったことによる生きがいや役割などの喪失体験、望む自己のあり方に認識のギャップが生まれ、スピリチュアルペイン（生きる意味への問い）を生じやすい。生きる意味を見失うことも多い。
○自尊心の低下：今までできていたことができないため役に立たない、迷惑をかける存在として自己をとらえ、自尊心が低下する。

家族の対処と苦悩
○負担感・不安感・苦悩：病状進行に伴い、家族介護の必要性が高まり、家族の負担、不安が高まってくる。患者の命を左右する終末期医療の決定や、呼吸困難に苦悶する患者に対して、また呼吸困難緩和のための鎮静薬に対する苦悩がある。
○患者と家族の関心事の不一致：増悪と回復を繰り返す不安定な療養時期は、患者は病状悪化から目前の回復への対処に精一杯である一方で、家族は今後を予測しその対応や準備を心配するなど、患者と家族の対処の関心が異なってくることがある。

実践編

維持するよう支援することが必要である。家族やソーシャルサポートの支援ネットワークを確立することによる今後の備えも必要になる。

具体的ケア：禁煙教育、呼吸リハビリテーション、セルフマネジメント、感染予防、家族・ソーシャルネットワークの確立、など

◆ 在宅酸素療法導入の局面

病状の進行により、生命の延長、生活活動遂行のための酸素供給が必要な状態にある。酸素が必要となった自己の状態の受け入れ、死の不安への対処、酸素療法導入による生活の再構築が必要になる。息切れにより低下しやすい身体活動性の維持・向上を図り、生活・社会活動を維持して、希望を失わずに自分らしい生活を送ることに向かうように支援することが必要であり、負担が少ない生活様式の再検討も必要になる。

具体的ケア：疾病（状態）受容支援、実存不安へのかかわり、セルフマネジメント、感染予防、生活と病状悪化に対応する家族への支援、医療機器管理・在宅支援システム調整などの連携づくり

◆ 増悪を繰り返し終末に至る局面

病状の増悪と回復の繰り返しにより不可逆的に病状が進行し、今まで以上の回復や維持が見込めなくなる。患者は増悪のたびに今までの状態には回復しない体験を繰り返す。息切れのため身体活動性の維持に消極的となり、体力衰退の悪循環をきたしやすい。NPPV*など新たな治療法の意思決定が必要になることもある。エネルギーの補給・節約による消耗予防（食事、労作、呼吸法などによる）とともに、状態悪化の早期発見や生活の営みに周囲の支援を得つつ、生きる意味を個々が見出して生活するよう支援することが、いっそう重要となる。

*NPPV：non-invasive positive pressure ventilation，非侵襲的陽圧換気法

具体的ケア：セルフマネジメント、悪化早期発見、意思と尊厳を大切にしたセルフケアの代償、全身状態の維持管理、実存不安へのかかわり、意思表明支援

◆ 終末の局面

*HOT：home oxygen therapy

在宅酸素療法（HOT*）やNPPVを使っても、状態の改善が見込めない時期であり、近い将来、呼吸不全による終末が予測される。強い呼吸困難や、死への不安やスピリチュアルペインなどの苦悩、家族の苦悩が強い時期である。個人の意思を尊重した、安楽、安寧、家族ケアが必要になる。

具体的ケア：苦痛緩和、安楽への支援、実存不安へのかかわり、家族ケア、意思表明支援、意思と尊厳を大切にしたセルフケアの代償

本節では、特発性肺線維症をもつ患者の看護実践について、「病状悪化予防の局面」「在宅酸素療法導入の局面」「増悪を繰り返し終末に至る局面」「終末の局面」のそれぞれについて、看護師の実践に基づき紹介する。

2　呼吸器疾患とともに生きる人と家族へのエンド・オブ・ライフケア　**129**

表3-3 呼吸器疾患とともに生きる人と家族へのエンド・オブ・ライフケア

エンド・オブ・ライフケアの局面	疾病予防の局面	病状悪化予防の局面	
病状			
[病状の目安]	・症状はなく、機能障害を示す異常値はみられない。呼吸機能障害が予測される環境（大気汚染）や生活習慣（喫煙）下での生活	[COPDの場合] 　気管支拡張剤投与後のスパイロメトリーで1秒率（$FEV_{1.0}$/FVC）が70％未満であること、労作時の呼吸苦症状などを自覚するようになることが診断基準となる 　（COPDの場合、気流閉塞の程度（対標準1秒量：％FEV_1）により4つの病期分類がある） [間質性肺炎の場合] 　呼吸機能検査で拘束性換気障害（％VC < 80％）が軽度であっても肺拡散能の低下が著明であれば労作時のSpO_2低下を認め呼吸困難を感じる	
本人と家族の課題	・健康価値の学習 ・生活習慣の改善	・病状進行予防のための自己管理の確立 ・生活の充実のための資源活用 ・地域や家族との交流を深める	
ケアの焦点	・健康教育	・病状進行予防と地域生活の拡充 セルフマネジメント支援	

在宅酸素療法導入の局面	増悪を繰り返し終末に至る局面	終末の局面
・呼吸機能障害が徐々に悪化 ・BMI の減少		・酸素療法や人工呼吸療法を実施しているが、低酸素血症や高二酸化炭素血症の改善がみられず、呼吸困難の増強や意識レベルの低下を認める。耐え難い呼吸困難のため、鎮静薬が必要なこともある
[HOT 導入基準] ①高度慢性呼吸不全例： 　PaO_2 55mmHg 以下のものおよび PaO_2 60mmHg 以下で睡眠時または運動時に著しい低酸素血症をきたすもので、医師により HOT が必要であると認めたもの ※適応患者の判定にパルスオキシメーターによる酸素飽和度を用いることもできる ②肺高血圧症 ③慢性心不全 ④チアノーゼ型先天性心疾患	[NPPV の適応基準] COPD の場合 1. あるいは 2. があり 3. の①～③いずれか満たす場合 1. 呼吸困難感、起床時の頭痛・頭重感、過度の眠気など自覚症状がある 2. 体重増加、頸静脈の怒張・下肢の浮腫などの肺性心の徴候 3. ①$PaCO_2 \geqq 55mmHg$　②$PaCO_2 < 55mmHg$ であるが、夜間の低換気による低酸素血症を認める場合　③安定期の $PaCO_2 < 55mmHg$ であるが、高二酸化炭素血症を伴う増悪入院を繰り返す症例	
・HOT の受容 ・HOT のある生活の再調整	・変化する病状への適応と対処 ・実存不安への対応（生きる価値の再構成、治療内容やケアへの意思表明） ・家族自身の介護ストレス（精神面・体力面）への対処	・望みや意思の表出 ・家族の絆を深める ・治療やケアの納得
・新たな治療導入の意思表明支援 ・HOT とともに望む生活を送るセルフマネジメント支援	・変化する病状への備えと対処への支援 ・新たな治療への意思表明支援	・人間尊重に基づく安寧安楽への支援

2. 病状悪化予防の局面におけるエンド・オブ・ライフケアの実践

事例紹介

Kさん、70歳代男性、特発性肺線維症（idiopathic pulmonary fibrosis：IPF）、会社経営。

20XX年の夏に咳嗽と労作性呼吸困難のため受診し、医師からIPFの診断と5年生存率が30〜50％であると、妻とともに説明を受けた。呼吸機能検査は、％VC70.0％、$FEV_{1.0}$％96％、％DL_{CO}40％であった。在宅酸素療法（HOT）導入を考慮したが、「自分なりに動くペースをゆっくりにしたり、工夫します。仕事のときには酸素はできません」と拒否し、HOT導入をしないで退院した。

看護実践

◈ 呼吸状態をできるだけよい状態に維持するための予防的症状マネジメントを支える

Kさんは、HOT適応の病状であったが、生きがいである仕事をするためには酸素は使用できないとHOT導入を拒否した。病態や予後について主治医から説明を受けたが、聞き慣れない病気であること、息切れの自覚も強くないことから実感がもてなかった。

退院後の望む生活、活動状況を確認すると、病状への理解や興味よりも仕事への思いが強い様子であった。仕事内容は、商談の接客およびデスクワークを中心としたもので、会社まで車で10分、事務所は1階であった。退院後の活動状況を想定して、ゆっくり動く、休憩を取り入れる、息切れを少なくする動作など適切な日常生活動作の要領を指導しながら呼吸状態をモニタリングした結果、低酸素血症は何とか防止できる状態。拘束性換気障害は％VC70％で軽度であったが、％DL_{CO}40％（％$DL_{CO} \geq$80％が基準値）から拡散障害が著明であり、近い将来、酸素導入は必至であることが予測された。

看護師は病状の進行を緩徐にし、HOT不要の限られた時間を生きがいである仕事を中心とした在宅生活ができることを目標として、一緒に方策を考えたいと患者に伝えた。IPFの場合、低酸素血症と呼吸困難の自覚は必ずしも相関しないため、見えない自分の身体をとらえる支援が必要である。在宅での動線に応じた距離においてパルスオキシメーターによるモニタリングを実施し、SpO_2、脈拍、呼吸状態、呼吸数、歩行速度など患者とともに観察、振り返り、モニタリングデータの解釈と説明、評価を行いながら、労作時に低酸素になる身体であることの理解を促した。

また、現時点が酸素療法なしの在宅生活が可能なぎりぎりの状態であること、感染により病態悪化するため感染予防が重要であることを説明し、会社から帰宅後の含嗽と手洗いの徹底を促した。

Kさんは、「仕事は続けたい。自分のためだし、気をつけます」と言い、オキシメーターを購入して退院した。

◈ 家族に疾患および病状の理解を促し、患者の今後の生活のQOLを焦点化する

医師の説明時に、妻は深刻な表情で話を聞いていた。説明後に、看護師は不明な点

実践編

を含めて妻の不安や感情の表出を促した。「息は時々しんどそうだけど、元気なのでそんなに怖い病気とは思っていなかった。5年生きられる可能性が50％もないなんて」と妻は動揺しながら語った。妻の思いに共感しながら、Kさんと家族のQOLを維持するために、Kさんが安定期を長く過ごし、生きがいであり自己を価値づけている仕事を継続できるように、家族と一緒に支援していきたいことを伝えた。また、労作時に低酸素血症になりやすく、その結果心不全も併発する危険があるため、ゆっくり動くこと、休憩を取り入れて低酸素血症を予防することや、増悪予防として感染予防の重要性などの説明、および心配なことや気がかりなことがあれば一緒に考えていきたいと話した。

　妻は、「心強いです。それに私のできることがわかって…。何とかやっていきます」と穏やかな表情となった。

病状悪化予防の局面における看護実践のポイント

　この局面では、患者は自立した日常生活を送ることができる一方、医療者には将来的な病状進行が見通される。患者主体で望む生活を送ることができるように、予防的症状マネジメントを患者自身が行いながら、負荷のかかる生活を調整していくことを支援する（▶疼痛・症状マネジメント）。慢性呼吸不全の場合は、身体的な予備力で低酸素状態が補われ、患者自身の「慣れ」によって自身の感覚では生活上の身体負荷が自覚しにくい、あるいは、我慢や無理によって凌いでいくことも可能である。患者の望む生活はどのようなものかを理解したうえで、その生活が実現できるよう、身体負荷の状況を指標などを活用しながら生活調整の工夫を支援する（▶人生のQOL）。

3. 在宅酸素療法導入の局面における エンド・オブ・ライフケアの実践

事例の経過

　20XX＋1年春、HOT導入。感染により12日間入院。すりガラス陰影の出現を認めた。抗生剤投与により感染所見は改善したが、酸素化不良のためHOTの導入が決定した。Kさんは「今回は、酸素は持って帰らないといけないな」と言い、機器の取り扱いなどを積極的に習得しようとしていた。

看護実践

◆ 症状のセルフマネジメントを支える

　HOT導入は受け入れたが、Kさんは「できるだけ少ない量にしたい。酸素を使ったら癖になって、どんどん増えそうだから」と語った。Kさんの拡散障害は著明であり、労作時の適切な酸素増量は、低酸素血症から起こる右心不全、肺高血圧予防につながるため、重要である。そこで酸素療法への誤解を是正し、疾患の理解および見えない身体の中で起こっている現象をとらえることが、適切な酸素療法の実施や安定期を長

2　呼吸器疾患とともに生きる人と家族へのエンド・オブ・ライフケア　　**133**

く過ごすことにつながると考えられた。酸素流量指示は、安静時 2L/分、労作時 3L/分、入浴時 4L/分となった。

　Kさんは息切れの自覚が乏しいため、看護師は労作時にパルスオキシメーターによるモニタリングを実施して SpO$_2$ や脈拍の数値を提示し、「SpO$_2$ が70％台は心筋虚血を起こす状況である」とその数値の意味を理解できるように伝えて、適切な酸素管理を目指した。ある日、Kさんは酸素 2L/分でベッドを整えており、SpO$_2$80％前後、脈拍 110/分前後、呼吸 30回/分となった。看護師は「ちょっと動いたら下がりますね」と言いながら 3L/分に増量後1分で SpO$_2$95％となった。モニタリングのデータを提示しながらデータの意味の説明および低酸素血症の弊害と、労作時に低酸素血症になりやすい疾患のメカニズムの説明を繰り返すことで、Kさんは酸素指示量を守るようになった。

◈ 人生の QOL を高めるために効果的に HOT ができるように支える

　Kさんの望みは、会社を息子にすべて委ねるのではなく、少しずつ息子に伝えていくことであった。看護師は、仕事を継続するためにも酸素という素晴らしい資源を適切に使用することが大切であると伝えた。

　退院後、呼吸器看護専門外来でかかわりを続けた。在宅では、労作時に酸素を増量しないで安静時の指示量のまま活動していた。理由は、癖になるからということであった。低酸素による弊害の認識より、癖になったら困るという思いが根強くあることが把握できた。そこで低酸素血症の程度を視覚的にとらえ病状理解を促すために、パルスオキシメーターによる 24 時間モニタリングを実施した。モニタリング結果は、SpO$_2$ と脈拍が経時的に折れ線グラフで見ることができ、かつ排泄や食事などの労作を経時的に記録しておくことで労作も含めて評価ができる。労作時 2.5〜3L/分で SpO$_2$70〜80台、脈拍 120〜130/分であり、データの意味を再度説明しながらともに評価した。この頃、4L/分で外来廊下を一緒に歩行し、SpO$_2$80％前半であった。

　モニタリングの結果、酸素流量は労作時 6L/分に増量となったため、リザーバー付鼻カニュラに変更した。しかし、実際に在宅で使用したらカニュラが太く不都合を感じたため、従来の鼻カニュラを使用することとなった。Kさんは、「1年で急に病気が進んだ気がする。酸素を上げて癖にならないのか」「酸素したら楽になると思っていたのに変わらない」と病状進行への不安と症状が軽減しないことへのつらさを語った。看護師はKさんの思いに共感しながら、鼻カニュラに空マスク（ベンチュリーマスクのマスク部分だけを装着し、カニュラから漏れ出た酸素をマスク内にため、酸素の吸入濃度が高くなることを期待して使用）の使用など低酸素予防の方法を提案しながら病状緩和の方法を一緒に考えていった。

在宅酸素療法導入の局面における看護実践のポイント

　この局面では、呼吸機能の低下により、通常の大気下では生活に必要な活動を続けていくことが難しく、酸素療法が開始される。多くの患者は身体状態の悪化を自覚し、酸素療法の必要性を自ら感じている。新たな酸素療法を生活に組み込み、自分らしい

実践編

生活を送ることが課題となる。

　患者は、酸素療法とともに生きていくことをネガティブにとらえることも多い。患者の思いの表出を促し共感しながらアドヒアランスの障碍を見極め支援していく。また、指示された酸素流量の治療的な意味を伝えることや、酸素療法の管理法を家族を含めて伝えつつ、治療を継続しながら望む生活が送れるように支えることが必要である（▶ **意思表明支援/治療の選択**）。慢性的な息切れに対しては、息切れのマネジメントや身体活動性向上など呼吸リハビリテーションの教育や生活の再調整、酸素流量調整などによって症状が緩和されるように支援する（▶ **疼痛・症状マネジメント**）。

4. 病状の増悪を繰り返し、終末に至る局面における エンド・オブ・ライフケアの実践

事例の経過

　20XX＋1年、冬。労作時に酸素流量を鼻カニュラ6L/分に増加し空マスクをしてもSpO$_2$が60〜70％台に低下、呼吸困難感増強し、緊急入院。心エコーで著明な肺高血圧と右心不全を認めたが、IPFの急性増悪を疑わせる所見はみられなかった。安静時リザーバー付鼻カニュラ5〜6L/分、労作時7L/分に増量。呼吸困難増強時はリザーバーマスク併用となった。

看護実践

◆ 症状緩和とその人らしい日常生活の実現を支える

　IPFの増悪は認めなかったが、肺高血圧および右心不全が著明であり、適切な酸素管理がさらに重要となった。望む生活をするための酸素流量調整、在宅での活動や動線を踏まえたモニタリングを行い、酸素流量調整の重要性を理解し酸素管理や日常生活動作要領など自信をもってもらうことをケアの目標とした。

　状態が改善し、在宅を視野に入れて、リザーバーマスクからリザーバー付鼻カニュラに変更、休憩時間や酸素流量を検討した。7L/分でゆっくり廊下歩行を実施した。ゆっくり5m歩行後、SpO$_2$92％であったがすぐに85％まで低下し、その後徐々に回復した。看護師は酸素負債によるSpO$_2$低下であることを説明するとともに、歩行時5mまでに休憩を取り入れること、在宅ではトイレや風呂場へ行く途中に必ず立ち止まることを提案した。

◆ 家族とともに行う今後の治療の意思表明支援と合意形成

　家族は、主治医から「酸素流量は在宅で使用可能な流量の上限になっており予後は厳しい状況であり、今回の退院が最後になる可能性が高い」と説明を受けた。そして病状悪化したとき、どのような治療を望むかを確認された。妻は、Kさんの生きざまから人工呼吸療法などしないほうがよいと思っているが、息子からKさんの思いを確認すべきと言われて悩んでいた。Kさんは、今までさまざまなことを自己決定してきた人で、情報提供により意思表明は可能であり、家族の代理意思決定という負担なく

2　呼吸器疾患とともに生きる人と家族へのエンド・オブ・ライフケア　**135**

患者の自律の保証が必要であると考えた。そこで看護師は妻と相談した結果、主治医から今後の治療法についてKさんに説明をしてもらうこととした。看護師は同席して患者・家族の状況を観察しながら補足説明を行った。Kさんは、「人工呼吸器など考えていない。自然でいい。前から決めている」と即答した。患者の思いを聞くことができた妻は、自分の見解が誤っていなかったことを確認し、夫の思いを尊重することに迷いはなくなり、楽になったと話した。

◆ 人生のQOLの焦点化に向けて生活環境を整える

Kさんの意思表示により、患者の生は、現状の酸素管理で生きることができる期間となった。そのなかで、Kさんは仕事が生きがいであり、「仕事はしたい。息子だけでは無理。早く教えていく。家でパソコンで指示できるのでやっていきたい」と、仕事と息子に経営に関して伝授していきたい思いを語った。

Kさんの価値観を大切にし、役割が実感できるようにする支援が必要と考え、在宅では酸素濃縮器2台を設置し、労作時にリザーバー付酸素カニュラとリザーバーマスクを併用できるようにした。退院時訪問により，入院中に検討した酸素濃縮器の位置や休憩箇所など検討・調整した。

自宅で仕事を息子へ伝授する活動は、患者のセルフマネジメントのもとで可能となることである。セルフマネジメントできているという自覚と役割認識が人が生きていくうえで最も大切な自律の尊重・認知となり、人間尊重へつながっていくと考え、Kさんに言語化して伝えた。Kさんは「家で十分できます。息子が早く一人前になるよう頑張ります」と力強く話した。

病状の増悪を繰り返し、終末に至る局面における看護実践のポイント

この局面では、感染などにより急性増悪が頻繁に起こり、苦痛症状が増強し、患者自身も周囲からみても病状進行が明らかとなる。日常生活の自立が難しくなり、患者の不安感、家族の介護不安や負担も増強する。患者がそれまで築いてきた価値が日常の中に実現するよう日々の生活を支えること、症状の緩和による安楽が得られることにより、安心感と可能な限りのQOLを支えることが大切になる（**▶ 疼痛・症状マネジメント / 人生のQOL**）。また、患者の意向が最期まで尊重されるよう、患者と家族が望む生活を実現するための療養の場や、望む治療内容などが医療者や周囲の人から合意が得られるように、家族を含めたチームで調整を行う（**▶ 人間尊重 / 治療の選択 / 意思表明支援 / 家族ケア**）。

5. 終末の局面におけるエンド・オブ・ライフケアの実践

事例の経過

リザーバー付鼻カニュラ7L/分、リザーバーマスク7L/分併用でもSpO_2の低下と呼吸困難増強を認めたため入院。労作時にリザーバ付鼻カニュラ7L/分とリザーバーマスク10L/分併用して$SpO_2$70%台前半、脈拍130/分、呼吸数35回/分前後であった。

実践編

看護実践

◈ 症状緩和と人間尊重の態度を基盤に家族とともに最大限のQOLを目指す

　症状緩和を優先に、呼吸困難という耐えがたい苦痛の増強と急変を回避し、少しでも安楽が得られるように、看護師はKさんに安楽尿器およびゴム便器での排泄や介助を申し入れた。しかし、Kさんは自己での採尿およびポータブルトイレでの排泄を強く希望し、SpO$_2$値をモニタリングしながら呼吸調整や休憩を取り入れ自分で行っていた。患者の行動の意図や著明な低酸素による呼吸困難への思いを尋ねると、「酸素（SpO$_2$）を見ながら休憩しているから大丈夫。（SpO$_2$が）下がったら90（％を）超えるまで待っている」と言った。

　家族は、「何でも自分で決めて頑張ってきた頑固者だけど優しい。納得して自分でできることはやっていく人です」とKさんについて語った。家族に、ポータブルトイレに降りたりすることで低酸素血症による生命の危険が起こるかもしれないことを伝えると、「本人は病気が悪いことはわかっている。それでもやりたいというなら、させてあげたい。命が短くなっても」と語った。Kさんにとっては呼吸困難の恐怖の中にありながらも、可能なことはできる限り自分でやるということが生きるための拠り所であった。「今、この時」、自分で洗面や排泄を行うことに生きる意味があり、精一杯自分らしく生きようと頑張っているKさんに対する称賛の思いを、家族に伝えた。また、そのような患者の思いを理解し、低酸素血症による急変への不安の中、Kさんらしい生き方を全うできることを願っている家族の姿勢に心打たれたと、ありのままの看護師の気持ちを伝えた。そして、Kさんと家族の思いを力強く支持しながら「Kさんらしく過ごせるように、ご家族と一緒に考えながら支援していきたい」と伝えた。

　時間をかけながら納得のいくようにセルフケアを行っているKさんに、看護師にできることを尋ね、家族と情報交換しながら、家族とともに寄り添い、その人らしく生き抜くことができるように支援した。これは、Kさんの自己コントロール感の維持と、家族が大切な患者とともに過ごす限られた時間の充実、および家族関係の絆を深めること、その結果グリーフケアにもつながる重要な家族ケアの一環である。

終末の局面における看護実践のポイント

　この局面では、病状の悪化と症状の増強により、症状の緩和が必要となる。今まで自立していた日常生活行動が徐々にできなくなることで、日常生活行動を補うことが必要となる。脆弱性が増すからこそ、見えにくくなる患者の自律性と主体性を見出し尊重するかかわりが重要となる。ケアする側が、患者が価値観に沿って懸命に生きることの意味を問い、患者が自分らしく生きるために何を望んでいるかと問いを立て、最期までその人が自分らしく生きることを支えていく。それは薬剤を用いた鎮静が開始された後であっても、ケアを通して患者の主体的なあり方を見出し尊重することが大切である（**▶ 疼痛・症状マネジメント／人間尊重／意思表明支援**）。

　また、残された時間には限りがあるので、家族が患者に最善のケアができたと思え

2　呼吸器疾患とともに生きる人と家族へのエンド・オブ・ライフケア　137

るように、この局面に臨む家族の思いを理解し、十分に患者にかかわれたと思えるように支援する（▶ **家族ケア**）。

6. まとめ

　呼吸器疾患患者のエンド・オブ・ライフケアは、どの局面においても患者にとって意味のある生を支えることが重要である。「疾病予防の局面」においても、自分にとって価値ある人生を描くことを支えることで、患者は今後をどのように生きてゆきたいかを具体的に意識し、健康にも関心を向ける機会となろう。

　「病状悪化予防の局面」では、病状の進行をできる限り遅らせるための療養管理を支えるとともに、たとえ病状が進行したとしても個々の療養生活が豊かになるよう患者の生活や人生上の価値について患者自身、家族、医療者がともに理解しあうことも必要である。

　「病状の増悪を繰り返し終末に至る局面」では、徐々に身の回りのことができなくなってくる。生きる意味を見出せなくなり、他者の支援が必須となる。特に、患者と家族は、終末までをどのようにしていきたいか、治療の選択を含めた意思決定が必要になってくることがある。不安定な患者の状況と、家族の心の状態を見極めて、タイミングよく必要な意思決定ができるようにしていくことが重要になる。

　そして、「終末の局面」では、たとえ具体的な行動や出来事は変更せざるを得なくなったとしても、今まで生きてきた過程で育まれてきた患者と家族の意向が、納得できる形で結実するよう支えたい。

　呼吸器疾患患者は、終末に至る軌跡において、生活が徐々に縮小し、今までの人生・生活で当たり前に行っていたこと、大切にしてきたことなど失うものが多い。看護師は、患者の状態悪化にのみ注目し患者に制限を加えていくのではなく、患者の自律性とコントロール感を家族とともに見出し支えていくようにすることが重要である。そして、患者と家族だけでは十分にできないところはさりげなく補うこと、そして患者自身の生きる姿勢に対する理解を深めることで、尊厳を守る配慮のある態度で患者と家族を支えていくことが大切である。

（谷本真理子・竹川幸恵）

●引用文献

1）西川満則，中島一光，三浦久幸：呼吸器疾患の緩和ケア．In：平原佐斗司編著：チャレンジ！非がん疾患の緩和ケア．南山堂；2011．p.145-153.

3 心不全とともに生きる人と家族へのエンド・オブ・ライフケア

1. 心不全とともに生きる人の病いの軌跡と エンド・オブ・ライフケアを必要とする場面

1 ▶ 心不全患者の経過と特徴

◆ 増悪と寛解を繰り返しながら心機能の低下が進行し、身体機能が低下する

　心不全は高血圧、心筋症、心筋梗塞、弁膜症、不整脈といったさまざまな心血管疾患がたどる終末像である。心不全の一般的な臨床経過は、増悪と寛解を繰り返しながら、最期は比較的急速に病態が変化する進行性の経過（**図3-1**）をたどり、病期の進行に伴い呼吸困難、倦怠感といった心不全に起因した症状が増悪し、運動耐容能の低下をきたし、QOLが低下していくことが特徴である。

　このような心不全の進行を抑制するための治療指針として、心不全ステージ分類に基づいた治療指針がある（**表3-4**）。心不全ステージ分類は、心不全の進行度をA〜Dの4段階に分類したものである。ステージA・Bは心不全リスクがある状態を示し、心不全症状が出現するのはステージC以降である。病期が最も進行した心不全ステージDは、「治療抵抗性心不全」と定義され、おおむね年間2回以上の心不全入院を繰り返し、有効性が確立しているすべての薬物治療・非薬物治療について治療ないしは

図3-1　心不全の一般的な病いの軌跡

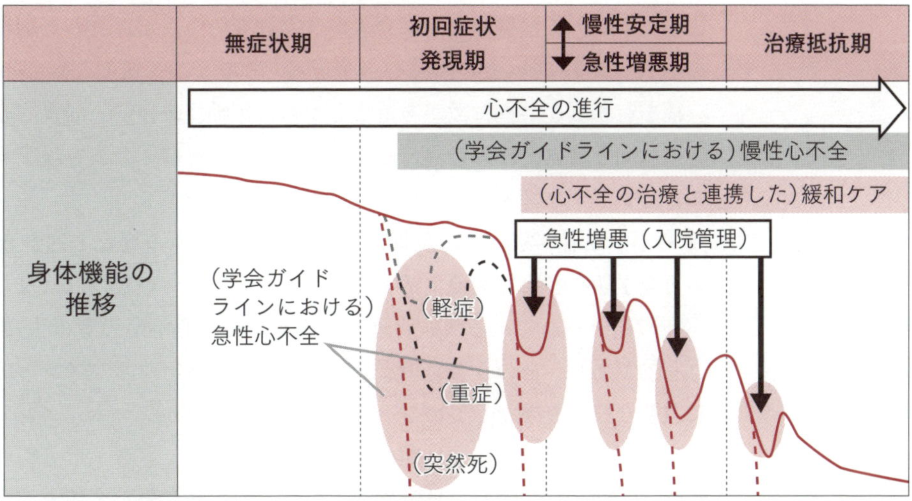

（脳卒中、心臓病その他の循環器病に係る診療提供体制の在り方に関する検討会：脳卒中、心臓病その他の循環器病に係る診療提供体制の在り方について．平成29年7月．2017．p.31．より一部改変）

表3-4　心不全のステージ分類に応じた治療指針

ステージ分類	ステージA	ステージB	ステージC				ステージD
定義	器質的心疾患のないリスクステージ ・危険因子あり ・器質的心疾患なし ・心不全症候なし	器質的心疾患のあるリスクステージ ・器質的心疾患あり ・心不全症候なし	心不全ステージ ・器質的心疾患あり ・心不全症候あり （既往も含む）				治療抵抗性心不全ステージ ・治療抵抗性（難治性・末期）心不全
治療目標	・危険因子のコントロール ・器質的心疾患の発症予防	・器質的心疾患の進展予防 ・心不全の発症予防	・予後の改善と症状の軽減 　症状コントロール、QOL改善 　入院予防・死亡回避、緩和ケア				・ステージCと同様であるが、症状の軽減が主たる目標 　再入院予防、終末期ケア
治療内容	高血圧：減塩や減量も含めた高血圧治療、サイアザイド系利尿薬 肥満・糖尿病：減量や身体活動量増加などによる一般的な生活習慣の改善 冠動脈疾患患者：ACE阻害薬/ARB、スタチン	左室収縮不全患者：ACE阻害薬 心筋梗塞患者：β遮断薬、MRA	LVEFの保たれた心不全：HFpEF（LVEF50%以上） ・利尿薬 ・併存症に対する治療	LVEFが軽度低下した心不全：HFmrEF（LVEF40〜50%） ・個々の病態に応じて判断	LVEFの低下した心不全：HFrEF（LVEF40%未満） ・ACE阻害薬/ARB ・β遮断薬 ・MRA ・利尿薬 【必要に応じて】 ・ジキタリス ・血管拡張薬 ・ICD/CRT ・運動療法	・治療薬の見直し ・補助人工心臓 ・心臓移植 ・緩和ケア
			疾病管理 セルフモニタリング、治療に対するアドヒアランス、水分・塩分管理、感染予防とワクチン接種、栄養管理、禁煙、身体活動など				

ARB：アンジオテンシンⅡ受容体拮抗薬
MRA：ミネラルコルチコイド受容体拮抗薬

（日本循環器学会／日本心不全学会：急性・慢性心不全診療ガイドライン 2017年改訂版．より作成）

治療が考慮されたにもかかわらず、NYHA心機能分類Ⅲ度より改善しない患者と定義されており[1]、補助人工心臓・心臓移植などを含む特別の治療、もしくは終末期ケアが適応となる。

このような病期に応じた適切な治療介入は、予後の改善、QOLの改善につながるため、心不全診療に携わる医療者は、患者の臨床経過を踏まえて、患者のステージを適切に判断し、病期に応じた治療目標・治療介入を行う必要がある。一方、治療選択においては、①侵襲的な治療介入が含まれていること、②わが国における心不全患者の約70%が75歳以上の高齢心不全患者[2]であり、③後期高齢心不全患者の多くは併存症を有するという特徴があることから、年齢、併存症、器質的心疾患の重症度、患者の意向を踏まえて患者にとっての適切な治療目標・介入を設定することが、患者の望むエンド・オブ・ライフの実現において重要である。

◆ **心不全患者・家族は、長期間、ライフスタイルの変化と向き合いながら、心不全の再発予防に必要な療養生活とうまく付き合っていかなければならない**

多職種チームによる疾病管理プログラムは、心不全患者の生命予後、QOLの改善に有効であり、そのうち、患者の適切なセルフケアマネジメントは心不全増悪の予防に重要な役割を果たしている。心不全におけるセルフマネジメントは、発症時〜最期に至るプロセスにおいて長期にわたり必要であり、塩分・水分管理、栄養管理、身体活動、服薬管理、禁煙など日常生活と直結した多岐にわたる内容が含まれる。そのため、患者・家族は、必要とされる療養生活に適応し継続していくプロセスにおいて、多く

の困難に直面する。

　したがって、心不全に携わる医療者は、長期間、ライフスタイルの変更と向き合うことが必要な対象として患者・家族をとらえ、よりよい人間関係を構築し、療養生活を支えていくケアが、心不全におけるエンド・オブ・ライフケアにおいて重要な視点となる。

◆ 予後予測や終末期の判断が難しく、心不全治療による症状緩和が最期まで残される

　心不全の臨床経過は、突然死がある一方で、心不全ステージ分類Dと判断されても、強心薬などの持続点滴から離脱できない重篤な状態から、退院可能な状態まで改善することも珍しくないことから、予後予測や終末期の判断がきわめて難しいことが特徴である。そのため、緩和ケア、意思決定のタイミングが遅れ、患者の意向を尊重した安らかな最期を迎えることが難しい。このような臨床経過の特徴から、心不全においては、ステージDに至る前段階からの意思表明支援（アドバンス・ケア・プランニング、以下ACP）、緩和ケアニーズを評価し介入することが重要となる。特に、高齢心不全患者は、加齢および病期の進行に伴い、認知力や意向を伝える能力が低下するため、ACPの早期介入を行い継続的に支援することが望ましい。また、心不全の緩和ケアは、がんとは異なり、症状緩和に有効な心不全治療が最期まで残されることが特徴である。患者の苦痛は心不全に起因する身体症状から全人的な苦痛をきたしていることが多いため、患者の苦痛を多職種で総合的に判断し、心不全治療と緩和ケアを統合したケアが重要である。

2 ▶ 心不全患者へのエンド・オブ・ライフケアが必要とされる場面

　心不全患者へのエンド・オブ・ライフケアが必要とされる場面は、初回症状発現期、急性増悪・慢性安定期、治療抵抗期の大きく3つの経過に分かれる。

初回症状発現期：心不全の初回症状が出現し、心不全治療が開始となった時期。

急性増悪・慢性安定期：安定期を経た後、急性増悪・寛解を繰り返す時期（急性増悪を繰り返す初期の段階〜治療抵抗期まで）。

治療抵抗期：おおむね年間2回以上の心不全入院を繰り返し、有効性が確立しているすべての薬物治療・非薬物治療について治療ないしは治療が考慮されたにもかかわらずNYHA心機能分類Ⅲ度より改善しない時期。

　なお、終末期については、心不全の場合、特定することはきわめて困難であるため、本節では、終末期は治療抵抗期の中に連続的に含む経過として位置づけることとする。

◆ 3つの経過においてエンド・オブ・ライフケアが必要と考える理由

　心不全は、突然死を含む、予後不良な進行性疾患であるが、多くの心不全患者・家族は心不全の一般的な病いの軌跡および病期を理解していない。また、発症時から長期間にわたり、心不全の再発予防に向けた多くの療養生活が必要となるが、初回発症時には退院後の生活に対するイメージができず、不安をきたす場合も少なくない。以上のことから、心不全患者においては、初回症状発現期からエンド・オブ・ライフケアを見据えたACPの導入およびセルフマネジメントに対する動機づけが必要である。

表3-5　予後悪化の指標となる出来事

- 症状増悪やQOL低下
- 運動耐容能の低下
- 心不全入院、特に再発
- 利尿薬の漸増が続く
- 症候性低血圧、高窒素尿症、ACE阻害薬やβ遮断薬の減量や中止を必要とする不応性の体液貯留
- 初回もしくは繰り返すICD shock
- 静注強心薬の開始
- 腎代替療法の考慮
- 他の合併疾患、新規発症の悪性腫瘍など
- 配偶者の死亡などの主なライフイベント

また、増悪と寛解を繰り返す病いの軌跡の経過の中で、患者の病期を適切に判断し、ステージDに至る前段階から、緩和ケア、ACPを多職種チームで検討すること、予後悪化の指標となる節目の時期（**表3-5**）[3] に継続して目標を見直し、患者の意向を尊重した共有意思決定を行うことが、患者の望む安らかな人生・生活においてきわめて重要となる。そこで、本節では、1人の心不全患者の事例を通して、上記の3つの病いの軌跡の場面（**表3-6**）でどのようなエンド・オブ・ライフケアが必要となるか述べたい。

2. 初回症状発現期におけるエンド・ライフ・ケア

事例紹介

　加藤保さん（仮名）、74歳、男性、独居。妻は認知症で施設入所中。長女夫婦・孫が他府県に在住。

- 診断名：拡張型心筋症、COPD（肺気腫）
- 約20年前から肺気腫と診断され、内服開始。活動時のみHOT導入（1L/分）。退院後、NYHA Ⅱで経過し、以後、安定期を迎えて日常生活を過ごしていたが、労作時の呼吸困難が増強（NYHA Ⅲ）し、エコー上、心機能低下を認め、心不全初回入院となる。
- 入院時：NYHA Ⅲの呼吸困難あり。うっ血を認め、安静療法、心不全治療薬（β遮断薬、ACE阻害薬、ミネラルコルチコイド受容体拮抗薬、利尿薬）が導入された。また、自覚症状はなかったが、心電図モニター上、非持続性心室頻拍（NSVT）（HR150回/分）を認めた。肺高血圧は認めないが、心エコー上のEFは31%と低心機能であった。
- 加藤さんは、退院時には、NYHA Ⅱと入院前の自覚症状まで改善したが、心不全と診断されたことについて、「信じられない」という思いとともに、「独居であり、これから先、心不全の再発予防のための療養生活を行うことができるのか」と不安になっていた。

実践編

看護実践

意思表明支援 ▶ 加藤さんは、高齢で併存症があること、初回入院ではあるが心機能が低下していることから、これから先、どのような生活を望んでいるのか、生きがいや支えになるものを確認し、治療やケアに反映していくことが重要であると考え、加藤さんと対話の機会をもつこととした。加藤さんは、ずっと仕事ひとすじで頑張ってきた自分を妻が支えてきてくれたため、退職してこれから妻に恩返しをしようと思っていた。その矢先に妻が認知症を発症し、自分もCOPDを発症したことから、妻の施設入所を決断することとなった。これまでの人生を振り返り、「残りの人生は、少しでも施設入所した妻を支えていきたい。そのため、今の身体機能を増悪させずに、いけるところまで自宅で細く長く生活していきたい」という思いを表出された。その一方で、COPDに加えて心不全を罹患したことによって、「これから妻を支えていけるのか。細く長く生きるためにどのような生活を送っていけばよいか」と不安になっていた。そのため、加藤さんの意向を共有し、目標を達成するためにどのような生活を送っていくことが望ましいか、一緒に考えていくこととした。

治療の選択 ▶ 加藤さんは低心機能であり、NSVTがあったことから、ICD（植込み型除細動器）の植え込みの治療選択が必要となった。治療選択のメリットは突然死を予防できることであるが、デメリットとして、一定期間車の運転ができなくなるため、他府県に居住している長女との同居、あるいは車の運転が不要となる街に転居しなければならなくなる。その結果、自宅近くの施設に入所している妻の面会ができなくなり、加藤さんの望む生活が維持できなくなる可能性が高かった。加藤さんは幸いにもNSVTによる自覚症状がなく、加算平均心電図も異常がなかったため、抗不整脈薬の薬物療法を含めた検討ができると判断し、加藤さんの意向を医師に伝え、選択肢についての調整を行った。その結果、間質性肺炎の副作用をきたしやすい抗不整脈薬を選択することが可能かどうかかかりつけ医の呼吸器内科医と調整し、加藤さん、キーパーソンの長女に治療選択肢を提示することができた。最終的にはICDを植え込まずに薬物療法の選択することとなり、もしもの時には心肺蘇生を希望する意思表明がなされた。

疼痛・症状マネジメント ▶ 加藤さんは、呼吸困難に対するセルフマネジメントとして、感冒に留意する、歩行スピードをゆっくりする、休息を取り入れる、呼吸困難自覚時には口すぼめ呼吸で対応するなど、COPDによる呼吸困難に対するセルフマネジメントは実施できていた。しかし、心不全増悪因子および必要な療養行動に対する理解が乏しかった。そこで、心不全の一般的な病いの軌跡について経過図を見せながら説明し、増悪を繰り返すにつれて心機能が低下していくため、再発予防のためのセルフマネジメントが重要となることを説明した。加藤さんは理解力には問題がなく必要性は理解されたが、独居であり、セルフマネジメントの中でも、減塩食の遂行、過労にどこまで気をつけることができるかという点に不安があった。そのため、本人とキーパーソンの長女、自宅近くに住む妻の妹に栄養指導を受講してもらい、長女、妻の妹には時々、食事のサポートを提案した。また、要支援1でヘル

3 心不全とともに生きる人と家族へのエンド・オブ・ライフケア **143**

表3-6　心不全とともに生きる人と家族へのエンド・オブ・ライフケア

	診断・初回症状発現期	
ステージ分類	ステージC：心不全ステージ	
NYHA分類	NYHA Ⅰ～Ⅳ	
病状	入院時：50m程度の歩行で呼吸困難自覚（NYHA Ⅲ） LVEF：31％、TRPG23mmHg %FEV1 57%、%VC82%（長時間用作用型 β_2 刺激薬、去痰薬） ・ β 遮断薬、ARB、ミネラルコルチコイド受容体拮抗薬（MRA）、利尿薬開始、入浴時HOT（1L/分） 退院時：BW55kg、BNP：110pg/mL、NYHA Ⅱ ・6分間歩行：300m歩行で軽度息切れあり。歩行前 SpO_2 97%→歩行中91%	
本人と家族の課題 [医療面]　[生活面]	・心不全に罹患したことを受容し、生活の再構築に対する必要性を理解する ・これまでの生活を振り返り、退院後に必要な療養行動を見出す ・病状に応じた治療選択に対する意思決定を行う	
ケアの焦点	・心不全の病いの軌跡を説明し、心不全に必要な療養生活と付き合っていく重要性を説明する ・心機能のライフスタイルに応じた実践可能な療養行動が遵守できるようにサポートする ・適切な情報提供を行い、患者の意向を踏まえた治療選択ができるように支援する	

慢性安定期 急性増悪期	治療抵抗期
	ステージD：治療抵抗性心不全ステージ
	NYHA III・IV
着替えなどの軽労作で呼吸困難出現（NYHA III）、ふらつき自覚。BW57kg、BNP：450pg/mL LVEF：37%　RVEF：28%、TRPG：55mmHg %FEV1 36%、%VC88%（呼入ステロイド薬、抗菌薬追加） ・安静時にもHOT（1L/分）、利尿薬追加 退院時：BW54kg、BNP：120 pg/mL、NYHA III（屋内の生活なら自分のペースで日常生活自立） $PO_2$70mmgHg、$PCO_2$34mgHG	・呼吸困難の増悪に加えて全身倦怠感、食欲不振が出現し、体重が減少あり（54kg→51kg→48Kg） BNP：1466 pg/mL LVEF：26%、RVEF：19%、TRPG：88mmHg ・経口強心薬の開始、利尿薬の追加にても治療抵抗性で再入院を繰り返す（3回/年） ・6分間歩行で歩行距離が300m→170mまで低下。歩行中、$SpO_2$85%前後まで低下し、重度の呼吸困難の自覚あり
・身体症状の増悪に対する全人的苦痛 ・再発予防に必要なセルフケアに対する見直しと必要な療養行動の再構築	・身体症状の増悪、ADL低下に伴う全人的苦痛 ・終末期に望む医療やケア、療養場所に対する意思決定（延命治療の是非を含む）
・心不全の病期を理解し、今後、どこでどのような治療を受けるのか、医師・看護師からの情報提供と支援を受け、望む生き方を思案する	・愛する人の喪失に対する家族の悲嘆
・緩和ケアニーズをトータルペインの視点で評価を実施し、介入を検討する ・患者と病期を共有し、エンド・オブ・ライフの視点から、病いとの付き合い方、どこまでどのような治療を受けたいのか、最終段階になったときに何に価値をおき、どこで誰と過ごしたいかを話し合い、医療者、患者・家族間で目標を共有し、合意形成する	・症状緩和のための薬物療法・非薬物療法を受け、症状が増悪しないようにケアが実施できるようにする ・患者・家族の望む生活ができるように、必要な社会資源を多職種とともに検討し、療養場所の調整を行う ・患者が在宅での療養場所を希望する場合には、患者の意向と家族の意向がミスマッチとならないように、意向の背景を探り、倫理調整を図る ・家族のグリーフケアとして、治療やケアの選択の意味づけを行う

3　心不全とともに生きる人と家族へのエンド・オブ・ライフケア

パーに2回/週、調理、掃除を依頼していたことから、ヘルパーにも減塩について依頼するとともに、宅配サービスなどの社会資源の活用を提案した。過労については、居宅サービスの継続、これまで獲得していたセルフマネジメントに加えて、心負荷となる前かがみ動作や重いものを持つことは避けるように提案した。また、お風呂の掃除は棒つきたわし、スーパーでの買い物はカートを使用するなどの具体的生活行動を伝え、加藤さんの望む生活が少しでも長くできるように支援した。

人生のQOL ▶ 加藤さんは、意思表明支援の対話を通じて、自分の人生を振り返り、COPD、心不全は患ったが、幸い自分の意思をもって日常生活が自立できていることは幸せであり、施設に入所している妻を支えて生きていくことが生活の支えになっていることに気づくことができた。

3. 急性増悪期におけるエンド・オブ・ライフケア

事例の経過

退院して4年後、抗不整脈薬が原因と考えられる間質性肺炎を認め、肺炎治療・抗不整脈薬の調整のため一度入院となったが、約6年間は心不全症状なく安定して経過していた。しかし、季節の変わり目による環境の変化、過労により呼吸困難が増悪傾向となり、ふらつきを自覚。BNPの上昇（450pg/mL）、肺高血圧（TRPG55mmHg）の増悪、体重増加を認め、心不全急性増悪、COPDの診断で2回目の入院加療となる。入院後、安静、利尿薬追加、安静時のHOT導入により、BNPは低下し、呼吸困難は改善したものの、呼吸機能の経過から肺機能は経年的に増悪しており、NYHA Ⅲの症状は残存し、心不全・COPD伴う運動耐容能の低下が進行していた。

看護実践

意思表明支援 ▶ 加藤さんの病いの軌跡は、併存症のCOPDに加えて心不全に起因した肺高血圧進行に伴い右心機能の低下が進行している状況で、呼吸困難が増悪し運動耐容能の低下をきたしていた。心室再同期療法（CRT）はNarrow QRSのため「no responder」と判断され、増量可能な薬物治療はまだ残されているものの、最大限の薬物療法はされており、予後悪化の指標となる節目の時期であった。そのため、治療抵抗期に入る前にACPを実施する必要があると判断し、加藤さんとこれまでの病状経過と現在の病期について病いの軌跡図を用いながら共有し、人生の最終段階に望む医療や療養生活に対するケアについて対話する機会をもった。

加藤さんは、初回入院時と同様、施設に入所している妻を支えて生きていくことが生活の支えになっており、3回/週程度の妻との面会は継続するために、細く長く生活したいという意向には変化はなかった。しかし、着替えなどの日常生活動作で呼吸困難をきたしていたことから、車の運転の継続や独居で生活するには限界が来ていることを知覚しており、車の運転をしないことは意思決定していた。しかし、今後の療養生活の場所について、妻の面会の頻度は低下するが娘と同居するか、妻

の施設の近くの住み慣れた街中のマンションで生活するか葛藤していた。そのため、娘と妻の妹とともに今後の療養生活について、加藤さんの意向を踏まえて話し合うこととした。

その結果、義理の息子に気を遣うことなく住み慣れた街で生活する方法について調整する方向となり、妻の施設近くの住み慣れた地域のマンションで孫と生活することになった。また、もしもの時に望む治療については、回復の見込みがゼロでないなら心肺蘇生は望むが、一つの目安として、「もう十分生きたので人に下の世話を永続的に受ける状態になってまで生きていたくない」という価値観を表明した。その際には人工呼吸器や胃瘻などの延命治療は望まないこと、最期は家族のそばで安らかに過ごしたいこと、代理人は娘にしたいことなど、意向を述べられた。

疼痛・症状マネジメント ▶ 心機能の低下から、NYHA ⅡからⅢへ呼吸困難が増大し、運動耐容能が低下したことで、家族に迷惑をかけることになるという精神的苦痛、妻との面会頻度が低下することに対する社会的苦痛といったトータルペインがあり、緩和ケアが必要な状態であった。身体症状に対するマネジメントは、増悪因子として過労があることから、心機能低下に応じた日常生活行動が必要となることを共有し、飲水制限（1200mL/日）、体重測定、内服管理などできている療養行動を認め、新たに必要となる治療（安静時の酸素1L/分吸入および利尿薬の追加）、および具体的な日常生活の注意点について説明した。

説明内容として、加藤さんが強く呼吸困難を自覚している入浴後の着替えについては、いすに座らず立位のままで着替えており、息切れの際の呼吸法の実践ができていなかったため、入浴後はいすに腰かけるようにすること、タオル地のバスローブなどを使用して身体を拭く動作を少なくすること、動作の際には前かがみを避けること、脱衣室は温めることを提案するとともに、過負荷を避けるため、2回/週のヘルパーに加えて、週1回の訪問入浴サービスの利用、近くに住む妻の妹と娘が交代で家事や掃除などをサポートすることについて多職種と話し合いをもち、調整を行った。

精神的、社会的苦痛の緩和については、家族とともにACPを実施し、妻との面会頻度を維持できるような療養場所を調整するとともに、迷惑をかけているという苦痛を最小限にするため、社会資源を増加させ、家族とともに共有して意思表明支援を行った。

人間尊重 ▶ 加藤さんは病期が進行していることは自覚していたが、長い闘病生活の中で身体症状と付き合ってきた経験があり、「最期まで自分でできることはしたい、意識があるうちはしっかりしていたい」という思いがあり、現在ある呼吸機能・心機能の中で加藤さんの望む生活を維持できるように支持的に介入するように努めた。

4. 治療抵抗期におけるエンド・オブ・ライフ・ケア

事例の経過

　加藤さんは退院後、住み慣れた地域で孫と同居し、病状は安定していたが、約1年後に急性増悪して再入院し、呼吸困難の増悪に加えて全身倦怠感、食欲不振、体重も減少がみられていた。

　右心カテーテルの結果、肺高血圧（TRPG76mmHg）に加えて、低心拍出量所見を認め、経口強心薬が開始された。倦怠感は改善したものの、すでに2回/年の再入院をしており、治療抵抗性になっていた。前回の退院時より倦怠感は継続しており、退院2カ月後に心不全の急性増悪を認め、今年に入って3回目の再入院となった。

　入院時、肺高血圧、右心不全による低心拍出量および体液貯留があり、食欲不振、安静時にも呼吸困難の自覚を認めるようになっていた。低心拍出量状態で強心薬の持続点滴投与が検討されたが、治療抵抗性の心不全末期状態であり、導入した場合、自宅退院が難しくなる可能性が高かった。

　加藤さんは、これまでに「最期は自宅で過ごしたい」という意向を表明されていたため、現在の病状と自宅退院への意向について再確認し、治療・ケアに対する目標設定をすることとなった。

看護実践

治療の選択 ▶ 加藤さんは、低心拍出量症状が持続しており、静注の強心薬の治療適応と考えられたが、治療抵抗性の末期心不全へ移行しており、予後が短いことが推測された。そのため、静注の強心薬投与を含めた治療選択について再度、本人・家族、医療者と決定できるように医師へ調整した。加藤さんは、最期は施設に入らず住み慣れた場所で安らかに暮らしたいという意向を表明し、強心薬の持続点滴は希望しないこと、症状増悪時には緩和ケアの実施を選択され、家族も治療選択に同意し、経口強心薬を増量して経過観察をすることとなった。

疼痛・症状マネジメント ▶ 加藤さんは、元来、前立腺肥大があり、利尿薬の追加をきっかけに頻尿となり、労作性の呼吸困難が増悪。心不全と並行して、呼吸困難の緩和としてモルヒネの内服を5mg投与したが呼吸困難は改善せず、意識がしっかりしないという副作用の理由によりモルヒネの投与は希望されず、酸素の増量および頻尿治療薬投与で経過観察を行った。しかし、頻尿治療薬開始により尿閉となり、治療薬中止。自尿は回復したが少量頻回となり、間歇的導尿も必要となったことから、加藤さんと相談のうえ、身体的苦痛緩和目的でバルーンカテーテル留置を実施した。利尿薬の強化とバルーンカテーテル挿入による安静により呼吸困難のレベルはⅢへ改善したが、倦怠感が残存しており、排便時の車いすトイレ以外はベッド上で生活する時間が増加した。また、食欲不振も認めたため、口当たりのよい麺類やゼリーなどの栄養補助食品などを、加藤さんの嗜好を踏まえて栄養士と調整し、食事は3割程度摂取できるまでになった。

意思表明支援 ▶ ADLが低下しバルーン挿入となり、介護が必要になったが、末期心不全でありQOLを重視し、加藤さんの意向を尊重し在宅へつなぐことが最善と考え、娘に在宅での療養場所の選択についての意向を確認した。

娘には、「夫の仕事の都合で遠方に住んでいるため、24時間看てあげることができない。もしものことがあったら不安。療養型の病院に転院できないか」という意向があり、患者の意向とずれがあった。長女の不安には、「自宅に帰って何かあっても何もしてあげられない。現在は、ほとんどベッド上で過ごしているため、在宅で本当に生活できるのか」といった背景があり、24時間付き添えないなかで在宅での生活をサポートする覚悟ができていない状況であった。そこで、不安を回避するため、医療ソーシャルワーカー、在宅医、ケアマネージャーと連携をとり、在宅診療を行うこと、福祉用具の手配を行い最善の環境を整えること、訪問看護・ヘルパーの回数を増やし、在宅での不安を回避するように支援した。また、患者の予後は短いことが想定され、何より患者は家族のそばで安らかな最期を望んでいることを代弁した。そして、患者の病状は末期であり、急変したとしても自然の経過であり家族の責任ではないこと、利尿薬など細かな調整により症状コントロールをしてもらえる訪問診療を導入することを説明し、加藤さんの望む自宅退院へ合意形成した。

家族ケア ▶ 家族が在宅での療養場所の選択を意味づけ、後悔しないように選択を支援することが、家族のグリーフケアになると考えた。そこで病いの軌跡を共有するとともに、家族が来院しているときの医療者には見せない表情の変化、言動の多さ、患者の思いを伝え、加藤さんにとっての在宅療養の意味を家族と共有するようにした。家族は、葛藤の中で覚悟を決め、在宅看取りを含めて帰ることを意思決定することができた。

退院から数カ月後に、徐々に内服薬が飲めなくなり、意識レベルの低下がみられ、永眠された。親戚が訪問したときには、病院ではみられなかった笑顔や歌を歌うなどの言動がみられ、安らかに最期を迎えることができた。連れて帰ってよかったという家族の反応が聞かれた。

人間尊重 ▶ 加藤さんは、「下の世話を人に永続的にしてもらうようになったらおしまい」という価値観をもっており、一時的に失禁したことから自尊心が傷ついていた。その後加藤さんと排泄管理について相談し、「間歇的導尿が必要となるのなら、自分の身体機能では自己導尿が難しい。他者に導尿を毎日してもらうよりもバルーンカテーテルを挿入して管理してほしい」という意思を尊重し対応した。また、排便については、最期までトイレで行いたい意向があり、車いすで移動してトイレで行えるように支援をし、加藤さんの尊厳を大切にした。

人生のQOL ▶ 加藤さんは、自宅退院の意向をもっていたが、その背景について入退院を経験して変化した点もあると考え、対話する時間をもった。加藤さんは、「意識があって自分で自分のことができることのありがたさと、施設も悪くないが、知らない人と生活するのではなく、自分のことを理解してくれている人の中で生活する安寧を実感した。最期は自宅で迎えることが一番の幸せだということに気がつい

た」と、これまでの生活を振り返り、自分の最期の人生において何が大切かを意識化できた。

5. まとめ

　本節では、心不全におけるエンド・オブ・ライフケアの特徴について病いの軌跡に沿って、6つの構成要素（→100頁）を踏まえて概説した。このケースはほんの1例にすぎない。心不全の病いの軌跡には個別性があり、心不全に必要な療養行動が遵守できず、増悪と寛解を繰り返しながらエンド・オブ・ライフを迎える患者も存在する。

　そのため、心不全診療に携わる医療従事者は、心不全における一般的な病いの軌跡とステージを理解し、対象者の器質的心疾患・併存症を踏まえた病いの軌跡の推移を予測し、適切な病期の判断と治療、必要となるセルフマネジメントについて患者と病期を共有しながら、そのつど、治療・ケアの目標を共有し支援することがきわめて重要である。そのことが、患者の望むエンド・オブ・ライフの実現に結びつくことを理解していただけたら幸いである。

　近年、本邦および諸外国の心不全ガイドラインにおいてACPと緩和ケアはCLASS Iで推奨され、本邦では、末期心不全患者の緩和ケアのチーム加算が取得できる時代に入った。循環器領域に従事するすべての医療者が基本的な症状マネジメントやACPを行ううえで必要なコミュニケーションスキルを習得し、すべての心不全患者・家族に対して質の高いエンド・オブ・ライフケアが実現できるように努力していきたい。

（高田弥寿子）

●引用文献

1）日本循環器学会／日本心不全学会合同ガイドライン：急性・慢性心不全診療ガイドライン（2017年改訂版）. 2018年3月．日本循環器学会ホームページより．<http://www.asas.or.jp/jhfs/pdf/topics20180323.pdf>
2）厚生労働省患者調査：2014
3）Allen LA, et al.: Decision making in advanced heart failure: a scientific statement from the American Heart Association. Circulation. 2012; 125(15): 1928-1952.

●参考文献

・脳卒中、心臓病その他の循環器病に係る診療提供体制の在り方に関する検討会：脳卒中、心臓病その他の循環器病に係る診療提供体制の在り方について．平成29年7月．2017.
・Goodlin SJ：Palliative care in congestive heart failure. J Am Coll Cardiol. 2009; 54(5): 386-96.

4 腎不全とともに生きる人と家族へのエンド・オブ・ライフケア

1. 腎不全とともに生きる人の病いの軌跡とエンド・オブ・ライフケアを必要とする場面

1 ▶ 慢性腎臓病の特徴

日本腎臓学会の調べでは、わが国には約1,300万人にも及ぶ慢性腎臓病（CKD：chronic kidney disease）患者の存在が推定されている。これは国民の8人に1人がCKD患者であることを意味している。

◆ 無症状で進行するため、治療中断・悪化も多い

CKDは無症状で進行することが特徴である。そのため、早期に適切な治療がされない場合や、治療を中断することによって悪化してしまうケースが多いことも特徴となる。

◆ 心血管病などの危険因子である

また、CKDは末期腎不全だけでなく心血管病（CVD：cardiovascular disease）や骨ミネラル代謝異常（MBD：mineral and bone disorder）発症の危険因子である。

◆ 病状の進行によりステージ1〜5に分類される

CKDはその病状の進行によりステージ1〜5に分類されている。

ステージ1、2では腎障害はまだ軽度でほとんど自覚症状はないので、蛋白尿や血尿などの尿異常が健康診断や健康教育などの啓発活動、診療科間の連携から早期発見され、必要に応じて専門医による早期治療へつなげることが重要である。また、生活習慣の改善や受診行動の継続がこの時期の大きな課題となる。

ステージ3、4は腎機能が低下した状態だが、自覚症状はほとんどみられないこともある。しかし、夜間の頻尿、血圧上昇、貧血、電解質異常などから始まって腎機能の低下によって起こるさまざまな症状が表在化し、専門医による治療が必要になる。

ステージ5は末期腎不全で尿毒症症状を認めるようになり、症状があまりひどくならない時期に腎代替療法（血液透析、腹膜透析、腎移植）のいずれかの選択が行われる。

◆ 末期腎不全では延命治療（透析による）が必要となる

CKD患者は厳しい食事制限を続けていても病状が進行し末期腎不全となるケースも多く、延命を目的とした血液透析や腹膜透析という透析治療が必要である。腎移植を受ける以外は、透析治療を生涯継続しなければならない。透析治療の継続には週3回4〜5時間の治療のための通院と、食事や水分などの制限に対応する高度なセルフケア行動を求められる。また、透析治療に伴うさまざまな合併症やこれらによる社会

的役割の変容もあり、安定した精神状態で健康的な生活のための治療的セルフケアの生涯にわたる継続は、大変大きく困難な課題となる。

2 ▶ エンド・オブ・ライフケアの課題からみた腎不全の軌跡の局面

◆ 不可逆的である腎疾患の診断を受け本格的な治療的セルフケアが必要となる時期

この時期は不可逆的である腎疾患の診断を受け、本格的な食事・飲水などの自己管理や薬物療法、急性増悪の予防が必要となる。生活習慣の改善では、人間の基本的欲求である食事の制限が必要になり、生活の再構築が求められる。

◆ CKDステージ5・末期腎不全の時期

この時期は尿毒症による吐き気や息苦しさなどの症状が出現し、透析治療の開始が必要となることを診断される。透析治療準備のためのバスキュラーアクセス（シャント）の作製をすすめられ、腎機能は不可逆的に廃絶され透析治療や腎移植をしなければ死を回避できないという時期である。透析治療を受けることでほとんどの場合は死を回避できるが、一時的に死に直面するという状況や延命治療としての透析治療の開始を拒否する場合もあり、エンド・オブ・ライフケアの必要な場面であると考える。

◆ 透析治療を継続してきたが、合併症や併発症による心身状態の増悪時期

慢性維持透析患者は、身体的には延命を目的とした透析療法に依存している。生活上の制限が大きく、病状に合わせてセルフケアの変容が必要であり、そのうえ重度の生活障害と生命の危機に陥りやすいという特徴がある。痛みやかゆみ、血圧の変動など透析治療による身体的苦痛やADLの低下、治療継続のための時間的拘束や飲食の制限、社会的役割や地位や所有物の喪失、自己の存在の意味の喪失などさまざまな苦痛を伴う療養生活に折り合いをつけて、毎日の透析生活をつつがなく送っていかなければならない。この治療的セルフケアは、人間にとって非常に大きな課題であるため、時にそれらに対処することに疲れたり、対処しきれなくなり透析治療の継続を中止する、つまり延命治療を拒否することを望む場合がある。

また、慢性維持透析治療継続中にがんなどの合併症を併発し、それによって予後不良を宣告され、合併症の治療途中で延命治療としての透析治療継続の中止を希望する場合が考えられる。

さらに、慢性維持透析治療継続中、特に循環器系や脳血管疾患などの合併症の併発によって重篤な状態となり、全身状態が悪化し体外循環を施行すること自体がかえって生命予後を悪化させるような場合もある。

表3-7 に、腎不全とともに生きる人と家族へのエンド・オブ・ライフケアを、病いの軌跡とともに示す。また、以下に、エンド・オブ・ライフケアが必要な局面として、「不可逆的である腎疾患の診断を受け本格的な治療的セルフケアが必要となる時期」「CKDステージ5・末期腎不全の時期」「透析治療を継続してきたが、合併症や併発症による心身状態の増悪時期」の3つの時期を取り上げる。

> **実践編**

2. 不可逆的である腎疾患の診断を受け本格的な治療的セルフケアが必要となる時期におけるエンド・オブ・ライフケアの実践

事例紹介

・N氏、29歳、男性、妻と二人暮らし。

・20歳代に職場の検診で軽度の腎機能障害を指摘されていたが、自覚症状が全くなく治療を受けていなかった。

・1週間ほど前からめまいなどの不快症状があり、病院受診をして腎機能低下が進行している慢性腎臓病であると診断された。その日のうちに治療的セルフケア開始のための教育入院をすすめられたが、仕事を急に休めないことを理由に入院を拒否し、妻とともにCKD進行予防のための指導を受けて帰宅した。

・薬物療法の効果もあり自覚症状は軽快したが、食事療法はほとんど実施されず、教育入院は拒否が続いている。

看護実践

意思表明支援 ▶ 生きるための透析治療、移植であることを十分理解したうえで、それらに腎代替療法を選択しない場合も考えられる。腎不全に対する腎代替療法ではない治療法として、保存的腎臓療法（CKM:Conservative Kidney management）が示されている。CKMは「腎臓病の進行を遅らせ、他の合併症を最小化する介入治療で、症状の軽減、心理的、社会的、文化的、精神的支援を重視し、透析を含まないもの」と定義されている。CKM継続中も丁寧な情報提供を継続しつつ、方針の撤回が可能であることを保証する。そして、予想される症状や苦痛を最大限緩和し、患者の望む療養環境において、その人らしい人生の最終段階を送れるよう支援する。

人間尊重 ▶ 今まで築いてきた日常生活を、ささいなことであっても変化させることは容易なことではないという前提に立って、患者の思いや願い、価値観を傾聴しながら、現状の生活を否定するのではなく、これまでの生活を軸に、成人の学習者としての患者の自立性や主体性を尊重した姿勢や学習形態の準備が必要である。

人生のQOL ▶ 慢性腎臓病を患い食事療法や薬物療法など、これまでの生活に制限が加わるような閉塞感を抱きがちだが、何もかも失うわけではなく、慢性腎臓病を受容し病いをもちながらも満足のできる生活をする、という新たな価値の構築が必要である。

家族ケア ▶ 不可逆的で進行性の疾患の診断を受けた患者と家族が、おかれている現状を明確に認識し理解できるよう、求めている情報を提供しながら信頼関係を形成する。そして、患者と家族と看護師は共通の目標に向かって協力関係にあることを相互確認する。

表3-7　腎不全とともに生きる人と家族へのエンド・オブ・ライフケア

	CKD ステージ 1,2	CKD ステージ 3,4	
症状	血圧上昇などがあるが不快な自覚症状がないことが特徴 e-GFR ≧ 60 自覚症状なし 尿異常 高血圧 腎機能正常または亢進	感染症疾患など腎機能憎悪因子の影響も受け徐々に悪化 e-GFR 59 〜 15 夜間の頻尿 血圧上昇 貧血 疲れやすい 浮腫	
本人と家族の課題	・生活習慣の改善 ・食事療法や運動療法の開始・継続	・疾患の受容 ・治療継続行動 ・治療的セルフケアの実践 ・生活の再構築 ・治療法選択の準備	
ケアの焦点	・早期発見 ・早期治療 ・生活習慣の改善	・専門医治療継続 ・治療的セルフケア支援 ・治療法選択のための腎代替療法（HD、PD、腎移植）に関する情報提供	

HD：血液透析
PD：腹膜透析

CKD ステージ 5 末期腎不全 / 透析導入直前・直後	慢性維持透析	維持透析中 心身状態増悪

図中ラベル：
- 尿毒症症状は透析治療ごとに改善
- 腎移植
- 透析導入
- 維持透析を継続しながら老化に伴い全身状態が徐々に悪化
- CKM
- 透析中止
- 死
- 再開
- 死
- 併発症の出現、悪化
- 合併症により透析治療自体が困難

e-GFR < 15 嘔気 食欲低下 めまい 息苦しさ 尿量減少	血液透析治療に伴う症状 ・血圧異常 ・筋痙攣 ・掻痒症 ・VA 関連トラブル	合併症・併発症による症状 ・心不全 ・感染症 ・脳血管・心血管障害 ・悪性腫瘍　など
・治療法の選択 ・透析治療や移植などの治療開始の意思決定	・通常の成人としてのライフイベントと透析治療との折り合い ・社会活動への参加 ・透析治療しながらも健康的な生活	・終末期の生き方の意思決定 ・透析治療と新たな治療の受け入れ
・治療法選択のための腎代替療法（HD、PD、腎移植）に関する情報提供 ・意思表明支援 ・透析導入後の生活・セルフケア支援 ・安全で安定した導入期の透析治療	・適正透析の継続 ・合併症・併発症の予防・治療 ・セルフケア継続支援 ・社会復帰支援	・苦痛緩和 ・全身状態に合わせた透析治療

3. CKDステージ5・末期腎不全の時期における エンド・オブ・ライフケアの実践

事例の経過

- N氏、32歳、男性、妻と二人暮らし、原疾患は慢性糸球体腎炎。
- 29歳時、慢性腎臓病と診断され、外来にて食事や薬物治療の指導を受け、通院中であった。自覚症状はコントロールされていたが、腎機能低下は徐々に進行していた。早めに内シャント造設術をすすめられているが、ふんぎりがつかず、仕事を理由に延ばしていた。
- 2週間前から時折めまいや吐き気などの症状があって病院受診し、「すでに末期腎不全であり、透析治療以外で症状を改善する方法がない」ことを説明された。
- 妻の強いすすめもあり、症状改善のためにもしぶしぶ血液透析治療を開始した。

看護実践

治療の選択 ▶ 末期腎不全の治療法の血液透析・腹膜透析・腎移植の3つの治療法について、それぞれの特徴や療養生活への現実的な影響に関する具体的な情報を十分提供し、ともに悩み考えることによって、患者が自分の価値や生活スタイルに適した治療法を選択できるように支援する必要がある。尿量の減少がみられ尿毒症の症状や呼吸苦などが著明な状況では、正しい意思決定が困難になるので、この少し前の段階でまだ自覚症状がコントロールできている時期のかかわりが必要である。

人間尊重 ▶ CKDの進行は緩徐であるため、長年「透析にならないように」と厳しい食事制限を継続してきた場合も多く、腎機能廃絶の宣告は患者や家族にとってこれまでの頑張りが否定されたような体験となり、自尊心や自己の存在を失いがちである。そのうえ継続的に透析治療が必要であることは、いやでも死と直面せざるを得ない状況におかれている。患者や家族がこれまで病気と向き合ってきた軌跡をたどり、さまざまな局面で対処してきた自分を患者自身が認めながら、透析治療に向き合い受容していく過程に寄り添うかかわりが必要である。

意思表明支援 ▶ 生きるための透析治療であることを十分理解したうえで、導入を望まない場合も考えられる。延命治療の拒否となるので、家族を含め医療チームで患者の意思を尊重しつつ、丁寧な情報収集と情報提供を行う。透析治療を実施しない場合に予想される症状や苦痛のマネジメント方法なども示し、適切な療養環境を整える。

人生のQOL ▶ 腎機能が廃絶されつつあり死を意識し、さらに生涯透析治療が必要となることによって起こる、大きな喪失感を抱きがちである。現状を受容し透析治療を受けながら生きるという新しい価値と生活の再構築のためには、家族など、患者が大切だと感じている人からの存在承認などの力が必要である。

疼痛・症状マネジメント ▶ 切迫した死への恐怖を緩和するためにも、まずは透析治療を開始し、落ち着いて考えられる身体状態を整えることも大切である。また、血

液透析治療の導入期は、不均衡症候群などによる治療中の不快症状が予測される。治療中の苦痛が大きいことが今後の治療継続の支障とならないよう、症状を最小限にするための緩徐な体外循環などの工夫が必要である。

4. 透析治療を継続してきたが、合併症や併発症による心身状態の増悪時期におけるエンド・オブ・ライフケアの実践

事例の経過

- N氏、62歳、男性、妻と二人暮らし、原疾患は慢性糸球体腎炎、透析歴30年。
- 長期維持透析療法の合併症である透析アミロイドーシスによって、数年前より関節痛、しびれ、腰痛が出現しADLが徐々に低下してきていた。
- 最近では、頸椎の破壊性脊椎関節症と診断され、両手のしびれが強く、下肢の運動制限も進行し、日常生活の多くに妻の介助が必要な状態となった。
- ある日透析へ行くことを拒否し、透析治療の継続中止を希望した。自力で動けなくなっていることやこれ以上妻に迷惑をかけながら生きていたくないという理由で、自分の状況が理解できるうちに、透析の中止を希望すると訴えている。

看護実践

疼痛・症状マネジメント ▶ 患者が冷静に自分のライフを考えるためには、透析治療や合併症に伴う身体の痛みなどの苦痛を可能な限り改善しなければならない。特に継続する強い痛みは、透析治療の継続より中断を希望する理由となる。また、重大な合併症を併発し、透析治療の実施がかえって生命予後を悪化させることもあるため、患者の循環動態への影響が最小限となるような緩徐な透析治療の検討が必要となる場合もある。

人生のQOL ▶ 透析患者は透析生活を開始した際、一度死に直面し、それを乗り越えた経験があるので、その重要な局面でどのように折り合いをつけて透析生活に適応してきたのか、その時の思いや価値やQOLの焦点を振り返ることができるように丁寧にかかわる。

意思表明支援/家族ケア ▶ これまでの透析生活を振り返ったうえで、患者が「死を迎える瞬間までどう生きたいと考えているか」を家族・医療チームとともに確認し、共有できる場を設定する。

透析を中止したことによって起きる病状と、それに伴う日常生活上の変化にも焦点を当てた細やかな情報収集と情報提供が必要である。特に、強いかゆみや呼吸苦などの苦痛に対する緩和医療についての情報も重要である。これらを患者自身や家族が正確に理解できるように、質問や追加説明をする。

患者が望む終末期の考え方や過ごし方、最期の迎え方の具体的な希望と家族の意向を，揺れ動く患者や家族の気持ちを受け止めながら確認する。そして透析治療が再開できることについても保証する。

5. まとめ

　2012年日本透析医学会は、「慢性血液透析療法の導入と終末期患者に対する見合わせに関する提言（案）」を発表し、その後多くの意見を集約して、より現状に合った修正案を検討した。この議論には日本腎不全看護学会から看護師も参加し、看護の立場での意見を反映させることができている。その結果、2014年「維持血液透析の開始と継続に関する意思決定プロセスについての提言」へと修正・公表された。

　延命治療としての透析治療の中止は非常に困難な課題として、患者の意思を尊重する議論がこれまで不十分であった。しかし、この提言案を機に、透析患者のエンド・オブ・ライフを考え、議論する環境が整ってきた。透析患者のライフには独特の状況があり、透析患者の尊厳を守るエンド・オブ・ライフケアの実現のためには、患者のさまざまな状況における苦痛に対応できる力量が必要である。また、近年、腎不全期に患者ごとの病状や暮らしに応じて腎代替療法（血液透析、膜膜透析、腎移植、非導入）を選択できるように十分な説明を行うことが、診療報酬において評価されることになった。今後は患者の意思決定の支援や緩和ケアに関する能力の強化が、透析看護の領域に求められていると考える。

（内田明子）

●文献

・日本透析医学会血液透析療法ガイドライン作成ワーキンググループ（透析非導入と継続中止を検討するサブグループ）：維持血液透析の開始と継続に関する意思決定プロセスについての提言. 透析会誌. 2016；49(2)：89-158.

5 認知症とともに生きる人と家族へのエンド・オブ・ライフケア

1. アルツハイマー病とともに生きる人の病いの軌跡とエンド・オブ・ライフケアを必要とする場面

1 ▶ アルツハイマー病患者の特徴

　一言に認知症といってもその原因はさまざまであるが、原因疾患として一番多いアルツハイマー病は、約10年をかけて海馬領域を中心とした障害から始まり、側頭葉、頭頂葉、後頭葉、前頭葉領域へと障害が拡大して、大脳全体が高度に萎縮し死に至る。だいたい発症後7年を経過したあたりから、意思疎通困難、失禁、歩行障害、嚥下困難といった症状がみられ始め、認知症としては重度となり[1]、亡くなる前6カ月～2年は寝たきりで過ごすといった経過が多くなる。

　ただし、物忘れの自覚があっても確定診断がつくことに対する不安や恐怖などから、年齢のせいだろうとして、専門外来を受診するまでには個人差がある。また経過においても、環境の変化を最少にしてストレスの軽減を図るなど、周囲の人との付き合い方や暮らしの工夫をすることで、認知機能をできるだけ長くよい状態に保つことができる場合もある。そして当然ながら、アルツハイマー病以外、たとえば悪性腫瘍や慢性疾患の有無によっても死までの経過が異なってくる。

　しかしいずれにせよ、現代の可能な治療をもっても完治させることが難しく、診断を受けたその日から、確実に死へと向かう疾患である。

2 ▶ アルツハイマー病患者へのエンド・オブ・ライフケアが必要な場面

　本節では、病名の告知という大きな試練を受ける「診断・初期治療期」、記憶障害や見当識障害などの中核症状に加え、環境やストレス、身体症状とうまく折り合いがつかないことで起きる「BPSD（認知症に伴う行動・心理症状）がみられる時期」、人の認識が困難となり、失語や言語理解が困難となる「意思疎通困難な時期」、食物の認知機能低下や嚥下困難がみられる「口から食べられない時期」の4つの局面に分け、重要となるエンド・オブ・ライフケアを説明する（**表3-8**）。

表3-8　認知症とともに生きる人と家族へのエンド・オブ・ライフケア

	診断・初期治療期	BPSDがみられる時期	
病状	・物忘れや見当識障害など、認知機能障害を疑うような症状がみられ始めた頃から、専門外来を受診し認知症の診断がつく頃である ・ただし確定診断がつくことに対する不安や恐怖などから、物忘れを自覚しても、専門外来受診に至るまでにはかなり個人差がある	・記憶障害や見当識障害といった中核症状に加え、環境変化や身体症状、人間関係や不安、ストレスなどにより、BPSD（認知症に伴う行動・心理症状）がみられる頃である ・家族は在宅介護を継続できるか否かを悩むことが多い	
認知症者と家族が直面する課題	・本人、家族ともに、認知症の診断という大きなショックを受ける ・抗認知症薬を服用するか、どのように生活するかなど、意思決定の場面が増える ・日常生活がこれまでのようにうまくできないことを自覚する	・日常生活の中で多くの不安、不自由、不便を感じ、BPSDとして表現する ・家族は焦燥感、怒り、不安、情けなさを抱き、疲労が大きくなる	
ケアの焦点	・認知症者、家族に対し、認知症の診断がつく不安や恐怖の軽減を図る ・認知症者に理解できるよう説明し、意思表明支援を行う ・日常生活においては、さりげなくフォローし、できるだけ長く役割や楽しめることが継続できるようにする	・BPSDを引き起こす原因をアセスメントし、「不」を補完する ・家族の思いや感情を表出する場を提供する	

意思疎通困難な時期	口から食べられない時期
・発症から7年を経過したあたりで、意思疎通困難、失禁、歩行障害、嚥下困難がみられる頃である ・言語的コミュニケーションが取りづらくなり、転倒や誤嚥、窒息リスクなども高まる	・嚥下困難が進み経口摂取量が減少し、眠っていることが増える頃である ・口から食べられないことで、AHN（人工的水分・栄養補給法）を導入するか否かについて、家族から引き出した認知症者の推定意思をもとに検討することが多い 死
・ADLに介助が必要となり、コミュニケーション手段も変化してくる ・骨折や誤嚥性肺炎などに対し、常に治療が最優先となると、QOLの低下を招くおそれがある ・家族は曖昧な喪失を体験する	・自分自身では身の保全をなし得なくなる ・家族はAHNの導入に際し、どうするべきか揺れる
・非言語的コミュニケーションを大切にしながら、思いや苦痛を察し汲む ・QOLの維持、向上を最優先に、ふさわしい医療のあり方を考える ・家族の悲嘆を推し量り、死の準備教育をする	・最期まで一人の人格をもった人間としての存在を認め、ケアする ・AHN導入によりQOLの維持、向上が見込めるかを、家族とともに丁寧に探り、最善を考える

2. 診断・初期治療期における
エンド・オブ・ライフケアの実践

事例紹介

- 篠田徹さん（仮名）：88歳　男性　妻と二人暮らし
- 60歳の定年まで市内の中学校で社会科の教師として勤め、定年後は町内会の活動を通し、子どもたちの登校に合わせ、毎日横断歩道で交通整理をするなど、子どもとの触れ合いを楽しみに生活していた。
- 79歳時、妻・君子さん（仮名）に同じことを尋ねる、自分のしていることに不安を覚えることが続き、精神科を受診してアルツハイマー病の診断を受ける。
- 診断に対しショックが大きいが、町内会の活動など大きな失敗もなく継続できる。
- 診断後、1年以上経過した頃から、時間の感覚が狂う、見慣れたはずの道に違和感を覚える、他人との交流に疲れるなどがあり、交通整理に毎日は行けなくなる。
- 介護保険を申請し、デイサービスに行き始める。

看護実践

人間尊重 ▶ 最初の受診時は、多大な不安を抱え受診する人が多いため、安易に「今日は何月何日でしたか？」と試したり、「大丈夫ですよ」と無責任な声をかけたりして、自尊心を傷つけないように配慮する。

　特に認知症に対して誤解や偏見をもっている場合、診断がつくことで足元をすくわれるような大きなショックを受ける[2, 3]。認知症の原因であるアルツハイマー病は疾患であること、決して生活歴や個人の特性が招いたのではないことを説明し、罪悪感や自己嫌悪感を抱いたり、人生を否定的にとらえたりすることがないようにケアする。

意思表明支援 ▶ 抗認知症薬を服用するか、今後どのように生活するかなど、決定しなければならないことが多い。「認知症者」というレッテルが貼られると、家族がすべて代わりに決定しなければならないような錯覚に陥る。しかしこの頃はまだ十分に理解力、意思表明・決定能力がある。医療者は本人の不安を察しながら、病状や治療、生活上の留意点などをわかりやすく丁寧に説明し、意思表明支援を行う。

人生のQOL ▶ アルツハイマー病はストレスに弱い疾患であるが、診断を受けたからといって何もかもをすぐにやめてしまうのではなく、楽しいと思えることやうまくできることは継続し、QOLを維持する。しかし失敗体験の積み重ねが自信を失わせる可能性もあるため、周囲はさりげなくフォローし、「うまくできている」と認知症者が実感できるような場を提供していく。

家族ケア ▶ アルツハイマー病と診断されたことで、本人と同様に、家族もショックを受ける。まずは家族のショックや思いを受容し、関係性を構築していく。

　また、認知症を患ってもできるだけ長く住み慣れた家で暮らすには、家族に疾患を十分に理解してもらうこと、相談できる専門職を見つけてもらうことが重要であ

る。認知症者が他人との関係性を築きやすいうちにケアマネージャーを見つけ、い
ざというときに社会資源の導入がスムーズにできるよう、家族に準備をしてもらう[4]。

3. BPSDがみられる時期における
エンド・オブ・ライフケアの実践

事例の経過

・身なりに構わない、外へ出かけたがるが帰って来られない、疲れ切ったように昼夜
を問わず横になるなどが多くなる。
・ふさぎ込むようになり、君子さんが声をかけても不思議な顔をするときがある。し
かし君子さんと一緒に買い物に出ると、小さい子どもに話しかけようとする姿が見
受けられる。
・君子さんの介護疲れを軽減する目的で施設入所の話も持ち上がるが、「ここまで一
緒に来たから」と、月に1週間のショートステイの利用で乗り切る。

看護実践

人間尊重 ▶ BPSD（認知症に伴う行動・心理症状；behavioral and psychological
symptoms of dementia）がみられると、介護している家族の疲労に目が行きがちと
なる。しかし当然ながら、誰もが好んで徘徊したり、暴言を吐いたりしているわけ
ではない。不安、不自由、不便な生活の中での対処法が、BPSDとして現れている
のである。医療者は、認知症者の苦痛を察し、「不」を補完するケアに努める。

疼痛・症状マネジメント ▶ 認知機能が低下すると、自立した生活を妨げ便秘や食事
摂取量低下などの症状を引き起こす。また進行した認知症者の痛み知覚は健常高齢
者とは異なる変化をしており[5]、客観的な観察が重要となる。加えて苦痛と感じる
症状を言語で訴えることが難しくなると、徘徊、イライラ、暴言、抑うつといった
BPSDとして表出されることが多い。BPSDは、認知症になるとみられる記憶障害
や見当識障害などと違い、もともとの本人の性格、環境変化や身体症状、人間関係
や不安、ストレスなどの影響を受ける。裏を返せば、BPSDを引き起こす原因をア
セスメントし、環境変化を少なく、たとえば便秘や瘙痒感、痛みといった身体的変
化に早く気づき症状緩和に努めることができれば、BPSDの出現は少なくなる。

治療の選択 ▶ BPSDに対し、向精神薬（抗精神病薬・抗うつ薬、抗不安薬、睡眠導入
薬など）や漢方薬が検討される。いずれも特定の症状に対し効果を発することが期
待されるが、同時に副作用のリスクも考慮しなければならない。
　薬剤使用に関しては、肝機能などに問題がなく身体的に適応があるか、確実に服
用できる環境があるか、服用後、十分に観察できる環境があるかをアセスメントし、
必要最低量から開始する。

家族ケア ▶ 家族にとっては、何より大変な頃となり、この時期を乗り越えられるか
どうかが、在宅介護を継続できるかを決める場合も多い。認知症者と多くの時間を

ともにすることで、当然、家族は焦燥感や怒り、不安や情けなさを抱く。重要なことは、これらの感情を我慢しため込むのではなく、労をねぎらいつつ、家族が表出できる場を提供していくことである[6]。

4. 意思疎通困難な時期における
エンド・オブ・ライフケアの実践：発症から7年を経過したあたり

事例の経過

・完全に失禁となる。
・よく転び、座っていても傾いて一人では動けなくなり、ADLにかなり介助が必要となる。
・表情が乏しく、発語がほとんどなくなり、言われていることや君子さんのことすらよくわからないようであるが、孫が来ると穏やかな表情で孫を目で追う。
・時々熱発がみられ、誤嚥性肺炎を起こしては2週間ほど入院し、そのたびに衰弱する。

看護実践

人間尊重 ▶ 転倒や窒息など、危険と隣り合わせの頃である。しかしながら危険だからといって、歩く、食べるといった行為を急に止められても理由が理解できないため、陰性感情だけが残る。リスク回避最優先ではなく、どのようにすれば認知症者の「やりたいこと」ができるのかを考え、環境調整を図る。

また意思疎通が難しくなると、コミュニケーションが軽視されがちである。しかし視覚的刺激や非言語的コミュニケーションに対しては反応できたり、伝えることができる以上に理解できたり[7]、決してコミュニケーション能力を喪失しているわけではない。認知症者のコミュニケーション能力に応じ、根気よくコミュニケーションを図る姿勢が重要である。

疼痛・症状マネジメント ▶ この頃には、誤嚥性肺炎や骨折といったリスクが高くなるが、何らかの苦痛や症状があっても、言葉で訴えることが困難となる。**表3-9**のような、「心地よい状態」「心地悪い状態」を表す微弱なサインを観察し[8]、苦痛の有無をアセスメントするとともに、苦痛となる症状を招いている原因を観察していくことが求められる。

治療の選択 ▶ 誤嚥性肺炎や骨折を起こすと、急性期病院への入院、治療が適応となる。しかし急な環境の変化や、おかれている状況への理解不足からせん妄を起こし、疾患やデータだけは改善したが、身体機能や精神活動の低下、認知症の悪化、家族の疲労や負担の増加、新しい生活の場を探す必要性などがみられることが多い。認知症があるから医療が受けられないということがあってはならないが、急性期病院に入院し治療する効果と弊害を考え、必ずQOLの維持・向上が可能であるかを検討する必要がある[9]。

家族ケア ▶ 認知症者の家族は、曖昧な喪失を体験している[10]。たとえば、君子さん

164　第3章●病いとともに生きる人のエンド・オブ・ライフへのアプローチ

表3-9　微弱なサイン

「心地よい状態」7項目	「心地悪い状態」6項目
・穏やかな表情（顔に緊張がない） ・身体の力が抜けている（リラックスしている、身体に筋緊張がない） ・目に輝きがある、目に力がある ・笑顔 ・満足げな表情 ・問いかけに応じてくれた（応じようとした） ・気持ちよさそうに寝ている（安心した表情、窮屈そうでない）	・ケア（介護・看護・治療）に対して拒否的なしぐさがあった ・苦痛、痛み、不快感の表情，言動 ・沈んだ表情、暗い表情 ・周囲を警戒する（周囲を気にする、逃げようとするなど） ・かかわられる（身体に触れられる、声をかけられる）と身体が緊張する ・怒り，いらつきの表情，言動（ベッド柵を叩く、叫ぶなど）

にとって目の前の徹さんはこれまでと見た目は変わらないが、徹さんの中に君子さんの存在はないため、君子さんは何とも不確かな喪失を体験し悲嘆する。医療者は、家族の悲嘆を推し量るとともに、家族にできるだけ後悔の念を残すことなく、これから迎える認知症者の死を受け入れることができるよう、死の準備教育をしていく。

5. 口から食べられない時期における エンド・オブ・ライフケアの実践

事例の経過

・周囲で大きな物音がしても、眠っていることが増える。
・軟らかい食事にしてもうまく飲み込めず、摂取量が減少するとともに、咳をしてもいつまでも喉がゴロゴロと鳴っていることが増える。
・人工的水分・栄養補給法の話が出るが、「お父さんは望まないと思うし、私も望みません」と君子さんは自然に委ねることを選択する。
・1日おきに、点滴を500mL施行してもらうが、徐々に血管確保が難しくなり中止する。無理に食事をさせず、好きだった日本酒を口に浸すようにする。
・眠っていることが増えるが、決して苦しそうではなく、88歳の誕生日の翌朝に、静かに息を引き取る。

看護実践

人間尊重 ▶ 自身では身の保全をなし得なくなるこの頃には、すべてが受け身となり、時に人間としての存在が危うくなる。ケアを提供する前には必ず声をかける、見つめる、反応を見る、乱暴に身体に触れない、思いを汲むなど、最期まで目の前の一人の人格をもった人間としての存在を認め、ケアを提供する。

疼痛・症状マネジメント ▶ 口から食べられない原因が、食欲不振か嚥下困難かをアセスメントする。そのうえで、食べるための口腔内のケア、食べやすい食事形態や嗜好品、食べる時間帯や体位の工夫などを行い、摂取量を観察する。

医療者も家族も、経口摂取量の減少で強い空腹や口渇を味わっているのではないか、という印象を抱くが、この頃の経口摂取量の減少は自然の経過といえる。栄養を摂ることだけに終始するのではなく、呼吸しやすい体位や清潔で心地よい寝具の提供、また褥瘡などの新たな苦痛を生じないようケアに努める。

意思表明支援 ▶ 経口摂取量が減り始める、また誤嚥性肺炎を繰り返すこの頃に大きな問題となるのが、AHN（人工的水分・栄養補給法；artificial hydration and nutrition）を行うかどうかである。残念ながらこの時期、認知症者は意思の表明が難しくなっている場合が多く、家族はもちろんのこと、医療者もどのように考えていくべきか悩む。これまでの認知症者の生活を鑑み、AHNを導入することで本当にQOLの維持・向上が可能かを根幹に、家族に「代理決定」ではなく「意思代弁」を促して推定意思を導き、ともに最善を考えることが重要である。

またAHNを導入しないと決めた家族も、徐々に経口摂取量が減少するのを目の当たりにすると、本当によかったのかと悩んだり、見捨てたのではないかという罪悪感を抱いたりすることがある。また逆にAHNを導入すると決めた家族も、導入後のQOLいかんによっては、本当によかったのかと思い悩むことがある。

人の「生き死に」にかかわる重大な決断であったことや、認知症者の、あくまでも推定意思という不確かなものから考えた結果であることから、家族が揺れるのは当然である。家族の揺れを受容したうえで、医療者とともに、最善を目指して悩み考えたプロセスを経て導いた結論であったことを、認め支えていく。

人生のQOL ▶ この頃には、医療提供の目的は緩和となる。たとえば、食べられないからといって過剰な輸液や人工栄養を施すことは、心臓に負担がかかったり、痰量を増したり、逆に苦痛を与える[11]。臨終の見極めは容易ではないが、決して医療がQOLを低下させてはならない。

「惨めな思いをしない」「苦しい思いをしない」「大切にしてもらえる」と感じられるよう、ケアの価値を認識し、日々、丁寧にケアを提供していく[12]。加えて最期まで認知症者の生き方や個性を大事にすることで、人間としてのあるべき姿が尊重され、尊厳を保持することにつながり、最期までQOLを維持、向上させることができる。

家族ケア ▶ たとえば食事であれば、この頃は栄養を摂るためでなく、楽しみを最優先にし、嗜好品で口腔ケアを行う、匂いをかいでもらうなどのケアを家族にすすめる。このように「最期まで何かしてあげられた」という実感や、認知症者の尊厳が保持された穏やかな姿は、この頃だけでなく死後も家族へのグリーフケアへとつながる。

6. まとめ

認知症の原因となる多くの疾患が加齢に伴い増加することから、今後も高齢化率の上昇とともに、その数の増加が見込まれる。認知症を患っても最期まで一人の人格を

もった人間として存在することができるか否か、看護師がエンド・オブ・ライフケアを必要とする人であると意識することができるか否かは、ケアを提供するわれわれにかかっている。

認知症を患っても幸せな最期、穏やかな最期を迎えることができるよう、認知症のエンド・オブ・ライフケアを看護の視点で確立するときが来ている。

（西山みどり）

●引用文献

1）平原佐斗司：チャレンジ！非がん疾患の緩和ケア．南山堂；2011．p60-61.
2）斉藤正彦：家族の認知症に気づいて支える本：徴候と対応がイラストでよくわかる．小学館；2013．p.24-33.
3）杉山孝博：認知症の人のつらい気持ちがわかる本：不思議な「心」のメカニズムが一目でわかる．講談社；2013．p.10-26.
4）前掲書2）．p.16-18.
5）須貝祐一：高齢者の痛みの実態．老年精神医学雑誌．2006；17(2)：152-157.
6）西山みどり：ともに暮らす高齢者の認知症発症に伴う主介護者の生活再編成．日本老年看護学会誌．2005；9(2)：85-91.
7）北川公子：認知症ケアにおけるコミュニケーション．In：中島紀恵子他編：新版認知症の人々の看護．医歯薬出版；2013．p.96-109.
8）湯浅美千代，小川妙子：重度認知症高齢患者に対するケアの効果を把握する指標の開発（第1報）：心地よさ"Comfort"の概念をとりいれた指標の事例適用．千葉看護会誌．2007；13(2)：80-88.
9）西山みどり：急性期病院における認知症高齢者の現状と課題．看護学雑誌．2010；26(1)：24-29.
10）坂口幸弘：悲嘆学入門：死別の悲しみを学ぶ．昭和堂；2010．p.6-38.
11）大蔵暢：「老年症候群」の診察室：超高齢社会を生きる．朝日新聞出版；2013．p.160-161.
12）桑田美代子：認知症高齢者のケアマネジメント：終末期における諸問題と支援．In：中島紀恵子編：認知症高齢者の看護．医歯薬出版；2007．p.128-132.

6 神経難病とともに生きる人と家族へのエンド・オブ・ライフケア

1. 神経難病とともに生きる人の病いの軌跡と エンド・オブ・ライフケアを必要とする場面

1 ▶ 神経難病の特徴

◆ 治療法が未確立で進行性である

神経難病は、年単位の期間で徐々に病状が進行し、神経症状やそれに伴うさまざまな症状が出現する。また、原因が特定されず、治療方法が確立されていないことや、長期間の介護が必要となることなどから、患者やその家族の不安や心身の負担は大きい。

身体のどこかに異常を感じて受診し、さまざまな検査をしたうえで診断名が告げられると、「治療法がない」「進行する病気である」などの理由で、患者は強いショックを受ける。「なぜ自分がそんな病気になるのだろう」「間違いなのではないか」と悲嘆にくれ、病気を否定してほしいという思いをもつことが多い。また、自分にこれから起こり得る心身の変化や、それに伴う生活の変化を想像することによる恐怖や不安は計り知れない。セカンドオピニオンを求めて他の専門医を受診したり、自ら（あるいは家族が）疾患に関する情報を集めたりする人もいる。希望があれば、セカンドオピニオンを受けることをすすめたり、患者会への参加や情報収集の方法などを伝え、患者や家族が自ら病気と向き合えるように支援する必要がある。

◆ 長期間の介護や医療の選択が必要となる

疾患の進行に伴い、少しずつ運動機能が低下し、日常生活の中で他者の介護が必要となる。さらに、運動機能が低下し廃用症候群が進むと、自分で身体を動かすことができなくなり、寝たきりの状態になる。その過程では、経口摂取ができなくなったときに胃瘻をつくるのか、呼吸障害の症状がでてきたときに気管切開をするのかといった、今後の医療の選択などの決断も迫られる。

そして、呼吸機能や嚥下機能、排泄機能の低下に伴って誤嚥性肺炎や尿路感染を繰り返すようになり、徐々に全身の機能が低下し、終末に至る。

◆ コミュニケーションがとりにくくなる

構音障害や運動障害が出現したり、気管切開などを行うとコミュニケーションをとることが難しくなる。患者の意識が清明な場合には、コミュニケーションツールを利用して意思疎通を図ることもできるが、自分の意思を伝えにくいことによるストレスや苦痛を感じることが多い。

その時々の変化や状況に応じた家族ケアが必要である

　患者の病状変化を目の当たりにしながら、見守りともに生活している家族は、介護による身体的な疲労や睡眠不足、医療処置に責任を負うことによる精神的な負担などに加え、患者の病状がいつ悪化するか、死別が近いのではないかなどの不安を抱えている。家族を介護の担い手としてだけみるのではなく、ケアの受け手でもあることを意識することが重要である。一方で、特に在宅ケアの場においては、家族と看護師はともに患者を支えるために協力し合う関係でもある。また、家族はそばにいるだけでも大きな意味があり、直接的な介護をできなくても、患者の支えとなり、家族同士の精神的なつながりを強めることもある[1]。

2 ▶ 神経難病患者へのエンド・オブ・ライフケアが必要な場面

　症状変化期として「診断・初期症状出現期」「症状の進行期」「病状の増悪を繰り返し、終末に至る時期」(**表3-10**)の3つの局面について説明する。

診断・初期症状出現期におけるエンド・オブ・ライフケアの実践

　発症後、徐々に神経症状が出現し、手足の動きにくさを感じたり、呂律が回りにくくなることで、それまでの家庭や職場での役割を続けることが難しくなり、他人と会うことを避けるようになることもある。同時に、少しでも機能を維持するためのリハビリテーションを積極的に行うなどの努力を続ける人も多い。患者と理学療法士や作業療法士などのセラピストの間に信頼関係ができると、日常生活上の変化や出来事などさまざまなことについて相談できるようになる。看護師は、患者にかかわる多職種と日常的に連携し、患者への支援の方向性を共有することが重要となる。

症状の進行期におけるエンド・オブ・ライフケアの実践

　嚥下障害や排尿障害などの症状出現に伴い、食事形態の変更や経管栄養法の導入、膀胱留置カテーテルの挿入などの医療処置が必要となったり、手足の震えや筋力低下などにより、自力での外出は難しくなる。また、室内での歩行も思いどおりにならなくなると転倒を繰り返すようになる。このようなさまざまな症状の進行がみられる時期は、日常生活の中で自分ではできないことが増え、他者の介護が必要となる。

病状の増悪を繰り返し、終末に至る時期におけるエンド・オブ・ライフケアの実践

　症状の進行に伴い、運動機能が低下し廃用症候群が進むと、自分で身体を動かすことができなくなり、生活のすべての動作に介助が必要となる。患者本人からも介護方法に関するさまざまな要望が出されるようになり、患者の意向に沿って介護をするために多くの配慮と時間を要するようになる。家族だけでは日常の介護ができないときや家族の介護負担が増大する可能性があるときには、医療系サービス以外に訪問介護や訪問入浴などの介護サービスを導入し、食事や清潔のケアを維持する。また、家族が休息をとれるように、レスパイト入院などの活用も検討する。経済的な負担も考慮し、利用できる制度を最大限活用する。

　さらに、呼吸機能が低下し、気管切開をしたり人工呼吸器を装着したりすると、コミュニケーションをとることが難しくなる。患者の意識が清明な場合には、早い時期

表3-10　神経難病とともに生きる人と家族へのエンド・オブ・ライフケア

	診断・初期症状出現期	
病状	・身体機能の変化を感じる	
本人と家族の課題 [医療面] [生活面]	・早期の診断と治療 ・役割継続の困難 ・身体機能の維持	
ケアの焦点	・適切な診断・治療 ・リハビリテーション ・環境整備	

からコミュニケーションツールの練習をすることでコミュニケーションを維持できることもある。しかし、スムーズに伝えることは難しいため、自分の意思を伝えられないことや自分で決められないことにより生じるストレスや苦痛への配慮が必要である。

また、嚥下機能の低下による誤嚥性肺炎や、排尿障害・留置カテーテル挿入に伴う尿路感染を繰り返すようになり、そのたびに徐々に全身の機能が低下し、終末に至る時期である。感染予防やさまざまな症状に対する緩和ケアが必須である。

2. 診断・初期症状出現期におけるエンド・オブ・ライフケアの実践

事例紹介

正子さん（仮名）、60歳代の女性。夫と二人暮らし。

3年前に手の違和感を感じて受診し、多系統委縮症の診断を受けた。当初は生活への影響はなかったが、徐々に手足の力が入らなくなり、室内でも壁や家具などにつかまらないと歩けなくなり、階段の昇降や外出には家族の付き添いが必要となった。バ

実践編

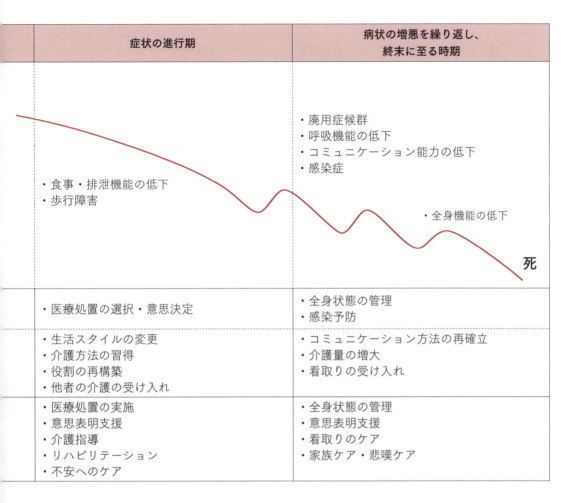

ランスを崩したときにそのまま転倒し、腰痛が出現するようになった。しばしば室内で転倒するようになり、床から一人で立ち上がるのが難しいこともあり、一人で過ごす日中の時間帯に訪問介護を導入することになった。同時に、訪問看護も開始した。

訪問看護開始後、正子さんからは、「最初はショックで信じられなかった」「今は家事もできなくなってしまって、夫もやってくれるけど申し訳なくて…」という言葉が聞かれた。週末には娘が来て家事などを手伝っていたが、「娘にも家庭があるのに、大変だと思うのよ」と、家族内での役割が果たせなくなってしまったことのつらさ、家族に負担をかけていることの心苦しさが語られた。訪問看護師は夫から話を聞く機会をもち、本人が思っていることを夫は知っているのか、どう感じているのかを聞いてみると、「食事を作ったりするのは嫌いじゃないから、まあ、何とかやっていますよ。大変じゃないとは言わないけど、(妻が)こういう病気になっちゃったんだから、自分がするより仕方ないですよね」「僕や娘のことを気にしてくれているのはわかるけど、でも家族なんだから、お互いで何とかし合うしかないですよ」と話していた。夫の家事や介護による身体的な疲労を最小限にすることや、正子さんの排泄や入浴など

6 神経難病とともに生きる人と家族へのエンド・オブ・ライフケア　171

のケアを夫がしなくて済むようなケアプランにすることで、正子さんが感じている負い目が強くならないようにできるのではないかとケアマネジャーとも相談し、訪問介護や訪問看護の在宅サービスを組み立てた。

看護実践

　少しずつ症状が出現し、身体の変化を実感する時期には、患者が家族や周囲の人とのコミュニケーションをとれるように、そして将来への不安やイメージについて話すことができるようにするための支援が必要である。また、環境の整備などにより、日常生活を維持できるようにすることも大切である。

人間尊重 ▶ この時期には、病気を受け入れられないという思いを抱えながら、徐々に進行する症状を実感し、自分の役割や自己概念の変化に直面する。それは、患者本人だけでなく、家族も同様である。看護師は、それまでの人生や家族関係も考慮し、対象ができる限り自分らしく過ごせるようなケアプランやケア内容を考えると同時に、これまでとは異なる役割の果たし方を一緒に考えるといった支援が必要である。

疼痛・症状マネジメント ▶ 初期には、自分の身の回りのことは何とかできていたにもかかわらず、徐々に、トイレに間に合わなくなる、食事に時間がかかるなど、家族の手を借りないといけない場面も多くなり、「恥ずかしい」「家族に申し訳ない」などさまざまな感情が沸き起こる。

　「人の手を借りるのは悪いから」という理由で患者が希望を言わないこともあるため、福祉用具を活用したり住環境を変えることで、人の手を借りなくても患者自身で行動することができるような環境をつくる工夫も必要である。家事援助のための介護サービスだけでなく、この時期から訪問診療や訪問看護を導入し、専門医・専門医療機関と連携しながら、自宅での生活を支えるための在宅ケアチームづくりを開始することも重要である。

意思表明支援 ▶ 家族の中で病気や症状についての話ができるように支援したり、患者が抱えている不安がどのようなものであるかを聞くことも大切な支援である。患者の不安は必ずしも身体症状の出現と一致しているわけではない。不安に思っていることを看護師が理解しないままかかわっていると、患者と看護師の関心事の違いから、お互いにすれ違いを感じることがある。内容によって医師からの説明の場を改めて設けたり、現段階での患者の希望を確認するなどの支援が必要である。

人生のQOL ▶ 徐々に神経症状が出現すると、食事のときに箸が使えない、手が震える、歩行がうまくできない、手足の動きにくさを感じるなど、歩行障害や巧緻性の低下などがみられる。また、呂律が回りにくくなり、会話中に周囲の人から聞き返されることが多くなる。そのような変化の中で、他人と会ったり会話することを避けるようになったり、家事や職場での仕事など、それまでできていたことを同じように続けることが難しくなる。他者と会いたくないという感情も受け止めながら、それまでの日常生活を維持し、その人なりの社会生活を維持できるような環境整備をする必要がある。

実践編

3. 症状の進行期におけるエンド・オブ・ライフケアの実践

事例の経過

　正子さんへの訪問看護は、最初は体調管理や緊急時の対応、自宅でのリハビリテーションや環境整備を目的に開始したが、数カ月経つと排便困難への対応も必要となった。正子さんは緩下薬を内服していたが、トイレに行くまでの時間がかかるようになっていたため、間に合わないことを心配して内服量を増やすことをしなかった。便意を感じてトイレに座っても排泄できず、看護師が摘便や浣腸をする必要がでてきた。また、食事に時間がかかるようになり、時々水分でむせるようになった。本人には、何が食べにくいのかなどを夫や介護職に伝えるように促しながら、訪問看護師からもアドバイスを行った。これらの症状が出てきたこともあり、今後の病気の進行や具体的な医療の選択について、正子さんと家族と一緒に決めておく必要があると考えた。

　それまでは本人や家族の希望で専門医の外来に通院しており、体調不良時にも受診していた。しかし、受診することも難しくなってきたため、在宅医の必要性を説明し、訪問診療が開始となった。そこで、自宅での様子を知ることができる在宅医とともに、今後起こり得る嚥下障害や呼吸障害について改めて説明し、そうなったときにどうしたいかを考えてもらうことにした。

　食事が摂れなくなったり呼吸ができなくなったりする可能性については、本人からは「絶対にそうなるんですか」という言葉が聞かれ、夫からは「そうなったら、胃や喉に穴をあけるのをしてもらうしかないですよね。そうすれば生きられるんでしょう」という考えが出された。その場で答えを出す必要はないため、また別に時間をとることにし、その後の訪問時には正子さんの思いを傾聴することに努めた。正子さんは症状が出ることへの恐怖と同時に、「さらに家族の負担が増えるのではないか」ということを心配していた。夫や娘の希望は正子さんに少しでも長く生きていてほしいということだったため、正子さんの思いを夫や娘に伝えて、その思いも理解したうえでどうするかを相談してはどうかと提案した。自分で家族に話ができるかを問うと、「話してみます」という返事が聞かれた。

　その後、食事量が減少し、むせ込みが多くなったため、嚥下機能の評価を行った。経口摂取のみで栄養・水分を確保することが難しいと判断され、正子さんも希望したため、胃瘻を造設することになった。退院後、夫が経管栄養を注入し、正子さんも経口摂取を続けており、栄養状態は改善された。しかし、介護者なしでは立ち上がりや歩行ができなくなり、日中はリビングのいすや車いすで過ごすようにしていたが、パンツ型オムツと尿取りパッドを常時使用するようになった。自宅浴室でのシャワー浴は困難となり、訪問入浴を導入した。

　正子さんは呂律が回らず時間はかかるが会話は可能だったため、「私は誰かいてくれないと何もできなくなっちゃったけど、夫や娘の話をいろいろ聞くようにしているの」と訪問看護師に話すことがあった。家事や家族の世話をするという役割を担えなくても、正子さん自ら、家族の話を聞くという役割を見つけたのだと考える。

6　神経難病とともに生きる人と家族へのエンド・オブ・ライフケア　173

看護実践

この時期は身体症状の予防や対処に加え、身体機能が落ちていくことへの不安や人の手を借りなくてはならなくなったことへのつらさに配慮しながら、今後の医療を選択することや残存能力を使って社会的生活を維持することの支援が必要となる。また、患者本人だけでなく家族も、患者の変化を目の当たりにして不安や悲しみを抱えているため、家族への支援も大切である。

疼痛・症状マネジメント ▶ 症状が進行すると、手足の震えや筋力低下、起立性低血圧などの出現により、自力での外出は難しくなり、室内での歩行も思いどおりにならなくなり、転倒を繰り返したり、トイレで排泄するまでの動作に時間がかかるようになる。また、呂律が回らない、大きい声が出せないなど他者と会話する際の障害もみられ、相手によってはコミュニケーションをうまくとれない場面も出てくる。自分の変化を見られたくないという思いもあり、外出や他者との交流を避けることも多くなる。室内の手すりや家具の配置、脱ぎ着しやすい衣類の選択、パンツ型オムツや尿取りパッドの使用などを工夫し、けがや排泄の失敗を最小限にするための環境整備やケアが必要である。

意思表明支援 ▶ 今後出現する可能性のある症状を理解したうえで、胃瘻造設や気管切開、人工呼吸器などの医療処置について選択できるようにすることや、残存能力を使って希望する社会的生活を維持するための支援が重要である。

日常の医療的な管理については、訪問診療や訪問看護などの在宅医療チームが中心となることで、患者や家族が地域での生活を続けることが可能となる。

治療の選択 ▶ 嚥下障害による食事時のむせ込みや食事量の減少、自律神経障害による排泄障害の症状として、失禁、排泄困難などが出現する。食事形態の変更や経管栄養法の導入、内服薬による対症療法、膀胱留置カテーテルの挿入などの医療処置が必要となる。実際に医療処置が必要な状態になる前に、今後の病状の進行について患者や家族に説明し、必要な医療処置について理解したうえで希望を伝えるように、場を設けたり、話を聞くなどの働きかけが必要となる。

人生のQOL ▶ この時期には、どのように生活をするか、どのように生きていくかという視点で、患者と家族双方の希望を聞きながら、今後の生活スタイルや医療について一緒に考えていく必要がある。

家族ケア ▶ 家族も、患者が徐々に重度化していくことへの不安や悲しみを抱えているため、患者への支援と同時に、家族への支援も重視する。家族によっては言葉で表現し合う場合もあるが、相手への配慮からあえて言葉では言わないという場合もある。それぞれの家族の歴史や関係性、相互の思いやりに配慮しながら、伝えないことによって患者や家族が後悔することのないように介入する必要がある。

4. 病状の増悪を繰り返し、終末に至る時期における
エンド・オブ・ライフケアの実践

事例紹介

　良雄さん（仮名）、70歳代の男性、妻と二人暮らし。10年前に脊髄小脳変性症と診断された。

　良雄さん本人は、疾患の進行がわかった時点で経管栄養や気管切開はしたくないという意思表示をしていたが、誤嚥性肺炎で入院した際に、妻の希望で気管切開、胃瘻造設が行われた。また、膀胱留置カテーテルも挿入されていた。

　その後、療養病床に転院したが、自宅で療養させたいという妻の希望で退院することになった。自宅での生活に向け、訪問看護のほかに、訪問診療、訪問介護、訪問入浴、福祉用具を導入して退院となった。妻は、経管栄養や痰の吸引の手技を獲得した。退院時には、良雄さんは質問にうなずくなどの反応はあったが、訪問看護師が良雄さんの希望や思いを確認することはできなかった。妻は「この人は、気管切開はしないと言っていたけど、それまで話をしていたのに、そのまま死ぬとは思えなくて、病院の先生に私が気管切開をお願いしたの」「だから、家で面倒みようと決めたのよ」としばしば話していた。

　訪問看護師は、全身状態の管理とカテーテル類の管理、排便管理を行っていた。在宅療養開始後5年くらいは、時々尿路感染を起こしたが、抗生剤の内服で改善し、大きな体調の変化はみられなかった。時々、車いすで妻と散歩に出かけたり、娘の家族が遊びに来て、孫がベッドの周りで走り回っていることもあった。そのうち、経管栄養注入後に嘔吐することが増え、ポート埋め込み型の中心静脈栄養に切り替えた。

　その後2年以上安定していたが、ある日の朝、妻が起きたときには良雄さんは亡くなっていた。訪問看護師に連絡があり、在宅医に往診を依頼し、自宅で死亡確認がされた。嘔吐や痰がからんだ様子もなく、静かな最期だった。

　妻は良雄さんの希望を理解し納得していたが、前日には一緒に会話をしていた夫が誤嚥性肺炎で入院となったとき、夫がそのまま亡くなるということを受け入れられなかった。また、苦痛をなくしてあげたいという思いから、気管内挿管とその後の気管切開を選択したものの、妻は夫が希望していなかった医療処置をしたことを、ずっと後悔してきた。訪問看護師は、自宅療養開始からのかかわりであり、良雄さんも会話ができなくなっていたため、良雄さんがどう思っているのかを確認することはできなかった。しかし、亡くなる少し前には、「つらいことはありますか」「今の生活でよいですか」という質問に、良雄さんはゆっくり目を閉じて答えていた。看護師がケアを行うときの声かけへの返事と併せて考えると、それは良雄さんなりのOKのサインだと思われた。良雄さんが亡くなった後、妻に会いに行くと、「これでよかったのかしら」「でも、あの人と長く一緒にいられたし、（療養生活の間）楽しいこともあったのよ」と振り返った。

看護実践

人間尊重 ▶ 看護師は、患者が意思表明・決定や治療の選択をできるように、またそれが実現されるように支援することが必要である。しかし、ときにはそのとおりにならないこともある。看護師は、患者や家族がどのような思いで選択したのかを大切にし、その時々の現実に合わせて、その先の患者と家族の人生に寄り添うという姿勢が大切である。

疼痛・症状マネジメント ▶ 感染予防や症状への早期対応による全身状態の管理に加え、身体を動かすことが良雄さんにとって苦痛にならないこと、また家族の介護負担が増えないことを目指してリハビリテーションを行った。福祉用具などを利用して、外出できる環境づくりをした。そして、ある日急に亡くなる可能性やそのときの対応についても、折に触れて妻へ説明していた。

意思表明支援 ▶ 病状の悪化・改善を繰り返すようになると、本人も家族も徐々に全身状態の低下を自覚するようになる。この時期には、延命措置や最期をどこで迎えたいかという希望を本人・家族に聞き、主治医や他のサービス提供者とともに、その実現に努めることが大切である。患者が会話できなくなると、患者自身の思いを確認しなかったり、家族の意向だけを聞いて支援の方向性を決めてしまうことがある。しかし、患者の意思をできる限り確認し、それを家族と共有したうえで、本人の意思に沿った選択をできるように支援することが大切である。看護師は、良雄さん自身に、「〇〇しますか」「その他にしたいことはありませんか」「苦しくなければ、家での生活を続けていてよいですか」などYes/Noで答えられる質問をすることで、良雄さんの希望を汲み取る努力を続けた。意思表示が難しい患者とのコミュニケーションのためには、ゆっくり時間をとったり、症状が進行する前に返事のためのサインを決めるなどの対応も必要である。

　また、妻との会話の中で「奥さまはそう思うのですね。良雄さんも同じように思うでしょうか」「良雄さんだったら、このことをどう考えると思いますか。そういうお話をしたことがありましたか」などの問いかけを時々に行い、妻がどうしたいか、という思いを尊重しつつも、良雄さんの立場で考えることを促した。そして、良雄さんにとって苦痛な症状がなければ、自宅で最期まで過ごすという意思表明を尊重した。

人生のQOL ▶ 神経難病の場合には、気管切開や胃瘻などを選択すると、その後、長期間の療養生活が続くことが多い。良雄さんの場合には、良雄さんにとって可能な限り快適で、そして妻にとって介護してよかったと思うことができるようにすることが必要と思われた。娘の家族が遊びに来たときに車いすに座って迎え、孫の顔を見ることができるように、他者の手を借りなくても家族だけで車いすに移乗できるように、福祉用具の利用や環境整備をすることも重要な支援となった。

家族ケア ▶ 家族の介護による負担軽減を図ると同時に、これまでの介護を前向きに受け止めることができるような支援が重要となる。家族が、良雄さんの思いに沿った介護をすることができたと感じられるように、看護師は家族と一緒に、今の生活

やこれまでの家族の努力を肯定的に振り返ることが必要である。また、妻は、夫の介護者であると同時に、母親や祖母としての役割があり、娘や孫が遊びに来たときには、そちらへの気遣いをみせていた。良雄さんの娘は介護そのものの手助けはできなかったが、妻が介護だけにとらわれずに過ごすことができたのは、娘家族の存在や支えが大きかったと思われる。

さらに病状悪化を繰り返す過程で、少しずつ家族は、患者が死に向かっていることを感じ、受け入れるようになる。患者の病状が安定しているときに落ち着いて話をする時間をつくり、死が近づいたときの呼吸や尿量の変化などの身体的な変化を妻に伝えた。また、そのときには不安だと思うが、慌てて救急車を呼ぶことはせず、まずは在宅医か訪問看護師に連絡をすることを確認した。実際に病状が変化したときにも再度説明をした。これらは家族の不安を軽減し、少しずつ看取りのイメージをもてるような働きかけとして必要である。そして、亡くなった後には、家族と一緒に良雄さんの思い出や介護について振り返ることを通して、悲嘆のケアを行った。

良雄さんの最後の数年間は、妻や家族とともに穏やかに過ごすことのできた時間だったのではないだろうか。そのことを、妻も感じることができたと思われる。

5. まとめ

神経難病は、徐々に症状が進行するため、患者は年単位の療養の中で、それまでできていたことが自分ではできなくなり、他者の介護を受けたり、家族とのかかわりも変えなくてはいけないという状況に出合う。治療や対処方法の選択や受け入れへの葛藤、役割や生活スタイルの変更などさまざまな選択を迫られる場面に何度も直面するのである。

看護師は、「患者」という立場である対象者と出会うことが多い。出会う場面も、外来や病棟などの限られた場面であることが多く、その人がどのような生活をしていて、それまでどのような人生を送ってきたのか、家族にとってどのような人だったのか、そこまで知るのは難しい。一方で、自宅への訪問看護などでは、部屋着でくつろぐ姿や、家族間のコミュニケーションなどを知ることはできるが、外出用の服装で化粧をした姿を見る機会は少ない。しかし、そのすべてがその人の人生であり、これからの生き方を考える土台となっている。

医療者である看護師は、その時々で患者の身体的・心理社会的な苦痛や症状を緩和し、病状の悪化予防に努める。また、家族の介護負担や不安が増大しないように、家族へのケアも必要である。同時に、意思表明・決定支援も重要である。看護師は、患者のさまざまな背景や歴史を理解し、患者が自分なりの選択をできるように、また家族もその選択に納得できるように、患者や家族にかかわることが求められる。患者と家族の意思を尊重し、その人らしく生きることを実現するために、多職種と連携して支援していくことは看護師の重要な役割である。

(竹森志穂)

●引用文献

1）宮崎和加子, 竹森志穂, 伊藤智恵子, 他：在宅・施設での看取りのケア. 日本看護協会出版会；2016. p.27-30.

◆実践編

第4章

子どもや高齢者のエンド・オブ・ライフへのアプローチ

1 ▪ 病いとともに生きる子どもと家族へのエンド・オブ・ライフケア
　　A：NICUで重篤な疾患とともに生きる子どもと家族への
　　　　エンド・オブ・ライフケア
　　B：がんとともに生きる子どもと家族へのエンド・オブ・ライフケア
2 ▪ 老いとともに生きる人と家族へのエンド・オブ・ライフケア
　　A：施設での看取りにおけるエンド・オブ・ライフケア
　　B：在宅での看取りにおけるエンド・オブ・ライフケア
　　C：救急搬送された高齢者と家族へのエンド・オブ・ライフケア

病いとともに生きる子どもと家族へのエンド・オブ・ライフケア

1

1. 子どもと家族のエンド・オブ・ライフケアの特徴

　本書を手に取ってくださった方の多くは、成人領域、高齢者領域の看護実践家ではないかと推測する。また、エンド・オブ・ライフケアという言葉からイメージされる場面の多くは、悪性腫瘍の患者や高齢者へのケア場面であろう。しかし、小児看護の領域にも、生命の最期を迎える子どもたちとわが子を看取ることとなった家族がおり、そしてエンド・オブ・ライフケアの場面がある。

　いうまでもなく、成人や高齢者と小児とでは、エンド・オブ・ライフケアの場面は大きく違う。それは単に原因となっている疾患や身体状態が異なることのみではない。子どもと家族が病いや障害の存在を知り、受け止め、苦痛を伴う治療とも向き合い、それらとともに生きた軌跡の描かれ方は、成人や高齢者の場合と大きく異なる。また、親にとって「わが子を看取る」という事象は何よりも受け入れがたく、自責の念にさいなまれる出来事である。また、子どもとエンド・オブ・ライフケアを考える際には、親との死別を経験する子どもに対するケアもまた、考えなくてはならない重要な文脈である。

　本項では、小児看護領域における子どもと家族のエンド・オブ・ライフケアの特徴について、①子どもの権利、②小児緩和ケア、③子どもにとっての「死」、④子どもを看取る家族への支援、そして、⑤親と死別する子どもへの支援、の視点から述べる。

1 ▶ 重要な視座

◆ 子どもの権利を擁護する専門職として

　子どもと家族のエンド・オブ・ライフケアについて考えるために、まず、子どもの権利の保障について述べる。看護職は、子どもの権利の擁護者として子どもの最善の利益を保障し、子どもが自分の力を最大限に発揮できることを促す立場にある。そして、これはどのような状態、状況にある子どもについても、私たち看護職が必ず考慮しなくてはならないことである。

　「子どもの権利条約（児童の権利に関する条約）」は1989年の国連総会で採択され、日本では1994年に批准された。内容には、子どもの最善の利益（第3条）、親からの分離の禁止（第9条）、プライバシーの保護（第16条）などが含まれている。特に、子どもは人権を有し権利を行使する主体であり、年齢や成熟度に応じて意見を表明する権利があることを保障していることの意味は大変大きい。全文は非常に長いが、日

本ユニセフ協会のウェブサイトには、子どもにわかりやすいように特設サイトが設けられており、平易に説明されているので、ぜひ一読してほしい（https://www.unicef.or.jp/crc/index.html）。

また、日本看護協会は1999年に「小児看護領域で特に留意すべき子どもの権利と必要な看護行為」を明示している（**表4-1**）。これはより具体的であり、日常のケア場面と併せて考えやすいと思う。

繰り返すが、これらは小児看護におけるどの場面でも、どの発達段階の子どもにも保障されるべき権利であり、私たち看護職が必ず考慮すべきことである。一方で、エンド・オブ・ライフケアを実践する場面では、これらの権利を擁護するために、私たちはさまざまな葛藤の場面に遭遇する。たとえば、「予後不良な状態にある子どもや、徐々に進行する疾患をもつ子どもに対し、病状やこの先起こり得ることについて、いつ、誰が、どのように伝えるのか」、または「重篤な状態にある新生児や乳児、重度の心身障害をもつ子どもなど、自分の意思を表明することが難しい子どもの権利を、どのように擁護するのか」などである。本項に続く実践例では、このような葛藤の場面も含まれている。お読みになる際にはぜひ、子どもの権利や**表4-1**の内容を考え併せて読み進めていただきたい。

◆ 小児緩和ケア

成人領域においては、ホスピスケアの対象は、悪性腫瘍の患者が大半を占めると思われる。しかし小児領域では、これらのケアの対象となる子どものもつ疾患は、小児がんの子どものみならず、神経・筋疾患や染色体異常、心疾患など、先天性疾患、進行性、不可逆性の疾患が含まれる。小児緩和ケアについて、WHOの定義、ならびにA Guide to Children's Palliative Care（Together for Short Lives, 英国）による定義を（**表4-2**）示す[1]。また、小児緩和ケアの対象となる、"life-limiting and life-threatening conditions"（生命が限られている、または生命が脅かされている状態）にある子どもについての説明を**表4-3**に示す[1]。

近年、日本でも小児の緩和ケアへの取り組みが進められている。それぞれの疾患や状態の経過は多岐にわたり、また子どもの成長、発達段階によっても、身体状態の管理や子どもと家族の生活を整える方策は大きく異なる。このことは、子どものエンド・オブ・ライフケアを考えるうえで重要な視点だと考える。

◆ 子どもにとっての「死」

子どもは「死」を、どのようにとらえているのだろうか。

死の概念の構成要素は研究者により表現や数が異なっている。たとえばSpeece & Brunt（1984）は「不可逆性」「不動性（無機能性）」「普遍性」の3つを挙げている[2]が、これに「因果性」を加えて4つとする研究者もいる。いずれにしても、これらがすべて獲得されるには認知発達の成熟が必要であり、すなわち、子どもの死のとらえ方は発達の途上にあるといえる。辻本は、幼児期における死の概念の発達的変化について、3歳から6歳の幼児を対象に調査を行い、「不可逆性」の概念は4歳前後から獲得していること、「普遍性」は年齢とともに概念獲得が進んでいること、「不動性」は幼児期

Ⅰ 病いとともに生きる子どもと家族へのエンド・オブ・ライフケア

表4-1　小児看護領域で特に留意すべき子どもの権利と必要な看護行為

［説明と同意］

①子どもは、その成長・発達の状況によって、自らの健康状態や行われている医療を理解することが難しい場合がある。しかし、子どもたちは、常に子どもの理解しうる言葉や方法を用いて、治療や看護に対する具体的な説明を受ける権利がある。

②子どもが受ける治療や看護は、基本的に親の責任においてなされる。しかし、子ども自身が理解・納得することが可能な年齢や発達状態であれば、治療や看護について判断する過程に子どもは参加する権利がある。

［最小限の侵襲］

①子どもが受ける治療や看護は、子どもにとって侵襲的な行為となることが多い。必要なことと認められたとしても子どもの心身にかかる侵襲を最小限にする努力をしなければならない。

［プライバシーの保護］

①いかなる子どもも、恣意的にプライバシーが干渉され又は名誉及び信用を脅かされない権利がある。

②子どもが医療行為を必要になった原因に対して、本人あるいは保護者の同意なしに、そのことを他者に知らせない。特に、保育園や学校など子どもが集団生活を営んでいるような場合は、本人や家族の意思を十分に配慮する必要がある。

③看護行為においても大人の場合と同様に、身体の露出を最低限にするなどの配慮が必要である。

［抑制と拘束］

①子どもは抑制や拘束をされることなく、安全に治療や看護を受ける権利がある。

②子どもの安全のために、一時的にやむを得ず身体の抑制などの拘束を行う場合は、子どもの理解の程度に応じて十分に説明する。あるいは、保護者に対しても十分に説明を行う。その拘束は、必要最小限にとどめ、子どもの状態に応じて抑制を取り除くよう努力をしなければならない。

［意志の伝達］

①子どもは、自分に関わりのあることについての意見の表明、表現の自由について権利がある。

②子どもが自らの意志を表現する自由を妨げない。子ども自身がそのもてる能力を発揮して、自己の意志を表現する場合、看護師はそれを注意深く聞き取り、観察し、可能な限りその要求に応えなければならない。

［家族からの分離の禁止］

①子どもは、いつでも家族と一緒にいる権利をもっている。看護師は、可能な限りそれを保証しなければならない。

②面会人、面会時間の制限、家族の付き添いについては、子どもと親の希望に応じて考慮されなければならない。

［教育・遊びの機会の保証］

①子どもは、その能力に応じて教育を受ける機会が保証される。

②幼い子どもは、遊びによってその能力を開発し、学習に繋げる機会が保証される。また、学童期にある子どもは、病状に応じた学習の機会が準備され活用されなければならない。

③子どもは多様な情報（テレビ、ラジオ、新聞、映画、図書など）に接する機会が保証される。

［保護者の責任］

①子どもは保護者からの適切な保護と援助を受ける権利がある。

②保護者がその子どもの状況に応じて適切な援助ができるように、看護師は支援しなければならない。

［平等な医療を受ける］

①子どもは、国民のひとりとして、平等な医療を受ける権利を持つ。親の経済状態、社会的身分などによって医療の内容が異なることがあってはならない。

②その子にとって必要な医療や看護が継続して受けられ、育成医療などの公的扶助が受けられるよう配慮されなければならない。

（日本看護協会編：日本看護協会業務基準集 2007年改訂版. 日本看護協会出版会；2007. p.61.）

表4-2　小児緩和ケアの定義

●WHOによる小児緩和ケアの定義：WHO Definition of Palliative Care for Children

> 　小児の緩和ケアは、成人の緩和ケアと密接な関連はあるが、特別なものである。WHOによる子どもとその家族に適した緩和ケアの定義は、以下のとおりである。この原則は、他の小児慢性疾患にも適応される。
> ・ 小児緩和ケアは、子どもの身体面、心理面、スピリチュアルな面に対する積極的なトータルケアであり、これには家族への支援も含まれる。
> ・ 小児緩和ケアは病気が診断されたときから始まり、子どもがその病気に対する治療を受けているかいないかに関わらず継続する。
> ・ 保健医療に関わる専門職は、子どもの身体的、心理的、社会的苦痛を評価し、それを軽減しなければならない。
> ・ 効果的な緩和ケアは、家族や利用可能な地域資源を含む学際的アプローチを必要とする。またそれは資源が限られていても実施され得る。
> ・ 小児緩和ケアは、三次医療機関、コミュニティヘルスセンター、子どもの自宅などあらゆるところで提供される。

（WHO, 2002. より筆者訳）

●Definition and philosophy of children and young people's palliative care（子ども・若者への緩和ケアの定義の理念）

> 　生命が限られている状態、または、生命が脅かされた状態にある子どもや若者のための緩和ケアとは、診断（または認識）された時点から子どもの生涯と死のすべての期間にわたる、積極的かつ包括的なケアへの取り組みである。それは子どもの身体的、情緒的、社会的、スピリチュアルな要素を包含し、子どもや若者の生活の質の向上と、家族への支援に重点をおくものである。また、苦痛となる症状の管理、レスパイトケア、看取りと死別後のケアを含む。

（A Guide to Children's Palliative Care（Fourth Edition）, p.9.
London: Together for Short Lives; 2018. より筆者訳）

表4-3　Life-limiting and life-threatening conditions（生命が限られている、または生命が脅かされている状態）

> **グループ1**
> 　根治的治療によって治癒するかもしれないが、功を奏さない可能性もある疾患。功を奏さなければ緩和ケアが必要となりうる。長期寛解の状態や根治的治療がうまくいった状態は含まない（小児がん、心不全、腎不全など）。
>
> **グループ2**
> 　早期の死亡が避けられない状態であるが、延命を目的とした長期間の集中的な治療により、通常の生活を送ることが可能となる場合もある。このカテゴリの子ども・若者は、重度の障害があっても、比較的長く健康な期間を長く保つことがある（神経・筋疾患など）。
>
> **グループ3**
> 　治癒可能な治療がない進行性の疾患であり、治療はもっぱら緩和的で、何年にもわたることがある（代謝性疾患など）。
>
> **グループ4**
> 　非進行性だが不可逆的な疾患で、さまざまな合併症や早期の死亡につながる、重度の障害をもたらすもの。緩和ケアはどの段階においても必要となり、予測が困難で定期的なケアのエピソードが起こる可能性がある（重度脳性麻痺、頭部外傷後遺症など）。

（A Guide to Children's Palliative Care（Fourth Edition）, p.11.
London: Together for Short Lives; 2018. より筆者訳）

においては目立った概念の獲得が行われていなかったことを明らかにしている[3]。子どもの死の理解と実際に子どもが示す反応や表現について、天野は**表4-4**を示して説明している[4]。いうまでもなく、これらはあくまでも一般論であり、その子どもによって理解の個別性は非常に高く多様である。

　子どもの死の理解を慮り、子どもの発するサインに敏感になることによって、子どもの願いや望み、あるいは不安や恐怖をキャッチでき、子どもを尊重したケアが可能となる。

表4-4　子どもの死の理解と表現・反応

年齢	死の理解	反応・表現
～2歳	・死をまだ理解できない ・親の感情を読み取れる ・家の中がいつもと違うことは感じ取れる	・ぐずりぎみになる、甘えたがる、黙る ・活動量の低下、睡眠減少など、生活パターンに変化がでる ・体重減少など、身体的症状がでる
3～5歳	・生きているものと生きていないものの区別がつきにくい ・死は一時的なもので、また生き返ると思っている ・自分のせいだと思ってしまう	・死について繰り返し話したがる ・死に関する質問を多くする ・退行的な行動 ・甘えたがる ・ひとりになるのを嫌がる ・激しい怒り ・魔術的な力によるというような考え方 　（僕がお母さんなんか嫌いって言ったから？）
6～11歳	・死について理解し始める ・死に対する不安が出てくる ・自分の生活への影響も考える ・死とは終わりである、恐ろしいものである ・死は他の人には起こるが、自分や自分の身の回りの人には起こらない	・死に対する好奇心 ・死に対する具体的な質問をする ・攻撃的な行動をすることがある ・架空の疾患に不安を抱く ・見捨てられたと思うことがある ・身体的な訴えが増える ・学力の低下／向上 ・集中力がなくなる、引きこもり気味になる ・食習慣、睡眠における変化や問題 ・活動性の低下、退行的な行動
12歳以上	・誰もが死ぬ ・自分もいつかは死ぬと認識する一方で、自分には起こり得ないこととも考える	・怒り、感情的な高まり、気分の動揺 ・学力の低下／向上 ・集中力がなくなる、引きこもり気味になる ・大人ぶる ・大人の行動に敏感になる ・自分の死に対する不安 ・衝動的な行動、危険な行動 ・拒絶されることを恐れる ・身近な他者の死に対して、自分が生きていることに罪悪感をもつ

（天野功二：子どもの死の概念の発達：小児がん看護. 2010；5：112. より一部改変）

2 ▶ エンド・オブ・ライフケアを必要とする場面

◆ 子どもを看取る家族への支援

わが子に最善、最大限の医療を尽くしても、病状の進行、悪化を食い止めることができない状態であると知ったとき、あるいは、たとえ今すぐではなくても、間違いなくわが子を看取ることになると知ったときの親の苦悩、悲しみは計り知れない。また、治療の選択や子どもへの告知など、子どもの権利の擁護者として親の判断が求められるとき、親は「私が決めていいのだろうか」「この子はどうしたいだろうか」と迷い、葛藤し、その責任の重さに押しつぶされそうになる。特に母親は、「健康な体に生んであげられなくて申し訳ない」といった自責の念にさいなまれることも多い。

吉本らは、子どもを亡くした母親へのインタビュー調査を行い、終末期と告げられたときから最期に向けて、母親の気持ちが徐々に変化し、その過程で、身近にいる医療者からの支えを感じていたことを報告している[5]。医療者は家族と、「子どもはどうしたいのか、子どもにとって今、何がよいのか」「家族は子どもにどのような状態をつくってあげたいのか」「どこでどのように看取りたいのか」などについて話し合い、ともに考え支援することが必要であろう。

◆ 親と死別する子どもへの支援

子どもを育てる家族に対するエンド・オブ・ライフケアを考える際には、親が予後不良の状態にある場合や親が何らかの状況により生命の危機に瀕しているとき、その子どもにどのような支援が必要かということもまた、議論しなくてはならない。

子どもは親から守られ、世話を受けるなかで生きている。しかし、親が疾患を抱え、身体状態が不良であるときには、親は子どもの世話をするという役割を果たすことが難しくなり、子どもの生活そのものが大きく変わることとなるが、年齢や発達段階によっては、子どもが家族の一員として親の治療や療養の決定に参加し、親の介護に直接的にかかわったり、主介護者をサポートするといった役割を果たしたりする場合もある。一方で、このような状態にある親をもつ子どもは、親の身体状態の悪化やその先にある親の死を現実として受け止めることの苦悩や、家族としての生活を維持するための役割を担う困難、親を失った後の自分と家族の生活に関する不確かさなどを抱えていることが報告されている[6,7,8]。

親の病名や予後について子どもに知らせるのか否か、どのように知らせるのか、どのタイミングで誰が話すのかなど、このような家族が抱えている葛藤は大きい[9]。エンド・オブ・ライフケアに携わる看護師は、患者自身や家族員の考えや意向を取り入れると同時に、その家族の一員である子どもがどう感じ、どう考えているのかについても十分に配慮し、子どもの年齢や発達段階を勘案した支援を組み立てることが必要だろう。また、親の病名や予後について子どもに伝えた後、あるいは、親の看取りの後は、子どもが呈するさまざまな身体的、心理的反応の出現を注意深くとらえ、必要があれば保育園・幼稚園や学校などとも連携しながらケアを進める必要があるだろう。

2. まとめ

　本項では、小児看護領域における子どもと家族のエンド・オブ・ライフケアの特徴について、5つの視点から述べた。

　子どもはたとえ身体が深刻な状態であっても、または苦痛の強い治療が続くなかでも、常に成長発達している。十分なフィジカルアセスメントによって苦痛が緩和され、精神的および社会的に安楽な状態がつくられることは、子どもの成長発達への妨げを最小限とし、その子らしい生活の保障につながる。

　次項では、NICU（新生児集中治療室）におけるエンド・オブ・ライフケア、がんとともに生きる子どもと家族のエンド・オブ・ライフケアについて、それぞれ実践例を紹介する。本項で述べた内容を参照しながら読み進めていただきたい。

（佐藤奈保）

●引用文献

1 ）A Guide to Children's Palliative Care (Fourth Edition)．London: Together for Short Lives; 2018.
2 ）Speece MW, Brunt SB: Children's understanding of death: A review of three components of a death concept. Child Development. 1984; 55: 1671-1686.
3 ）辻本耐：幼児期における死の概念の発達的変化：大阪大学教育学年報. 2010；15：57-69.
4 ）天野功二：子どもの死の概念の発達：小児がん看護．2010；5：111-114.
5 ）吉本雅美，三村あかね，大田黒一美，他：小児終末期の親の思い：子どもの逝去後に行った母親との面接を通して．小児がん看護．2010；5：27-34.
6 ）Melcher U, Sandell R, Henriksson A: Maintaining everyday life in a family with a dying parent: Teenagers' experiences of adapting to responsibility. Palliative and Supportive Care. 2015; 13(6): 1595-1601.
7 ）Phillps F: Adolescents living with a parent with advanced cancer: a review of the literature. Psycho-Oncology. 2014;23: 1323-1339.
8 ）Marshall, S., Fearnley, R., Bristowe, K. and Harding, R.: The perspectives of children and young people affected by parental life-limiting illness: An integrative review and thematic synthesis. Palliative Medicine, 35（2），246-260, 2021.
9 ）田村里佳，内堀真弓，本田彰子，山﨑智子：未成年の子どもをもちがんに罹患した親の子育てにおける経験に関する研究の動向と課題．家族看護学研究．25（1）：2019；2-13.

> 実践編

A：NICUで重篤な疾患とともに生きる子どもと家族への
エンド・オブ・ライフケア

1. NICUで重篤な疾患とともに生きる子どもと家族の病いの軌跡とエンド・オブ・ライフケアを必要とする場面

　子どもがNICUに入院する理由は早産や低体重、先天性の疾患、周産期・新生児期の合併症などさまざまであり、これらの中には出生前から診断がなされているもの、リスクがわかっているもの、出生後に診断されるものがある。本項では、特に身体機能の未熟性から急性の経過をたどりやすい、重篤な疾患を合併した超早産児と家族のエンド・オブ・ライフケアについて考える。

　NICUで重篤な疾患とともに生きる子どもと家族の軌跡は、出生前（出生後）の診断から始まり、NICUへの入院と初期治療の開始、生後早期の全身管理、合併症の管理と病状維持、成長を見守り対症療法を行う時期というように経過していく。その軌跡は、救命と集中治療の時期にありながら、同時に、子どもと家族が新生児期を生きる時間でもあるという特徴をもつ。

　本項ではこれらの経過に沿って、「出生前（出生後）の診断からNICUへの入院、初期治療を開始する時期」「生後早期の全身管理を行う時期」「合併症の管理と病状維持の時期」「子どもの成長を見守りながら対症療法を行う時期」の4つの局面に分け、各局面で重要となるエンド・オブ・ライフケアについて事例とともに考えていく（**表4-5**）。

2. 出生前（出生後）の診断からNICUへの入院、初期治療を開始する時期におけるエンド・オブ・ライフケアの実践

事例紹介

　かけるくん（仮名）、男児、在胎24週0日、体重560g、緊急帝王切開により出生した。

　出生までの経過は、母親が妊娠22週で切迫早産のため緊急入院し、管理入院を継続したが、常位胎盤早期剥離の徴候が認められ帝王切開術の適応となっている。産科入院中に新生児科の医師から両親へNICUでの治療について説明が行われた。出生後かけるくんはすぐに気管内挿管され、初期治療が開始された。NICUへの入院後は父親が来棟し、かけるくんの病状と治療について医師から説明を聞いている。出生2日目には母親の体調が安定し、NICUに来られるようになった。かけるくんには5歳の姉がおり、父方祖父母が同じ市内で暮らしている。

看護実践

　早産での出生が予測されると両親はさまざまなリスクについて説明を受け、治療に

Ⅰ　病いとともに生きる子どもと家族へのエンド・オブ・ライフケア　**187**

表4-5　NICUで重篤な疾患とともに生きる子どもと家族へのエンド・オブ・ライフケア

	出生前（出生後）の診断から NICU への入院、初期治療を開始する時期	生後早期の全身管理を行う時期	
病状 ※多くの子どもが生命の危機を乗り越え回復に向かう（－・－）が、病状回復が困難となる場合（——）もある	[NICU に入院する理由] 出生前の診断やリスク：先天性の疾患、妊娠合併症、母体合併症、感染症など 出生後の診断やリスク：外科疾患、早産・低体重、分娩時の合併症、新生児期に発症した病態、先天性の疾患や母体合併症に伴う経過観察・治療を要する場合など 出生→生命の危機→状態安定	[急性期に起こりやすい疾患や病態] 胎外生活への適応障害が原因：低酸素性虚血性脳症、新生児遷延性肺高血圧症など 身体機能の未熟性が原因：呼吸窮迫症候群、動脈管開存症（動脈管結紮術を要する場合もある）、脳室内出血、壊死性腸炎（腸管穿孔を起こすと緊急手術を要する）、感染症など 急激な状態悪化→治療→回復	
子どもと家族の課題 [状況] [医療面] [生活面]	[状況] 新たな命の誕生と命の危機は、ほとんど同時期に同じ空間で起きている [医療面] ・子どもは出生前または出生に伴い命の危機に直面する ・親（特に父親）は両親で話し合う時間も十分にないまま子どもの命にかかわる多くの決定を求められる [生活面] ・親は子どもの身体状態が不安定なことや医療機器につながれていることに強い不安と恐怖を抱き、触れることにもちゅうちょしながら子どもを見守る	親子が過ごす時間と空間は緊張に満ちている ・子どもは胎外環境への適応を求められるが、全身状態が急激に悪化したり手術が必要となる場合もある ・親は子どもの身体状態の安定に向けて限られた時間で選択肢もほとんどないまま治療の意思決定を求められる ・子どもは表情や行動で苦痛を表現することがまだ難しく、全身状態の悪化を招きやすい ・医療機器に囲まれた中で次々に処置が行われることにより、親が子どもに近づくことは困難となりやすい	
ケアの焦点	[意思表明支援] 正確な情報共有により、親が子どもの気持ちを受け取る過程を支える [家族ケア] 親が安心して子どものそばにいられるように医療チームの協力体制を整える [治療の選択] 子どもが受ける治療に親が安心できるように子どもの状況や治療の目的・影響の理解を助ける	[手術の意思表明支援] 意思決定をした後にも親は強い恐怖を抱いていることに目を向けて、医療チームで連携して迅速な対応をしながらそばにいる親にも状況を伝えていく [疼痛・症状マネジメント] 子どもの身体面の観察に基づき生理的安定を維持し、緊急の処置の際にも反応を読み取りながら負担が最小となるようにケアを行う [人生の QOL] NICU の環境を落ち着いた雰囲気に整え、子どもの反応を親と共有し、親子の時間をもてるように支援する	

合併症の管理と病状維持の時期	子どもの成長を見守りながら対症療法を行う時期
[原因不明の病態や生後早期に生じた病態の悪化] 脳室内出血後水頭症、慢性肺疾患の増悪、肺高血圧症、心不全、循環不全、肝腫大、肝機能障害など	[病状の進行・治療と対症療法] 脳室内出血後水頭症の症状悪化 　…（脳室穿刺、人工呼吸器管理） 肺高血圧症・心不全症状の悪化 　…（利尿薬、強心薬、血管拡張薬、鎮静、人工呼吸器管理） 肝腫大、肝機能障害、出血傾向 　…（利胆薬、輸血療法、人工呼吸器管理）など
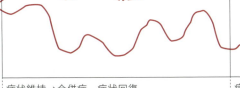	
病状維持→合併症、症状回復	病状の回復
病状維持→合併症、症状悪化	病状の進行→回復困難→…死
親子が過ごす時間と空間は子どもの状態の変化に伴って揺れ動いている	子どもの成長という喜びや楽しみが命を失うかもしれないことへの恐れとともにある
・子どもは全身状態が一度安定に向かっても未熟性に伴う合併症を起こすことがあり、原因不明の病態や生後早期に生じた症状の悪化により治療困難となる場合もある	・子どもは病状の進行に伴い症状が改善しにくくなり、治療として行われていること自体が対症療法の意味をもつようになる ・親は回復を実感できないことに不安をつのらせながら、限られた選択肢の中で子どもの治療について決定する
・子どもは啼泣などにより苦痛を表現するようになるが、身体面の変化が生理的変化として現れないこともあり異常の徴候に気づかれにくい ・子どもの身体状態が悪化することで親の気持ちは再び動揺し、家で待つきょうだいや祖父母も同じように入院している子どものことを心配する	・子どもは成長がみられる一方で、症状の悪化により予想以上に体力を消耗しやすい ・親は医療者と相談しながら子どもにとって苦痛の少ない日常ケアの方法を考えていく
[疼痛・症状マネジメント／治療の選択] 子どもが啼泣している時には苦痛のサインとして受け止めてケアをするとともに、その原因となっている病態がないかにも目を向け、両親と情報共有することで早期発見・適切な治療の選択につなげる [家族ケア] 入院している子どものきょうだいや祖父母にも目を向け、子どもと会うことや家族の情報共有を支援する [人間尊重／人生のQOL] 身体状態の悪化に伴い制限が設けられる中でも子どもの成長に目を向け、抱っこなどの成長に見合った欲求を満たして子どもらしく過ごせるように支える	[疼痛・症状マネジメント] 生理的安定を維持できるように支援し、日常ケアについて親と一緒に考え苦痛の少ない方法を取り入れていく [治療の選択] 子どもの体調について正確な情報を共有し、治療経過を丁寧に伝える中で、子どもとの過ごし方を親と一緒に考える [人間尊重／人生のQOL／家族ケア] 医療チームで連携して安全を確保できる体制を整え、人工呼吸器などの医療機器を必要としていても抱っこや日常ケアができるように支援し、子どもが十分に親に甘えられるよう支える。話をゆっくり聴く時間をもち言葉の一言ひと言に心を傾け、そばにいて同じ気持ちで希望をもち続け、子どもと家族が過ごす時間と空間を守り支える

関する決定を求められる。NICUに入院して最初に医師の説明を聞くのは父親一人であることが多く、父親は突然の出来事への戸惑いと子どもの命がどうなるのかわからないことへの不安、母親の回復への心配も抱えたまま多くの決定をしなければならない。診断から入院、初期治療の開始まではこのような時期にあたり、新たな命の誕生と命の危機は、ほとんど同時期に同じ空間で起きているといえる。

人間尊重 ▶ 子どもは身体が小さく未熟でも、生きる時間が限られていても、新生児期を家族とともに過ごす権利をもっているととらえられる。緊迫した救命と集中治療の場にあるからこそ、親子がともにあるということをいつも保証できるようにしていきたい。

意思表明支援 ▶ 経過が急速に進行し緊急帝王切開や予定外の分娩となる場合、両親で話し合う時間も十分にとれないまま、親は子どもの命にかかわる決定をしなければならない。出生前に予測されたことと出生後の子どもの状態は異なる場合もあるため、正確な医学的評価に基づく両親との情報共有が大切となる。看護師は、考える時間をどのくらいとれるのかを考慮し、両親とともに情報を整理していくことができる。このとき、大人の意見だけで決定をすることがないように、子どもの生命力や治療への反応、生理的な状態の変化を共有し、両親が子どもの気持ちを受け取る過程を支えていくことが大切になると考える。

家族ケア ▶ 妊娠分娩に伴い母親の身体にも危険が及んでいる場合は、NICUにすぐに来られないことが想定される。子どもに会いたいと思いながらも制限があったり、母親がNICUに来ることを怖いと思っている場合がある。「わが子が赤ちゃんの姿をしていなかったらどうしたらよいのだろう」という思いを抱え誰にも言えずに不安をつのらせている母親、あるいは、「医師から子どもの状態について怖いことを言われるのでは」と思い、会いに行くことができないと感じている母親がいる。さまざまな思いを抱える母親や父親とともに、生まれた赤ちゃんにすぐに会えないことで不安をつのらせている、きょうだいや祖父母にも目を向けて子どもと家族を支援していくことが求められている。

初期治療が開始されると、子どもの身体は医療機器やモニター類につながれる。未熟な皮膚の損傷が起こらないように身体は柔らかい素材で支持され、循環動態の変動を最小限とするために安静の保持や身体に触れることを最小にしたケアが行われる。このとき、両親に子どもの手や体にそっと触れてもらうことができるが、身体状態に影響するのではないかとちゅうちょすることも少なくない。一方、子どもに触れることを通して心臓の鼓動や息づかい、温かさが伝わり、わが子が生きていることの実感へとつながる場合がある。子どもの側も母親や父親の温かさを感じていると思われる。医療チームの協力体制を整え、ケアや処置の際にも親が子どものそばで見守ることができるような環境を整えていきたい。また、急変して蘇生が必要となるようなときには、その場に居合わせることで強い緊張や恐怖を感じることもある。緊急時には医療の必要性を説明したうえで離れた場所で待つことを提案し、状態が安定したらすぐに会えるように親子を支援していく。

実践編

治療の選択 ▶ 親は子どもの身体にある気管チューブや点滴ラインを見て、「痛い思いをしているのではないか」と心配したり、自分を責める気持ちを抱くことも多い。また、治療をするかどうか判断が求められるときには、「自分のことであれば決められても、わが子のことなので簡単には決められない」と感じていることがある。両親が医療者から十分な説明を受けて治療の目的や影響を理解し、その時々で受ける治療に納得して選択ができるように支援していきたい。看護師は、生理的な指標の変化やケアへの反応などから治療開始後の子どもの状態を母親や父親に伝えていくことができ、このことが両親の支援にもつながると考える。

3. 生後早期の全身管理を行う時期における
エンド・オブ・ライフケアの実践

事例の経過

出生から3週間が経過する頃、かけるくんは動脈管開存症による呼吸循環状態の悪化から、手術の適応と判断された。両親へ説明が行われ、同日午後、動脈管結紮術が施行された。手術後、かけるくんの状態はいったん安定したものの、数日後に心不全症状が出現した。治療を行い数週間ほど経過すると状態は再び安定し、手足をよく動かすようになってきた。

看護実践

早産児は急性期に起こりやすい疾患や病態があり、全身状態が急激に悪化したり手術が必要になることもある。そばにいる両親は、子どもに装着されたモニターのアラーム音が鳴るたびに緊張し、落ち着かない気持ちを抱えて過ごしている。生後早期の全身管理を行う時期はこのような時期にあたり、親子が過ごす時間と空間は緊張に満ちているといえる。

意思表明支援 ▶ 手術の意思決定支援では、まだ小さなわが子が手術を受けることになり、両親は非常に動揺し、強い恐怖を抱いていることに目を向ける。時間をおけば状態のさらなる悪化が予測される場合は、限られた時間で選択肢もほとんどないまま子どもの代わりに手術の意思決定をすることになる。子どもは身体状態が非常に不安定であるために、親が声をかけたり体に触れたりしたときに見せる反応も弱く、ぐったりとしている。このような姿は、両親に、生きる力の不確実さを感じさせるかもしれない。手術準備の際は医療チームで連携して正確で素早い対応を行いながらも、両親に常に子どものそばに付き添ってもらい、手術に向かうまでの親子の時間を大切にしていきたい。これは親の気持ちを支えるだけではなく、子どもの心身の安定にもつながると考えている。

疼痛・症状マネジメント ▶ 生後早期の身体的な苦痛は呼吸状態や心拍の変動といった生理的サインとして現れることが多い。反対に、覚醒段階がまだ低いために表情や行動の変化で苦痛を表現することは少ない。このため、身体面の観察と早期対

Ⅰ 病いとともに生きる子どもと家族へのエンド・オブ・ライフケア **191**

応が重要となる。ストレスが過剰となり酸素需要が増すと、人工呼吸器管理中にも努力呼吸の増強や酸素飽和度の低下、心拍数の急激な低下がみられたり、低酸素血症に伴って消化機能にも影響が現れてくる。処置に伴う痛みや環境要因、体温低下、低酸素状態はさらなるストレスを生じさせ全身状態の悪化を引き起こしやすい。生理的安定の維持が看護の目標となり、身体面のケアそのものが、子どもの苦痛の軽減につながっていく。

　緊急的な手術準備が必要となる場合は、子どもの感じている苦痛に目が届きにくくなることにも注意しなければならない。看護師は、用手換気や気管内吸引、検査の介助、新たな輸液ルート確保の介助、姿勢の変換や移動時など一つひとつの処置やケアを確実に行うことと同時に、子どもの反応を読み取りながらストレス緩和に働きかけていくことができる。処置中は、強い照明に曝されないように目を覆い保護したり、暖かい環境を保ち体温の変動を最小とすることや、医師の指示のもとで呼吸器の設定を調整するなどして身体への負担が最小となるようにケアを行う。処置が連続して行われるときには、時間をあけられる機会を見計らい、子どもの体力の回復を支持しながら準備を進めていく。

人生のQOL▶ 新生児期は親子が互いの存在を知り関係性を育むうえで重要な時期でもある。集中治療のための医療機器やモニター類が親子を隔てる要因とならないように、NICUの環境を落ち着いた雰囲気に整え、子どもの反応をとらえて両親と共有し、病状が不安定な中でも親子の時間をもてるように支援していきたい。

4. 合併症の管理と病状維持の時期における　エンド・オブ・ライフケアの実践

事例の経過

　かけるくんの状態は徐々に安定し、呼吸器から離脱して経口での授乳を開始できていた。母親は、「男の子は初めてで、オムツの当て方も戸惑いますね。女の子しかわからないから大丈夫かな。でも、男の子の育児も楽しみです」と話してくれた。父親は、かけるくんの名前の由来や、将来の夢を話してくれた。両親や姉と相談し、かけるくんの体調が落ち着いているときに、個室を使用してきょうだいで会う時間をもてることになった。姉の入室時には入口でNICUの様子を説明し、かけるくんが入院している部屋には機械があったり時々大きな音が鳴ったりすること、その機械はかけるくんを守ってくれるものであるから安心してよいこと、お姉ちゃんが風邪をひいていないかどうかを先生（医師）が診察するけれど痛いことはしないこと、お姉ちゃんは入院したりしないことなどを伝えた。姉は丁寧にお辞儀をして部屋に入り、1時間ほど家族の時間を過ごすことができた。その日の夕方、姉がかけるくんのために持ってきてくれた手紙には、にっこりと笑ったかけるくんと、姉と、両親の皆で手をつないで山登りをしている様子が描かれていた。母親は「わかっているんですね。ちゃんと家族みんないるんです」と話し、嬉しそうにしていた。看護師は手紙を預かり、かけ

192　第4章　子どもや高齢者のエンド・オブ・ライフへのアプローチ

るくんのベッドに飾り、姉からのプレゼントであることを伝えた。

　かけるくんの状態はしばらく安定した日々が続いたが、時々苦痛な表情を見せ、次第に呼吸状態が不安定となった。心不全徴候が再び出現したため、緊急的に再挿管を行い人工呼吸器管理となった。

看護実践

　在胎25週未満で出生した早産児は全身状態が一度安定に向かっても、未熟性に伴う合併症を起こすことがある。原因不明の病態や、生後早期に生じた病状の悪化により治療困難な状況におかれる場合もあり、生理的安定を維持しながら最善の治療方法が検討される。両親は苦しそうな子どもの様子につらさを感じ、再び不安の中に身をおくこととなる。合併症の管理と病状維持の時期はこのような時期にあたり、親子が過ごす時間と空間は、子どもの状態の変化に伴って揺れ動いているといえる。

疼痛・症状マネジメント／治療の選択 ▶ 胎児・早産児の成熟過程について、在胎28〜32週頃よりある程度の生理的恒常性を獲得し始める[1]といわれており、日齢が経過すると生後早期のような急激なバイタルサインの変化はみせなくなることにも注意が必要と考える。疼痛や呼吸困難、腹部膨満による苦痛が啼泣の理由である場合もあり、啼泣の原因となる病態がないかにも目を向けたい。このようなとき、いつもそばで見ている両親が子どもの変化に最初に気づくことも多い。両親と情報を共有することが治療の選択につながっていく。

家族ケア ▶ きょうだいがいる場合、直接会えないことや両親の気持ちが動揺することで、同じように不安を抱いていると考えられる。NICUにいると気づかないことも多いが、きょうだいが待合室まで来て待っている場合がある。両親を通してきょうだいの様子を尋ねたり、廊下で会ったときに声をかけ、不安な気持ちで待つきょうだいにも目を向けていきたい。感染予防に配慮をすれば、きょうだいで会う時間をもつこともできる。きょうだいは赤ちゃんに会うことを楽しみにしている一方で、初めてNICUに入るときにはどのような場所かわからず怖いと感じるかもしれない。安心して会えるように、きょうだいの年齢に応じた説明を行うことも大切にしたい。

　祖父母もまた、入院している子どものことをとても心配している。病状が悪化し状況が複雑になると、両親から祖父母に説明をすることが困難となりやすい。両親が祖父母に何を知ってもらいたいと思っているかを確認したうえで、身体状態や子どもの成長について情報共有ができるように支援していく。

人間尊重／人生のQOL ▶ 合併症の悪化により身体的な予備力が低下すると、一つの変化に伴って全身状態が急激に悪化することがある。経口哺乳は呼吸循環系への大きな負担となるため、中止する場合も多い。一方で成長に伴い哺乳の欲求は増し、抱っこを求めて泣いて表現することも増えてくる時期である。子どもの成長にも目を向けて、母乳の口腔内塗布を行ったり、両親が抱っこをできるように支援することで成長に見合った欲求を満たし、子どもらしく過ごせるように支えていきたい。

Ⅰ　病いとともに生きる子どもと家族へのエンド・オブ・ライフケア　**193**

5. 子どもの成長を見守りながら対症療法を行う時期の エンド・オブ・ライフケアの実践

事例の経過

　出生から5カ月が経過する頃、かけるくんの状態はさらに不安定となり、肝機能の低下がみられるようになった。出血傾向が出現し、肺出血を起こすと呼吸困難が増強して、連日の気管内吸引と輸血を必要とした。それでもかけるくんは呼吸が楽になる時間があるとミルクをほしそうに口を動かしたり、母親に抱っこをされると可愛い目をぱちぱちさせて嬉しそうにしていた。次第に症状は強くなった。母親はかけるくんの身体をさすり、「治るといいね」と話しかけ、父親も仕事の合間をみてNICUを訪れると身体をそっとなでて見つめていた。ある日の帰り際、父親は、「自分が代わってあげられたらどんなによいか…」と話してくれた。いつになく重たい声だった。

　毎日の成長記録には、夜間のかけるくんの様子を記して伝え、可愛らしさや成長を両親と共有した。肺出血があり呼吸が苦しいときには、処置の負担に配慮しながら気管内吸引を行い呼吸が楽になって過ごせたことなど、ケアの過程を記し、かけるくんの身体のことについて良いことも心配なことも、ありのままを両親と共有するようにした。家族とともに毎日かけるくんのケアを続けたが、出血傾向が続き次第に回復困難となった。暖かい季節が訪れると、かけるくんは父親と姉が見守る中で母親に抱っこをしてもらい、もう見ることのできない丸く可愛い目をそっと閉じた。

看護実践

　病状が進行すると症状は改善しにくくなり、治療として行われていること自体が対症療法の意味をもつようになる。この頃、両親は子どもの成長を感じられるようになることに反し、身体状態が不安定なことや、治療を継続しながらも回復を実感できないことに不安をつのらせている。対症療法を行う時期はこのような時期にあたり、子どもの成長という喜びや楽しみが、命を失うかもしれないことへの恐れとともにあるといえる。

疼痛・症状マネジメント ▶ 治療の継続は子ども自身の生命力に頼る部分も大きいため、予想以上に体力消耗を招いているかもしれない。看護師は、治療を行いながら生理的安定を維持し、楽な姿勢を工夫することができる。また、気管内吸引や排便コントロールのための処置は、苦痛の緩和が期待できる反面、処置そのものが苦痛を生じさせる可能性もある。一人ひとりの子どもを知り、生理的な変化や表情、体の動きから反応を受け取り、苦痛を最小にするように看護を行っていきたい。一方、両親に身体をなでてもらうことで子どもは安らぎの表情を見せ、状態が落ち着くことも多い。処置を行うときに両親の力を借りて子どもをサポートしてもらったり、オムツ交換や沐浴などの日常ケアについても両親とともに考え、苦痛の少ない方法を取り入れていきたい。触れることや、持続的な相互交流、肯定的なコミュニケーションが情動の発達を支える[2]といわれている。両親にサポートをしてもらうこと

は、生理的安定のみならず、子どもの情緒を育むことへもつながると考える。

治療の選択 ▶ 多くの場合、医療者も両親も対症療法を続けながら回復に向けた治療法を探している。看護師は子どもの状態について両親と正確な情報を共有し、経過を丁寧に伝えていくことができる。治療にかかわる情報を集めながらも、親が子どもとともに過ごす時間を見失うことがないように、入院中の過ごし方を両親と一緒に考えていきたい。

人間尊重／人生のQOL／家族ケア ▶ 人工呼吸器管理が必要な状態でも、子どもの成長に合わせて両親に十分甘えられる時間を大切にしたい。看護師は、医療チームで連携して安全を確保できる体制を整えることで、日常ケアを保証することができる。急がない処置は時間をずらし親子が落ち着いて過ごせるようにすることや、夜間の子どもの様子を親に伝えたり、ほっとした表情を見せたときの写真を撮って渡したりすることも、親子がともにあることを支える支援につながると考える。両親は子どものそばにいることで希望や祈りの気持ちを語り、少し離れた場所では不安や恐怖を言葉にするときがある。特に、父親は母親のことを心配していることが多い。場所に配慮してゆっくり話を聴く時間をもち、家族から語られる言葉の一言ひと言に心を傾け、そばにいて同じ気持ちで希望をもち続けることが、大切な家族ケアになると考える。

6. まとめ

　NICUに入院する多くの子どもが生命の危機を乗り越え回復に向かうが、病状回復が困難となる場合もある。NICUにおいて子どもと家族、医療スタッフの支援を行ってきた臨床心理士の橋本は、赤ちゃんと家族の傍らに身も心もとどまり、ともに「いること」（being）自体が、大切なケアである[3]と述べている。重篤な疾患とともに生きる子どもと家族のエンド・オブ・ライフケアでは、どのようなときにも新生児期が子どもと家族にとって当たり前にあるように、ともに「いること」を大切にして、子どもと家族が過ごす時間と空間を守り支えていきたいと考える。

（仲井あや）

●引用文献

1 ）Altimier LB, Holditch-Davis D: Neurobehavioral Development. In: Carole Kenner, et al. : Comprehensive Neonatal Nursing Care. 6th Edition. New York, Springer Publishing Company, LLC; 2020. p.675-712.
2 ）Marshall J: Infant Neurosensory Development: considerations for Infant Child Care. Early Childhood Education Journal. 2011; 39: 175-181.
3 ）橋本洋子：NICUとこころのケア：家族のこころによりそって. 第2版. メディカ出版；2011. p.95.

B：がんとともに生きる子どもと家族への　エンド・オブ・ライフケア

1. がんとともに生きる子どもの病いの軌跡と　エンド・オブ・ライフケアを必要とする場面

　小児がんは、年間2,000～2,500人の発生という希少がんであるが、化学療法、放射線療法、手術療法、造血細胞移植などの集学的治療や、分子標的治療の導入などにより、5年無病生存率が70％を超えるほどになっている。さらに、近年新薬の開発や臨床試験、またゲノム医療などに伴い、子どもや家族の意思決定の複雑さも生じている。しかし、子どもの病気が関連した死因の中で小児がんの割合はいまだトップである。

　WHO は小児の緩和ケアについて、治癒が望めなくなったときから始まるのではなく、病気や障害が診断された時点から、その軌跡の中で取り組まれる必要があることを述べている[1]。また、2012年に策定された「がん対策推進基本計画」では、小児がんが重点課題として取り上げられ、小児がん医療についても成人と同様に早期から緩和ケアに取り組むことが求められている。

◆ 発症・診断時期

　小児がんの診断を受けたとき、成人のがんと同様、病名から死がイメージされることも多く、病気の子ども本人にはがんであるという事実が伝えられないこともしばしばある。子どもの発達年齢などにより病気の理解も異なるので、その子どもの理解や受容、また対処行動などを考慮しながら、子どもと家族が治療に参加できるようにケアすることが必要である。発症の時期には、疾患そのものに加えてさまざまな侵襲を伴う検査や処置、また治療の開始に伴い身体的苦痛も強い状態にある。約半年から1年、場合によってはさらに長期にわたる入院生活を強いられることもあるが、がんの子どもとその家族は、がんがコントロールされる状態（寛解）を願って、療養生活を送る。看護師は、小児がんの子どもの身体的・心理社会的・精神的苦痛、さらには家族の苦痛を予防し、あるいは苦痛を最小限にして、がんをもつ子どもが"子どもらしく"、家族のメンバーそれぞれが"その人らしく"いられるように支える必要がある。

◆ 維持・安定時期

　たとえば、急性リンパ白血病では、現在約9割が標準的治療で寛解に至り、前半の治療は主に病院に入院して行うものの、後半は主として自宅での内服による維持療法を約1年経たのちに治療終了となり、外来での定期フォローがなされることが多い。また、現在のところ、難治性であるといわれるびまん性橋神経膠腫の子どもたちは、発症後、放射線治療や薬剤投与によって一時的ではあっても、症状の緩和や改善がみられることが多く、その間在宅での療養生活を送ることが多い。この時期は、子どもと家族にとって、病気と共存しながら生活を送る時期であり、病気そのものによる症状の出現や生活への影響が少ないとしても、治療が終了していない段階のため、常に

実践編

再発への不安を抱いていたり、またいつ起こってくるかわからない病気の再燃への恐怖を抱いていることが予測される。この時期には、このような不安や恐怖を受け止め、理解しながら、子どもや家族がもっている力を最大限に発揮できるような支援が望まれる。

◆ 再発・再燃時期

しかし、日々進歩する医療の力をもってしても、再発を繰り返したり、病気の勢いが強くみられることもある。これまでの経験から、再発がわかったとき、子どもと家族は初発時よりもさらに大きな衝撃を受けることが、予測される。親は、それが治癒するのかどうかの不安と同時に、子どもに再発をどのように伝えればよいのか、また治療に関する意思決定についてどのように考えていけばよいのかと悩んだり迷ったりすることがある。子どもは身体的苦痛に加えて、再び治療を行わなければならないことや、それがまた自分の生活を変えてしまうことへのショックや怒りを感じるかもしれない。親以外の家族、特にきょうだいにとってもショックは大きいことだろう。この時期には、身体的ケアはもちろんのこと、子どもと家族がどのような心理状況にあるのか、それをどのように受け止めているのか、またどのようなことに迷っているのかと、初発時に増して、より丁寧に子どもや家族に寄り添って子どもや家族の思いや感覚をとらえていく必要がある。

◆ 終末期への移行の時期・終末を迎える時期

近年の治療の進歩や新薬の開発などから、がんの子どもの病状に対して、治療の次の手として、積極的治療を重ねていくこともしばしば見受けられるが、病気の勢いに対して治療の効果が期待できず、子どものQOLを考慮して、症状緩和を目的とした治療やケアを提示せざるを得ない場合もある。このような状況を子ども自身に伝えることはとても難しく、家族はまた、そのことについて悩み、一方でこれまでの子どもの力を信じて希望をもちながらできることを模索している。看護師は、子どもと家族の希望を支えながら、子どもと家族がどうありたいのか、そのためには何が必要なのか、と彼らの思いや希望をとらえ、常に子どもと家族が主体となれるように調整などの支援を行うことが必要である。

このように、小児がんは高い確率でよい状況にコントロールされる場合が多くなってはいるが、その病いの軌跡から、子どもと家族にはさまざまな意思決定が必要とされ、また生活上の変更をしなければならない場面がある。どの場面も子どもの病状によって程度の差はあるかもしれないが、生や死について考えたり、何らかの意思決定を必要とされ、また人生について考える場となっている。

本項では、それらを「発症・診断時期」「維持・安定時期」「再発・再燃時期」「終末期への移行の時期」「終末を迎える時期」の5つの時期に分け（表4-6）、それぞれの局面で大切だと思われるエンド・オブ・ライフケアについて事例を挙げながら述べる。

I 病いとともに生きる子どもと家族へのエンド・オブ・ライフケア **197**

表4-6　がんとともに生きる子どもと家族へのエンド・オブ・ライフケア

	発症・診断時期	維持・安定時期	
病状 ※多くの子どもは寛解を維持する（– – – –）が、再発する場合（——）もある	【身体面】 疾患に関連した発熱、倦怠感、鼻出血や点状出血斑など出血傾向、骨痛、関節痛、頭痛などの諸症状 診断のための諸検査に伴う苦痛（穿刺痛・恐怖など） 治療に伴う嘔気・嘔吐、気分不快、倦怠感など 【精神面】 ＜子ども＞ 不安・恐怖、不確かさ、抑うつ、ショックなど ＜家族＞ ショック、否定、怒り、罪悪感、悲嘆など	【身体面】 （疾患に関連した症状） 【精神面】 ＜子ども＞ 不安、葛藤など ＜家族＞ 不安・恐怖・葛藤など	
子どもと家族の課題	【子ども】 ・疾患発症に伴う発達年齢に合わせた状況の理解とその対処 ・（感染予防行動や服薬管理、自分の状態を伝えるなど）できることへの参加 ・生活環境の変化への適応 【家族】 ・子どもの発症に伴う受容 ・子どもへの説明、治療選択などの意思決定 ・ライフスタイルや家族内役割変化への調整	【子ども】 ・理解度に応じた自分の状況の理解とその対処 ・セルフケアなどできることへの参加 ・復園・復学などできる限り発達課題に応じた生活が送れること 【家族】 ・子どもの状態を理解し子どもの力を信じること ・子どものセルフケアの支援	
ケアの焦点	・疼痛緩和 ・症状マネジメント ・人間尊重 ・セルフケア支援 ・環境調整 ・病気の受容への支援	・人間尊重 ・セルフケア支援 ・家族支援 ・環境調整	

再発・再燃時期	終末期への移行の時期	終末を迎える時期

死

【身体面】 疾患に関連した諸症状	【身体面】 痛み、倦怠感、出血傾向、食思不振など	【身体面】 痛み、倦怠感、衰弱、食思不振、出血傾向、呼吸困難感など
【精神面】 ＜子ども＞ ショック、恐怖、衝撃、自己コントロール感の喪失、孤立・孤独感など ＜家族＞ ショック、不安、恐怖、葛藤など	【精神面】 ＜子ども＞ 不安、恐怖、孤独・孤立感など ＜家族＞ 不安、怒り、無力感、葛藤、緊張、疲労、孤独感など	【精神面】 ＜子ども＞ 不安、恐怖、孤独・孤立感など ＜家族＞ 不安、恐怖、緊張など
【子ども】 ・状況の理解 ・意思決定（意思表明） ・症状コントロールやセルフケアなどできることへの参加	【子ども】 ・意思決定（意思表明） ・症状コントロールやセルフケアなどできることへの参加	【子ども】 ・自分らしくいられること ・不快なく過ごせること ・意思表明
【家族】 ・子どもの再発に伴う受容 ・治療の選択などの意思表明 ・家族内役割の再調整	【家族】 ・状況の理解とその受容 ・意思表明	【家族】 ・子どもの死に対する理解 ・希望の維持 ・子どもにとってよいことを考えられること ・家族らしくいられること
・疼痛緩和 ・症状マネジメント ・人間尊重 ・意思表明支援 ・意思表明された事柄への支援（保証）	・疼痛緩和 ・症状マネジメント ・人間尊重 ・意思表明支援 ・意思表明された事柄への支援（保証） ・子どもや家族の代弁	・疼痛緩和 ・人間尊重 ・子どもと家族の望みに添う ・看取りのケア ・グリーフケア

2. 発症・診断時期におけるエンド・オブ・ライフケアの実践

事例紹介

優さん（仮名）、13歳、女性。

1週間前くらいから微熱と貧血の症状があり、受診して検査を受けたところ、白血病の疑いがあることがわかった。入院時には呼吸苦もあり、酸素投与を受けながら確定診断のための骨髄穿刺や腰椎穿刺、画像検査、また繰り返しの採血などが行われた。諸検査から優さんは急性リンパ性白血病と診断され、両親に説明がなされた。

治療方法が示されると両親は、「すぐに治療を始めてください」と言い、病気のことを話すと頑張れるかどうかわからないから優さんには伝えてほしくないと話した。しかし、優さんの理解度、また入院後の検査への取り組みや生活の様子から、優さんが自分の状態を自分なりに理解して治療を受けることが望ましいと思われることが両親に伝えられ、主治医から優さんへ説明をする場が設けられた。

優さんは、「それって助かるんだよね、1年したら学校には戻れる？部活もできるよね？」と話したため、治すために治療をしたいと考えていること、これから行われる治療のスケジュールや治療中の学校のこと、優さんができること、そしていつでも一緒に考えていけることを伝えた。

母親はパートの仕事を休み朝から面会に通い、他県に住む祖母が幼稚園の妹の世話をするために来ることになった。

看護実践

小児がんの発症・診断の時期の身体的状況は、その疾患や程度によりさまざまである。たとえば、小児期の発症で最も多い急性リンパ性白血病の場合、発熱や倦怠感、鼻出血や紫斑、その他にも骨痛や関節痛などさまざまな苦痛、いわゆる具合の悪い状況で入院することがほとんどである。また、この時期に子どもは、身体的苦痛に加えて確定診断のための苦痛を伴う検査や処置、さらに入院をはじめとしたこれまでとは一変する生活を余儀なくされる。状況を理解できないなか、また自分でコントロールすることが非常に少ない状況で次々と起こる事柄のために、不安や恐怖に追いやられる子どももいる。一方、この時期の家族は危機的状態に陥り、急な子どもの発症にショックを受けたり、もっと早く気づいてあげられたのではないかと罪悪感などを抱くことが多い。同時に、子どもに次々と検査や処置が行われ、またその結果の説明を聞く場面も多く、さらにそれに基づいた治療の選択や子どもへの説明など、短期間で複数の意思決定を行わなくてはならない。子どもの入院や治療に伴って家族のライフスタイルも一変し、病気が治ることを信じながら、想像できない今後の不確かさに大きな不安を抱く。

疼痛・症状マネジメント ▶ この時期の看護実践では、子どもの身体的苦痛を軽減して、疾患に伴う症状コントロールが図られるよう、症状の細やかな観察のもと異常の早期発見や対応に努める。また度重なる苦痛を伴う処置や検査に際しては、でき

る限り痛みの体験が最小限となるような対策をとるとともに、特に初回の処置の際に、これから子どもが体験しようとしている処置や検査がどのような意味をもつかを伝えることは大切である。

意思表明支援／人間尊重 ▶ 子どもへの説明は発達段階や理解度を考慮して、子どもが知らないことにより恐怖や不安が増すことがないように支援する。病気や治療についても同様に、その子どもにとって知りたい大事なことは何かに注目し、子どもの権利を擁護した説明や情報の提供を行う。そのときに子どもが参加できることを示して、子どもが取り残されないように支援することは大切である。ただし、発症時期の身体的負担を見極めながら行うことを忘れてはならない。高い治療成績から、発症時の治療内容について子どもが選択することは少ないかもしれないが、治療や検査などに子ども自身が参加すること、時間や場所など選択できる事柄があることは、子どもの自己コントロール感を高めることにつながる。家に帰れない、元の生活にすぐには戻れなくても、一時的に異なる生活の場（多くは病院）の環境が子どもにとって快適であるように、これまでのその子どもらしい生活が継続できるように調整し、多職種で取り組んでいくことが大切である。

家族ケア ▶ 特に親はわが子の病気の受容にかなりの労力を要するため、この時期に親に判断や決定を一方的に迫ることは好ましくない。親の受容の状況を理解しながら、親のもつ力を引き出すように、子どもへの病気の説明、またきょうだいを含めた家族のライフスタイルの調整などについて、ともに考える姿勢を示しながら親やきょうだいらにとって必要な情報提供や支援を行う。また、この時期の家族の身体的・精神的症状の有無や変化などにも着目して、必要なケアが受けられるように調整する。

3. 維持・安定時期におけるエンド・オブ・ライフケアの実践

事例の経過

優さんは、中間維持療法の期間に途中約1カ月の自宅での療養期間があったものの、トータル約1年間の入院治療後、外来での維持療法に移行した。退院直後は、倦怠感もあり、クラスメートと同じように体を動かせないことへの心配も抱いていたが、少しずつ体力が回復していると話していた。母親からはあまり無理すると免疫が下がってよくないから、と言われ、退院後も維持療法の影響により自分の思うような元の生活に戻らないことを感じながらも、早く部活に思いきり参加したいと、少しずつ登校時間を増やしたり、できる体育の授業に参加したりしていた。

外来での血液検査のデータが少しでも変動すると、「骨髄の検査をしなくても大丈夫ですか」と質問するなど母の心配は強く、また優さんからも「あざができたけど大丈夫かな？」などと聞かれることがしばしばあった。

看護実践

　小児がんの疾患や分類により、治療経過は異なるが、治療後であっても、病気が治ったということは難しく、寛解時期が5年ほど経過すると安心ができる状態だといわれている。また特に外来での維持療法を継続している時期や、一度症状が抑えられ、経過観察をしているものの、再燃してくる可能性のある病気の種類によっては、再発・再燃への懸念を常に抱きやすいものである。そして、特にそのことは、子ども自身よりも家族から表現されることも多い。また、年齢の高い子どもでは、それを感じていても、直接的に表現することが少ないかもしれない。過剰な不安や恐怖で日常生活が制限されないように、子どもの身体状況を共有しながら、日々の生活において、子どもの力が最大限に発揮されたり、子どもらしく過ごせるような支援が望まれる。

人間尊重 ▶ 子どもの身体状況、それに伴う日常生活への影響はどのようなものがあるのかについて、子どもや家族と共有し、優さんのように、家族の心配が強く、優さんがそのことで制限を受けるようであれば、優さんが自分の身体の調子や状態を認識しながら療養行動をとることができているかのアセスメントを行いながら、それについて家族とともに評価することができる。子どもの力を客観的に共有することは、子どもができることを尊重し、また同時に子ども自身のセルフケアへの支援にもつながる。

家族ケア / 人間尊重 ▶ また、びまん性橋神経膠腫のように、難治性の疾患で一時的に症状が落ち着いている状況の時期に、いつ起こるかわからない再燃に恐怖を感じながら、幼稚園や学校などの集団生活への参加を前向きには考えられないという家族もいるかもしれない。子どもの望みや家族の思いに寄り添うことが優先であるが、恐怖や不安のために、親が子どもの望みに制限をかけているような場合には、安心できる環境を一緒に考えたり、地域の医療機関や行政、また学校などとも調整や連携を図りながら、家族も安心して子どもの望みがかなえられるような支援を考慮することも必要である。

4.再発・再燃時期におけるエンド・オブ・ライフケアの実践

事例の経過

　外来での維持療法が終了後、約半年が経過し、ここ最近、倦怠感が強くなったと感じていたところ、外来の血液検査で汎血球値が下がっており、骨髄検査の結果、再発がわかった。優さんは外来で検査結果と入院治療が必要であることの説明を受け、泣いていた。「今日は家に帰りたい」と希望し、週明けに入院することになった。中学3年生である優さんは、学校のこと、受験のことが気がかりで、入院後も勉強している姿を多く見かけるが、治療が開始されると嘔気や嘔吐、倦怠感が強く、臥床していることが多くなっている。また、夜一人で泣いている姿を見かけることもある。優さんは今後、骨髄移植を行うことを目指して治療を進めているが、その具体的な時期や内容はまだ決まっていない。家族は治療がうまくいくかどうかについて、また受験に

ついての気がかりを看護師に話していた。

看護実践

　再発時には、病気そのものによる身体的苦痛やそれが自分に起こったことへのショック、恐怖、怒りなどに加えて、特に子どもにとっては、再びつらい治療や入院生活を体験しなければならないという衝撃も大きい。病気を治すために必要であるとわかっていても、それによる苦痛や生活の変更など自分ではコントロールできない苦痛にどう対処してよいかわからず、一人で思い悩むこともある。また初発時に比べて治療効果が低いことも多く、このことについての恐怖を抱いたり、また家族も恐怖を感じながらわが子の命を救いたい一心で、子どもの不安に気づき、対応に迷いながらも、積極的な治療の選択を前向きに考えることが多くなるかもしれない。

人間尊重／意思表明支援 ▶ この時期の子どもへのケアで大切なことは、再発に際しての子どもの気持ちに寄り添うことである。どのような感情を抱いてもそれが間違っていないこと、そしてその気持ちを受け止めたうえで、今できることは何かを提示しながら一緒に考えることができる。優さんは、再発した病気が治るのかという恐怖や過去の体験からイメージされる治療による苦痛に加えて、受験生である自分はどうなってしまうのだろう、できれば治療はしたくないと思っているかもしれない。しかしその気持ちの表出は容易ではなく、家族に気持ちを伝えることも少ないかもしれない。看護師は子どものそばで気持ちをとらえ、子どもの意思を確認しながら、必要時には子どもの代弁者となり、また子どもの意思と家族や医療者の目指したい方向のずれが少なくなるように、子どもと家族を含めたチームの調整役として働きかけることができる。

人間尊重 ▶ 病状や治療の見通しを可能な限り共有して、子どもがその状況に応じた意見を表出でき、今後の方針に参加できることが望ましい。しかし、これについては子どもの発達年齢や理解度、また家族の思いなど倫理的課題が生じることも予測され、子どもの親やかかわる多職種のメンバーと子どもの意向や希望を共有したり話し合いなどの場を設けて慎重に進める必要がある。

治療の選択／意思表明支援／家族ケア ▶ 上記に加えて、家族は、初発時にも増して再発に大きな衝撃を受け、さらに状況によっては治療に関する複数の選択肢に混乱し責任を感じることも予測される。子どもの反応への対処と意思決定を同時に行わなければならないことは、とてもストレスが高く、困難な事柄である。この時期の支援として家族が治療を選択する際の手がかりとなる情報を提供したり、また子どもの気持ちを一緒に共有したりしながらともに考えることは大切である。そのうえで家族の選択を非難することなく、尊重しながら家族の思いや希望をとらえていくことが必要である。また初発時と同様に、きょうだいも含めた家族員全員の反応を気にかけ、必要な支援のアセスメントを行い、ケアを提供する。

5. 終末期への移行の時期におけるエンド・オブ・ライフケアの実践

事例の経過

優さんは再発後、化学療法を続け、移植治療を行った。治療によるGVHD（移植片対宿主病）もあったが、学校との調整のもと病院内で受験をすることができた。しかし、移植後3カ月で再発がわかり、家族へ説明された。優さんは発熱と腹痛に対し時折鎮痛薬の投与を受け、また倦怠感もある様子で「このままじゃ、なんか退院できなさそうだね」と看護師に話した。優さんから「よくならないなら退院したい」と言われた家族は、本人のつらさを取り除いてほしい思いと、今後の治療の見通しについて知りたいこと、助かるならどんなことでもしたい気持ちを看護師に話した。

看護実践

人間尊重 ▶ 「終末期への移行を考える時期」とは、いつの時期をいうのだろうか。医療者は、治療による子どもの病状のコントロールが難しく、明らかな手立てが見つからず、死が避けられない状況になったときにそれを考えるかもしれない。一方で同時期に、家族はリスクを伴っても何とかできる治療を施して子どもの命を救いたいと思い、ましてや子ども本人にとっては終末期への移行は想像しがたい事柄である。小児がんについて治癒はもはや望めないと専門医が思う時点から、両親がそれを認識するまでには3カ月以上の時間のずれがあるという報告[2]もある。

医療者間でもこの時期に、たとえば主治医と担当医、そして看護師が同じような意見をもつとは限らないのも現実であり、終末期への移行について家族や子どもに伝えるのは容易ではない。医療チームが十分に相談をして、タイミングを逃さずに家族や子どもに状況に関する何らかの説明をすることが求められる。小児がんの場合、診断時から同じ医療チームが継続してかかわっていることも多いと思われる。子どもと家族との信頼関係をもとに、子どもと家族が知りたい情報を伝えることが大切である。悪いニュースは決して知りたい情報ではないと思われるが、この先の子どもと家族がどうありたいかについて考えていく前提として、丁寧に状況を共有することが必要なのである。

家族ケア ▶ 小児がんの家族が最も困難と感じる場面として、「効果的な治療がこれ以上ないことを医師から説明されたとき」が挙げられている[3]ように、これを告げられた家族は、信じられない気持ち、怒り、無力感などと同時に、これまで乗り越えてきた体験から「何かできることがあるはず」と希望ももっている。終末期への移行を考える時期は、子どもの状態に応じて、家族がどのようにそれを感じたり考えたりしているか、家族の模索の状態や期待の程度を共有する場を設け、家族が孤独感をもたないようにそばに寄り添うことが大切である。コントロールできない小児がんの病状は急激に変化することもあり得るので、子どもと家族の意向を表現するタイミングを逃さないための場づくりをすることが必要である。

人間尊重／意思表明支援 ▶ 子どもにとっては、治って元の生活に戻ることを目標にし

ながらこれまでさまざまなことを我慢し、対処を続けてきた闘病生活で、治ることが難しいと知ることはとても耐えがたいことである。実際に子どもにそのことを伝えるかどうかは、慎重に考えなければならない。病状が思わしくないとき、子どもなりに「今までと違う」「何か変な感覚」などを抱いていることは多い。直接言葉で表現しなくても、機嫌が悪かったり、何か恐怖感を抱いているような様子がみられることもある。子どもにとっての「死」の概念は、発達年齢や経験などにより異なる。子どもが今ある状況をどのようにとらえているのか、その子どもが知りたい情報は何か、そのうえで何をしたいのかを寄り添いながら共有することで、その子どもらしさを尊重した支援を行ったり一緒にできることを考えたりすることができる。

治療方針・症状説明／疼痛・症状マネジメント ▶ 優さんはこれまでも病気の説明を詳細に受けてきた。家族は今回の再発を伝えてほしくないと言ったが、これまでの優さんの対処の様子や「よくならないなら退院したい」気持ちがあることから、今わかっている事実を伝えなければ優さんに選択の機会を与えないことになるのではないかと考え、家族と医療者間で話し合いをもった。その後主治医から優さんには再発したこと、発熱や腹痛の原因、また痛みのコントロールなど、今できることが説明された。この病状が思わしくない時期の症状に対して、子どもが恐怖や孤独を感じないよう積極的にコントロールを行うことは必要である。そして、身体的・精神的・社会的・スピリチュアルな苦痛に対して、多職種によるチーム間での共有や話し合いの場を設けて、子どもや家族の意向や希望に添いながら、みんなでできることを考え提供することが大切になる。

6. 終末を迎える時期におけるエンド・オブ・ライフケア

事例の経過

優さんは、現時点で受けられる積極的治療がないことから、現病による症状緩和としての抗がん剤の内服、外来点滴治療、腹痛に対する疼痛コントロールを受けながら、自宅で過ごすことになった。母親は仕事を辞め、また父親はできるだけ遠方への出張がないように会社と調整をした。今度小学1年生になる妹も、優さんが家にいるときは嬉しそうであった。訪問看護も導入され、身体的苦痛の強いときには受診して、輸血や抗生剤投与などを受けた。受験した高校にも合格し、仲のよい友達と一緒に制服を着て学校に行きたいと話していた。感染に留意しながら、卒業前の中学校に時折顔を出すこともあったが、痛みの増強と倦怠感があり、本人から家にいるのは不安であること、また家族も同様の意見があり、入院することになった。

看護実践

人間尊重／治療の選択／意思表明支援 ▶ 最期が近づいてきたと考えられる時のみならず、病気がわかった時から、どの時期においても、その子どもがどうありたいか、

また親や家族がどうありたいかについて、子どもや家族の言葉や行動などから感じとったり確認したりしながら、それを受け止めることが必要である。そして、子どもと家族の選択があるとき、子どもや家族の希望を叶えるうえでの利益とリスクを考え、家族や子どもが意思決定をするうえで必要な情報を伝えることは大切である。

家族ケア ▶ 看護師自身も子どもの状況につらさを感じ、また子どもと家族の反応に揺れながらともにケアをする存在であると思うが、揺れる気持ちに気づきながら子どもと家族のそばにともにいることは大切である。親は子どもの病気がわかったときから常に子どもに対して何らかの希望を抱いているといわれている[4]。家族は救えない命であるかもしれないという漠然とした大きな覚悟はしていても、最期のときまで子どもの苦痛がないことや、一日でも長く一緒に暮らすことなどの希望を抱いている。この希望が最期まで子どもとともに時間を過ごす力となっていると考え、これを維持することはとても大切である。しかし、家族にとっては経験したことのない、予測しがたいことを想像するのは難しいため、子どもと家族に寄り添いともにケアを行いながら状況を共有し、できることは何かをともに考え、その方法を提示したりすることも必要である。

疼痛・症状マネジメント ▶ また、この時期の子どもの症状マネジメントはとても大切である。子どもはどういう状況でありたいか、つまり子どもがどのような生活を送りたいかに焦点を合わせながら相談し、症状コントロールを行っていくことが必要である。身体的状況については医師とも確認しながら予測的・予防的な管理を行い、タイミングを逃さないように、それらを子どもや家族に伝えたり、できることを一緒に考えることが必要である。優さんは日中はできるだけ起きていたいと話した。最期の時期の症状コントロールは容易ではないが、子どもが安楽を感じられるよう、家族の参加も尊重しながらできる方法を考えていく。

人生のQOL ▶ 最期のときが近づいてきたとき、子どもにそのことを伝えることはあまりないのが現状である。子どもの覚悟を促すということではなく、子どもの「今どうありたいか」を大切に、最期までその子どものできること、子どもにできることを考える。鎮痛薬の増量や意識レベル低下のバランスなどが考慮される時期には、家族とよく話し合いをしたうえで選択を進めることが必要になるであろう。

7. まとめ

　これまで何度も述べたように、小児がんの子どもと家族のエンド・オブ・ライフケアにおいて大切なことは、どのような時期であっても、その子ども、親、家族がその人らしく生活すること、彼らの暮らしを支えることである。

　小児がんの多くは治る病気に変化してきたが、子どもや家族にとって病気が与える影響は大きなものである。診断時からそばでともに寄り添いながらケアをしている看護師だからこそ、子どもや家族の思いや感覚に敏感になり、生活への支援や症状マネジメントを多職種との調整や協働のもとに行うことができる。子どもの発達年齢やそ

の家族のあり方、またそばにいるからこそ感じる医療者の葛藤など倫理的に困難を感じるかもしれないが、子どもと家族の感覚を尊重することが重要である。そして、看護師としてともにケアをすることが子どもや家族の意思決定への助けとなり、子どもや家族が孤独感を感じることがなく、子どもや家族の大切にしていることを尊重することにつながると考える。

（竹之内直子）

●引用文献

1 ）WHO: WHO Definition of Palliative Care. WHOホームページより. <https://www.who.int/cancer/palliative/definition/en />
2 ）Wolfe J, Klar N, Grier H, et al.: Understanding of prognosis among parents of children who died of cancer: impact on treatment goals and integration of palliative care. JAMA. 2000; 284(19): 2469-2475.
3 ）Hinds PS, Oakes L, Furman W, et al.: End-of-Life decision making by adolescents, parents, and healthcare providers in pediatric oncology: research to evidence-based practice guidelines. Cancer Nurs. 2001; 24(2): 122-138.
4 ）Hill DL, Nathanson PG, Carroll KW, et al.：Changes in Parental Hopes for Seriously Ill Children. Pediatrics; 141（4）：e20173549, 2018. doi: 10.1542: 2017-3549.

●参考文献

・内田雅代，他：小児がん看護ケアガイドライン2012：小児がんの子どものQOLの向上を目指した看護ケアのために. 第10回日本小児がん看護学会. 2013.
・松岡真里：End-of-Lifeにある10代の患者・家族中心のケアと"看護"の役割. 小児看護. 2011；34(3)：284-289.
・田村恵美：End-of-Lifeのなかで希望を支える看護. 小児看護. 2011；34(3)：315-321.
・平田美佳：ターミナルケアの実際：ターミナル期にある子どもの家族への働きかけ. 小児看護. 2003；26(13)：1766-1772.
・日本小児がん看護学会：小児がん看護ケアガイドライン 2018. 2019. 第15章 終末期ケア；p.87-97.

2 老いとともに生きる人と家族へのエンド・オブ・ライフケア

1. 日本の高齢者の現状

1 ▶ 後期高齢者が前期高齢者を上回る

わが国は世界のどこの国もまだ経験したことがない高齢社会を迎えている。2021（令和3）年は高齢化率28.9％で4人に1人、2036（令和18）年は高齢化率33.3％で3人に1人、2065（令和47）年では高齢化率38.4％2.6人に1人となることが推定される[1]。そして、75歳以上人口は増加を続け、2054（令和36）年まで増加傾向が続くものと見込まれている。今後、わが国の高齢化は、大都市圏を含めて全国的な広がりをみることとなる[2]。

2 ▶ 90歳を超える女性の平均寿命

後期高齢者人口が増える一方、平均寿命も男女ともに延びることが見込まれている（図4-1）。2020（令和2）年では、男性81.56年、女性は87.71年と以前と比べやや上回った。今後、2065（令和47）年には、男性84.95年、女性91.35年となり、女性の平均寿命は90年を超える推計結果となっている。

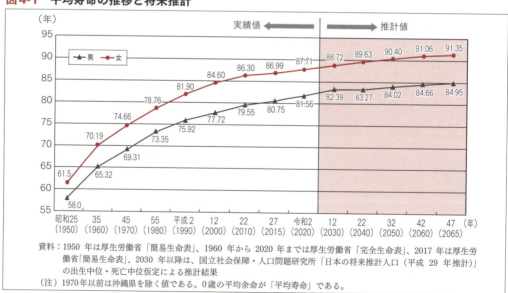

図4-1 平均寿命の推移と将来推計

資料：1950年は厚生労働省「簡易生命表」、1960年から2020年までは厚生労働省「完全生命表」、2017年は厚生労働省「簡易生命表」、2030年以降は、国立社会保障・人口問題研究所「日本の将来推計人口（平成29年推計）」の出生中位・死亡中位仮定による推計結果
（注）1970年以前は沖縄県を除く値である。0歳の平均余命が「平均寿命」である。

（内閣府：令和4年版 高齢社会白書. 内閣府；2022. p.6）

3 ▶ 健康寿命と平均寿命の推移

　平均寿命が長くなることと、健康で暮らせることは決して同じではない。健康寿命とは、「一般に、ある健康状態で生活することが期待される平均期間またはその指標の総称」といわれている[3]。つまり、平均寿命から介護（自立した生活を営めない）期間を差し引いた値、日常生活に制限のない期間として示されるものである。

　前述のとおり2020(令和2)年、男性は平均寿命が81.56年、女性は平均寿命が87.71年、そして、2019（令和元）年の健康寿命は男性72.68年、女性75.38年である。平均寿命の延びに伴い健康寿命も延びている。しかし、男性は約9年、女性は約12年、人生の最晩年に何らかの形で介助を必要とする生活を送ることが予測されることでもある。つまり、わが国は長寿ではあるが、人生の最晩年に何らかの介助を必要とする生活を送る期間も長いことを認識しておく必要がある[4]。

4 ▶ 認知症高齢者の増加

　65歳以上の認知症高齢者数と有病率の将来推計についてみると、2012（平成24）年は認知症高齢者数462万人と、65歳以上の高齢者の約7人に1人（有病率15.0％）であったが、2025（平成37）年には、約5人に1人になるとの推計もある[5]。今後も認知症高齢者は増加が予測される。厚生労働省としては、これらの課題に対応し「認知症になっても本人の意思が尊重され、できる限り住み慣れた地域のよい環境で暮らし続けることができる社会」の実現を目的に、認知症施策推進5か年計画（オレンジプラン）を策定し、2013（平成25）年度から取り組みを実施している。2019（令和元）年6月に、認知症施策推進大綱が公表された。認知症はだれもがなりうるものであり、家族や身近な人が認知症になることなどを含め、多くの人にとって身近なものとなっている。認知症の発症を遅らせ、認知症になっても希望をもって日常生活を過ごせる社会を目指し、認知症の人や家族の視点を重視しながら、「共生」と「予防」を車の両輪として施策を推進することを基本的な考え方としている。具体的な施策として、①普及啓発・本人発信支援、②予防、③医療・ケア・介護サービス・介護者への支援、④認知症バリアフリーの推進・若年性認知症の人への支援・社会参加支援、⑤研究開発・産業促進・国際展開の5つを目標として掲げている[6]。

2. 日本の高齢者の課題

1 ▶ 多死社会：人生最期を過ごす場について自分で考える

　超高齢社会は、多死社会を迎えていることでもある。先にも述べたように、人生の最後の数年間、介護が必要な期間を経て死を迎える。死がいつ訪れるかは誰にもわからないものである。少子高齢化を迎えているわが国にとって、死に至るまでの間、誰から介護を受け、どこの場で過ごすのか、これは最も大きな課題である。

　介護を受けたい場所として、約4割が「自宅で介護してほしい」と「自宅」を希望している。女性の場合、次いで高かったのが「病院などの医療機関」である。そして、

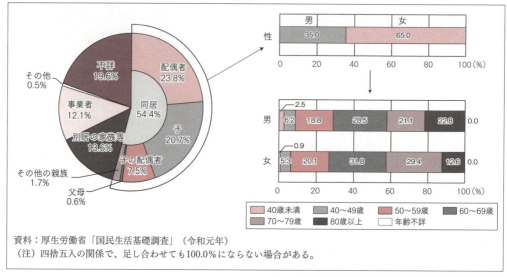

図4-2 要介護者等からみた主な介護者の続柄

資料：厚生労働省「国民生活基礎調査」（令和元年）
（注）四捨五入の関係で、足し合わせても100.0%にならない場合がある。

（内閣府：令和4年版 高齢社会白書．内閣府；2022．p.30）

最期を迎えたい場所は半数以上が、「自宅」、次いで「病院などの医療機関」であった。身内の介護を経験したことがある女性の話を聞くと、「夫の介護をしてみて、同じ苦労を子どもたちにかけたくない」「自分がケアされる側になったとき、家にいて気遣いをするのはいやだ」などと語る方も多くいる。自宅で終焉のときを迎えたいと思う一方で、身内などへの負担を考えているケースもあることは事実である。多死社会を迎え、看取りの場は医療機関や自宅だけではなく、高齢者ケア施設などよりいっそう拡大されることだろう。そのとき、高齢者が望む場で人生の終焉のときを過ごせるようにしなくてはならない。また、自分がどこで亡くなりたいのかを考える時代になっている。

2 ▶ 単身世帯の増加

　地域差はあるが2世帯・3世帯同居家族は減少し、夫婦だけ、あるいは単身者、父親・母親のどちらかと子という家族形態に変わっていく。現在は主に家族、特に女性が介護者であるが（図4-2）、徐々に男性介護者が増加していく。夫婦だけの世帯では、老老介護、認認介護の場合も少なくない。つまり今後、家族の介護力を期待することは難しい状況になることが予測される。

　そして、一人暮らしの世帯が今後も増加する傾向にある。圧倒的に女性の単身者が多いが、男性単身者も増加傾向にある。男性の場合、女性に比べ人づきあいが上手ではなく、頼れる人も少なく、孤独になりがちである。そして、孤立死を身近に感じる割合は、単身世帯では4割を超えている（図4-3）。

　今後、首都圏の高齢化率が上がることが予想されている。施設ではなく、住み慣れた家で過ごすことを望むのならば一人で亡くなる可能性もあることを、ケアを受ける

図4-3 孤立死*を身近な問題と感じるものの割合

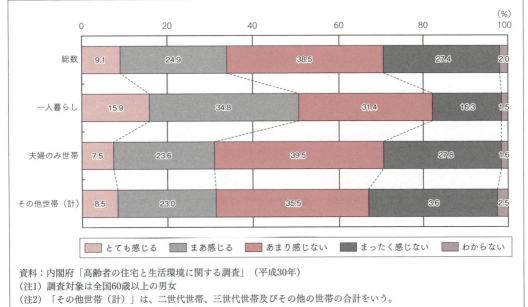

（内閣府：令和4年版 高齢社会白書．2022年．p.40．）

側の高齢者も覚悟する必要性があると考える。

3. 高齢者と家族へのケアに看護師がかかわる必要性

1 ▶ 高齢者のケアに看護師がかわる必要性

◆ 高齢者の自律の尊重と保証

　認知症や全介助状態になると、「意思ある存在」として認めてもらうことが難しくなる。しかし、言語的に意思を伝えることが困難であるからといって、意思がないわけではない。言葉で伝えられないだけである。そのことを看護師は認識しておく必要がある。医療と生活に精通している看護師だからこそ、高齢者の代弁者としての役割があることを認識しておく必要がある。

◆ 死を見据えたかかわり

　人は必ず亡くなる。65歳以上の高齢者がすべてエンド・オブ・ライフケアの対象ではないが、暦年齢から考えると死に近いことは確かである。そして、死はいつ訪れるかわからない。死をタブー視するのではなく、死を見据えてケアすることが高齢者や家族の望みをかなえることにもつながる[7]。

◆ 高齢者の価値を大切にする

　ケアを提供する側の私たち看護師には80歳、90歳の老いの経験はない。経験がな

いなかで、想像しケアを提供する。人生の最晩年を過ごすときにかかわる看護師は、高齢者自身の価値を敬いケアすることが求められる。だからこそ、高齢者が生きてきた時代背景や、その人の生活歴などを知る必要がある。「未知」の人たちをケアするということに対し、謙虚さや真摯さがケアする者には不可欠である。

◆ 廃用症候の予防

「安静」にすることが最も身体によいこと、という勘違いはしばしば起こりがちである。高齢者の場合、過度な安静により身体の廃用症候が進み、かえって苦痛を与えることになりかねない。臥床状態の場合、自動的に身体を動かせないからこそ、他動的に動かす方法を検討する必要がある。身体を動かさないことによる痛みを意識し、対応していくことが求められる。安静は別の意味で、苦痛を増強させることになる。

◆ 日々、丁寧に繰り返されるケアの重要性

「日々のケア」とは，ケアする側からすると一日の中で複数回行うおむつ交換、1日3回ある食事介助とルーチンの業務のように思われがちである。しかし、この基本ケアこそが高齢者にとっては緩和ケアであり、エンド・オブ・ライフケアであり、高度なケア技術が必要となる。私たちは健康で自らそれらのことを日々無意識に行っている。しかし、実際に自分で行えなくなったらどうだろうか。人生の最晩年、日々、丁寧に繰り返し提供されるケアこそ、人生の最晩年の生を支える価値あるケアである。

2 ▶ 高齢者の家族に看護師がかかわる必要性

◆ 家族の文化・歴史を知る

それぞれの家族により、これまで歩んできた文化や歴史がある。それによって価値観や考え方が異なることを認識しておく必要がある。その価値観を知り、ケア方法や環境調整などを行う必要がある。

◆ 家族の不安の軽減：心の準備

たとえ元気そうに見えても、いつ亡くなるかがわからないのが高齢者である。そして、ケアする側の私たちにとっては、人が亡くなることは日常のことだ。しかし、家族の場合は異なる。だからこそ、ケアする側が個々の家族の特徴を理解し、家族にわかる言葉で、そのつど高齢者の状態を説明を行うことが望ましいと考える。そして、それこそが、家族の安心感にもつながっていく。

また、徐々に家族へ状態を伝えることは、家族の心の準備にもつながる[8]。

◆ 家族とケア、家族もケア：家族によい余韻を残す

介護の終了のゴールは、いつ来るかわからない。だからこそ、その経過の中でさまざまな葛藤が生じている。家族の心残りを軽減することも必要である。そのためにも家族とともにケアし、それが家族をケアすることにつながる、と認識しておく必要がある[9]。

(桑田美代子)

実践編

●引用文献

1）内閣府：令和4年版 高齢社会白書．2022．p.2-3．
2）前掲書1）．p.4．
3）健康寿命における将来予測と生活習慣病対策の費用対効果に関する研究班：健康寿命の算定方法の指針．平成24年9月．2012．
4）前掲書1）．p.26．
5）内閣府：平成29年度版 高齢社会白書．p.21
6）厚生労働省：認知症施策推進大綱．厚生労働省ホームページより．<https://www.mhlw.go.jp/content/000522832.pdf>
7）桑田美代子：第1章 高齢者が長期に療養する施設・病院におけるケア管理実践の基本的な考え方と方法．In：桑田美代子，湯浅美千代編：死を見据えたケア管理技術．中央法規；2016．p.20-33．
8）塩塚優子：第6章 エンドオブライフにおける集団生活の質を保証するケア管理実践．In：桑田美代子，湯浅美千代編：死を見据えたケア管理技術．中央法規；2016．p.136-138．
9）四垂美保：第4章高齢者が長期に療養する施設・病院における家族支援のためのケア管理実践．In：桑田美代子，湯浅美千代編：死を見据えたケア管理技術．中央法規；2016．p.80-88．

2　老いとともに生きる人と家族へのエンド・オブ・ライフケア　**213**

A：施設での看取りにおけるエンド・オブ・ライフケア

1. 施設での看取りにおける高齢者と家族へのエンド・オブ・ライフケアが必要とされる場面

　介護老人福祉施設（特別養護老人ホーム）に入居する高齢者は、要介護3以上となっているため、自ずと超高齢でかつ認知症の最終段階にある場合が多くなっている。施設は生活の場で介護を受け、自然な終焉を迎える場にもなっている。実態として入居者は90歳以上の高年齢でかつ重度の認知症を伴っているケースが多く、ケアの決定や、最期までの時間を「どのように過ごしたいか」についての意思の確認には、高齢者本人だけではなく家族の関与も大きい。

　施設ケアの基となるケアプランを作成するにあたって、高齢者本人だけでなく家族の思いがどこにあるかを把握することは重要で、そのためのコミュニケーションに多くの時間を費やしている。高齢者が施設での生活を始める住み替えの時から、本人と家族と支援する職員が、高齢者の意向の共有や理解のためのやりとりを行う。これは高齢者が最期の時を迎えるまでに不可欠なことで、施設の介護・看護スタッフや相談員、ケアマネジャーにとってそのための時間はとても意味の深いものであると位置づけている。むしろ対話の機会が非常に少ない家族との関係では、高齢者の望む自然で穏やかな終焉の支援に家族とともに到達することができない場合が多く、限られた時間で積極的な介入が必要となってくる。

◆ 施設で看取りを迎える高齢者と家族の特徴

　施設で生活する高齢者は90歳以上の高年齢で、かつ重度の認知症を伴っているケースが多い。家族は、施設から入居の意向やエンド・オブ・ライフケアについての意向確認を求められることがある。施設で生活し最期を迎えるまでのケアプランは、家族もチームの一人として重要な役割を果たす。キーパーソンとなる家族は、チームで考えた以上の責任感や義務感を背負ってしまうことがある。配偶者や兄弟、子あるいは孫たちは、キーパーソンになると同時に、家族としての使命感や義務感にとらわれ苦悩することがある。

◆ エンド・オブ・ライフケアが必要とされる場面

　「施設へ入居する時期」「安定した生活を送る維持期」「身体機能の低下がみられ不安定な時期」「看取りの時期」のそれぞれに、「どのように生きたいか」を本人に確認し、家族と相談しながらすすめる。認知症などで高齢者自身が意思を示さない場合は、家族が高齢者に代わって「どのように生きたいか」の決定を行う必要が出てくる。この際にも複数の家族と相談できるケースやたった一人で迷うこともある。

　アルツハイマー型認知症の母親と統合失調症を患って同居する兄を、別世帯の妹がキーパーソンとなり、在宅で介護を継続することが困難になったため、高齢者施設入居を決めた事例を紹介する。高齢者本人には入居後健康上のさまざまな問題が起き、

そのたびに施設職員と話し合い、長い経過の中でキーパーソンの葛藤の末、施設で静かな看取りにたどりついた事例である（**表4-7**）。

2. 施設へ入居する時期におけるエンド・オブ・ライフケアの実践

事例紹介

Tさん、88歳、女性。

・アルツハイマー型認知症、糖尿病疑い腎機能障害、貧血症、骨粗鬆症。

・体重31.6kg、身長153cm。要介護3、障害者日常生活自立度A2、認知症高齢者の日常生活自立度Ⅳ。

・家族背景：7年前に夫と死別。統合失調症の長男と同居。主介護者は別世帯の長女で、中学生の娘を扶養している。

　2009年より認知症、腎障害について医療サポートを受け、在宅で生活をしていた。2015年に認知症BPSD（幻視幻聴）が出現し、主介護者の介護負担が高まり在宅で介護困難から老人保健施設へ入所となった。自宅での介護の再開困難と判断し、特別養護老人ホームへの申し込みをして待機していたが、2016年7月に老人保健施設から特別養護老人ホームへの転入となった。

　同居している統合失調症の兄のサポートとTさんの介護を、区内別住所の長女が家庭と両立させながら行ってきた。長女は中学生の娘との母子家庭であり、母親の介護、兄のサポート、娘の養育という三重の負担を負っていた。

看護実践

　施設の生活では、看護職はケアプランの中で、Tさんの身体状態の把握と健康管理を中心に業務を受け持つ。日々のケアにあたるのは介護職員で、プランの管理および家族への対応やサポートは、生活相談員とケアマネジャーが受け持つ。

疼痛・症状マネジメント ▶ 特別に管理が必要な疾病はない

　腎機能障害は悪化すれば人工透析の検討が必要だが、日常的な水分摂取量の管理をして脱水予防を行うことで維持が可能となっている。治療のための服薬はしていない。骨粗鬆症はパセドキシフェン20mgの服薬を継続している。

　アルツハイマー型認知症はBPSDが落ち着いているためメマンチン5mgを服薬するが、ジアゼパム2mgとエチゾラム0.5mgは頓用とし、使用していない。

　食事摂取量が少ないため、栄養補助食品1日125mLで補強する。貧血については在宅で生活しているときに注射をしたことがあるが、老人保健施設入所以降は行っていない。

治療の選択 ▶ 生活の中で安定するような対応を望む

　特別な情況以外では入院などによる点滴などの治療は望まない。疾病についての理解はある程度もっているが、腎機能が悪化した場合の人工透析などの医療対応については考えられない状況にある。

表4-7 高齢者施設で生活をする高齢者と家族へのエンド・オブ・ライフケア

	施設へ入居する時期		
	住み替え前	施設入居時	
状態	認知症　日常生活自立度Ⅳ ・ADL：食事は自力摂取、歩行は杖使用で見守、排泄はトイレ誘導、入浴は介助 ・身長153cm　体重31.6kg ・疾病：糖尿病疑い腎機能障害、貧血症、アルツハイマー型認知症、骨粗鬆症	200X年7月　特養入居 ・要介護3 ・認知症高齢者の日常生活自立度Ⅳ ・杖歩行、トイレ誘導 ・食事普通食で小食 ・低栄養（ALB3.9）	
本人と家族の課題	・認知症で長女が在宅で介護にあたっていた。介護者は統合失調症の兄の対応も並行して行い、徐々に介護負担が高まる ・食事量が少なく、入浴への拒否が強く介護が困難のため、5カ月前から老人保健施設に入所となっている	・老人保健施設から居室や生活環境が変化し、1日の過ごし方に慣れるための時間が必要。その間の転倒予防など事故防止に配慮が必要 ・家族は低栄養を心配し、栄養の強化を希望する	
ケアの焦点	・拒食による低栄養状態と脱水症の危険性 ・低栄養と貧血による病状の悪化の可能性	・生活環境の変化による事故予防や認知障害の進行に注意が必要 ・食事量が少ないため補強が必要	

安定した生活を送る維持期	身体機能の低下がみられ不安定な時期	看取りの時期

死

200X〜200X＋1年　VSは安定 ・体重30kg ・食事量は維持 ・トイレは誘導で排泄 ・便秘あり（1週間） ・腎機能障害変化ない ・時折介護の拒否、入浴誘導で不穏、夜間転倒	200X＋1年9月 ・食事量が著明に低下 ・日により水分摂取低下し、排尿無がある ・37.4℃微熱 ・ほとんど起き上がらない日もある ※カンファレンスの開催、主治医の説明	・血圧の低下 ・経口摂取0 9月29日 　施設で看取りの意思を決定 10月2日 　静養室で逝去
・食事は量が多く摂れず、出前や小おにぎりなどの工夫と栄養補給などをしているが、体重も入居時と同じ状態で過ごす ・家族（長女）は頻回に訪問し、食欲向上のための持ち込みなどを行い、生活を見守る	・極端に食事量が低下し、水分摂取もしない状況が起きている ・脱水、腎機能障害も考えると点滴や胃瘻の検討も必要 ・貧血に対する輸血の可能性についても検討 ・本人の意思と家族（長女）の意向を確認	・家族は施設で点滴などの医療処置をせず、自然に過ごすことを決める ・本人は長男や孫の面会を受けて過ごす
・食事・水分摂取量が少ないため、栄養補助や好きなドリンクなどで栄養状態を維持 ・機能訓練による身体機能の低下を予防	・医療対応（入院）についてしばらく考える時間をもつ（長女） ・当面水分の摂取を重点に対応 ・除圧マットと2時間ごとの体位変換に訪室	・水分は嚥下するようであれば少量介助 ・血圧・体温の観察

2　老いとともに生きる人と家族へのエンド・オブ・ライフケア

意思表明支援 ▶ 認知障害が重度のため、「～したい」の意思の確認はできない

　日常のケアでは、そのつど誘導する際の声かけから、「良い」「嫌い」というような言葉や仕草で意思を判断している。入居時の生活の意向や看取りの意向などについての意思確認も不明で、家族である長女による代弁をケアプランで表記している。

家族ケア ▶ キーパーソンとなる長女は、1人で対応しなければならない状況にある

　長女はTさんに関する入居の決定や意向の代弁などすべてに対応する状況になっており、統合失調症の兄への対応もあり、本人からの訴えはないが負担になっていることは推測された。

人生のQOL ▶ 本人の意向は明確になっていない

　Tさん自身がどう生活したいのかを確認する機会がなかったため、日々の生活で「何を良いと思っているか」から総合的に判断した。

人間尊重 ▶ ケアが必要になり住み替えをする必要が出てきた

　7年前死亡したTさんの夫は、骨折をきっかけに寝たきりになり最期を迎えることとなったが、認知障害はなかったため自分で意思決定をした。その時にはTさんはすでに認知症が始まっていたため、家族はTさん本人と話し合ったり確認したりする機会をもてないまま認知症の病状が進行した。介護にあたっている長女は、母親の思いを推測しながら住み替えの場所やケアの方向性を決めてきた。

3. 安定した生活を送る維持期から、身体機能の低下がみられる不安定な時期におけるエンド・オブ・ライフケアの実践

事例の経過

　施設の生活は、入居後1年ほど活動力の低下はあるものの、身体状態は大きく変化せずに経過する。徐々に体力は低下したが、トイレへ誘導すれば、歩行して排泄行動がとれ、日中はデイフロアでの"おしぼりたたみ"などの作業や仲間とともに体操なども無理のない範囲で行う。食事量は芳しくないが、食堂でみんなで食べると少し食が進んだり、出前や好きなものの持ち込みで食べられる状況があり、貧血状態の悪化や脱水などに注意して観察をしながら見守った。

　入居1年経過した頃から食事量や水分摂取状況が減少する傾向となり、看取りの具体的な確認をする段階となり、主治医と家族、ケアマネジャー、看護師とのカンファレンスを調整した。

看護実践

健康状態アセスメント ▶ 認知症日常生活自立度のさらなる低下はないが、ADLは緩やかに低下してきている

　食事は好きなものの出前や食形態の工夫（小さなおにぎりなど）をしているが摂取量低下がみられるようになった。体重は30kgになり、横になる時間が増え活動量は低下してきた。水分摂取は家族や介護職員が極力誘導してすすめ、尿量の観察

実践編

を行った。

　看取りの1カ月前には37.4℃から37.6℃の微熱が時折みられ、脱水状況にあると判断した。今後の対応を決定するために主治医と打ち合わせをし、家族が意思決定するための時間をとる。

治療の選択/意思表明支援 ▶ 医療に委ねるかどうかの検討を家族と行う

　1年前までいた老人保健施設では、体調を崩した場合に3日間程度の輸液を行い、状態の改善を図ったことがあった。今回も同様な方法で脱水に対しての対症療法の効果期待も考えられる。しかし、病院への入院による治療は、認知障害にはせん妄の再現や不穏などのマイナス面も推測される。これらを踏まえて、主治医は治療を行った場合のメリットとデメリットを長女に提示した。そして受け入れ病院の手配は主治医と施設がサポートできる旨も説明し、最終意思決定は長女に委ねた。説明の場で看護師は、不明な点について解説や、他の同じような事例の提示と今後予測されることなどについて、長女の迷いを傾聴するとともに、意思表明・決定の援助を行った。

意思表明支援 ▶ 医療を施すか、このまま自然な苦痛のない身体管理で見守るかの意思決定は長女がする

　Tさんは身体的な衰えはあったが、認知症の進行は顕著ではなく、断片的に会話することができた。ケア中に看護師が「注射して元気になろうか？」などと問いかけると、「注射はいや」「病院…いや」と話した。これらの情報はカンファレンスでも家族に伝え共有した。

　カンファレンスの場で長女は意思決定することはできず、1日考えた結果、『このまま自然に見守る』ことを選択した。Tさんの意思は確認することができないため、苦痛のないようにするには、特別な医療を行わないこととした。1日考えた長女は、ほかに相談できる相手もなく、一人で迷って結論を出したことが推測された。

家族ケア ▶ 長女の選択にサポートを行う

　カンファレンスでは、ケアスタッフは長女に考えや迷いを話してもらい、その迷いにも共感し、傾聴の体制で長女の意思決定を支えた。その時の長女の迷いや負担も把握したうえで、最期まで施設で過ごすという選択を受け入れた。この時には長女が医師や看護師に対して求める"答え"を知ることはできなかったが、看取り半年後に知ることとなった。

人生のQOL ▶ ケアチームでTさんのQOLを話し合って推測し、看取りの方向性を決める

　カンファレンスでは、それぞれの立場からTさんにとっての一番よい過ごし方を考え、合議し、何もせず施設で過ごすと決めた。

家族にとっての意思決定の代行

看取り後の長女の弁：本当は先生に『ここで看取るほうがよいですよ』とか、看護師に『つらくない選択としては点滴しないほうがよいですよ』というように、

2　老いとともに生きる人と家族へのエンド・オブ・ライフケア　**219**

具体的に『こうしなさい』という言葉で背中を押してほしかった。カンファレンスでは、そのように問いかけたつもりだったが、答えてはくれなかった。自分で選ぶのはとても苦しかった。心労があったのか、母が亡くなってから1カ月ほど寝込んでしまったのは、無意識のうちにかなり無理していたんだなと思う。今は話せるほどに元気になった。

4. 看取りの時期におけるエンド・オブ・ライフケアの実践

事例の経過

　看取りの1週間前、好物のウナギの出前は一口のみしか摂取しなかった。長女からの寿司の差し入れもほとんど食べない状態となり、起居動作も負担となってきたため、居室からデイルームへ出ることを中止し、室内で過ごすこととなった。経口摂取なし、傾眠傾向、尿量なしとなり、四肢末梢の浮腫があり、看護師・介護職は分担して2時間ごとの訪室と除圧のための体位交換を行った。

　様子を見て水分の摂取は浸す程度で、無理に嚥下をすすめない。

　最期の時間となっていることを家族も理解し、長男や孫娘が面会に訪室し一緒の時間を過ごした。長女は毎日訪室し、1〜2時間傍らに寄り添い、家に帰っている時間の打ち合わせなどをしながら時間を過ごした。

看護実践

看取りケア ▶ 主治医から1週間以内に死が迫っていることの説明を受け、安楽に過ごせるためのケア内容を確認し同意を得る

　施設で最期まで寄り添うことを家族も決め、毎日面会した。無理な水分補給などを行わず頻繁に訪室して見守った。主治医からの最終説明の4日後の18時に、介護職員が訪室時に呼吸停止を確認した。家族は1時間後に駆けつけ、医師から死亡診断を伝えられる。

　日頃から好んで着ていた衣類を着せてほしいとの家族の希望を受け、長女とともに最期の整容を行った。翌日施設の玄関から職員が見送り、退所となる。

　家族の希望で親族だけで葬儀を執り行うとのことで、1週間後に相談員とケアマネジャーでお悔みに訪問した。

5. まとめ

　認知症による介護の手間が多くなると、本人が望んでいても自宅に住み続けられないこともある。在宅での介護から、介護サービスを備えた場所への住み替えが必要となる場合がある。住み替えの一つとして特別養護老人ホームは、最も介護が手厚い体制の「生活の場」である。特に認知障害が重度になると、ケアプランに対して本人の

意向の表明が難しく、取り巻く関係者で多方面から検討し、高齢者本人の意向に近いものを見つけ出して支援を行うこととなる。

　本事例の高齢者も身体的な介護の量はそれほど多くないが、人生の最終段階をどう過ごしたいかを自身で明らかに表明できないなかで看取りの時が迫る状況になった。自然な衰えの経過だけでなく、顕著な衰弱状況になると、医療の適用について考えなければならない。このような場合、対症療法のような医療の介入が効果をもたらすこともあり、事例ごとに医療者も迷うところである。本事例では毎日の安定が保てるような健康状態の把握と予防的な健康管理を行い、事故や病状の悪化の転化がなく、特別養護老人ホームへの住み替え後の生活の維持ができるためのチームケアを展開している。

　しかし、看取りの時期が見えてくるとケアチームも家族も何が良い選択なのかに迷う状況となる。最良の選択という正解のないもので、本人が意思を表明できないため、家族がその代行をすることとなる。本事例の主たる介護者（長女）は、施設のケアチームと一体になりながら本人を取り巻いて支えているが、それでも意思の決定を下すのは主たる介護者である。家族的な背景から兄弟に頼ることはできず、自分の子どももまだ成人ではないため相談の相手にするわけにいかず、頑張っているが徐々に負担感が増している。介護者自身も認識しないなかで、その負担はかなり大きかったことが看取った後に現れた。半年後に語ってもらう機会があり"チームに本当に頼りたい""支えてほしい"ということを正確に伝えられていなかったことが明らかになった。この家族はその時を振り返り自分が選択した結果に後悔はないと話した。しかし、インフォームドコンセントの場面で、本人や家族がどんな言葉をスタッフに期待しているのかを見極め、そのうえで本人や家族が求めるサポートをすることが必要である。チームや医療関係者が結論を誘導してはならないが、満足に近い結論に行きつけるような情報の提供・支援は重要である。

（川﨑千鶴子）

B：在宅での看取りにおけるエンド・オブ・ライフケア

1. 在宅での看取りにおける高齢者と家族への エンド・オブ・ライフケアが必要とされる場面

　　在宅での看取りにおいてエンド・オブ・ライフケアが必要とされる場面は、大別すると2つの局面がある。

　　1つ目は、病院からの在宅移行期である。たとえばがんの場合、病院から在宅への移行の段階で、予後の予測と終末期をどこで過ごすかについての話し合いが行われていることが少なくない。しかし、非がん疾患（慢性疾患）の場合は、終末期の判断が難しく、必ずしも退院時に予後の見通しの説明や、今後どのように過ごしたいかについて話し合いが行われていない場合が多い。医師の見解も含め病状についての情報を把握した後、安定期、変動期、不安定期、終末移行期、終末期の判断をすることから始まる。

　　2つ目は、自宅で安定した経過をたどるなかで、徐々に終末期に移行していく時期である。たとえば、加齢による心身の機能低下に加え、心不全や呼吸不全、認知症、難病、がんの進行によるADLの低下、経口摂取量の低下、衰弱や嚥下障害による誤嚥性肺炎を繰り返す状態になる。入院治療を受けても回復や長期的な安定が保てなくなってきた時期である。がんや慢性疾患どちらの場合も共通する。

2. 病院から在宅への移行期における エンド・オブ・ライフケアの実践

事例紹介　心不全増悪による入退院を繰り返す一人暮らしの超高齢者

　　Aさん　80歳代、女性、独居。近所に四女夫婦、孫2人が住む。

　　診断名：喘息、慢性呼吸不全、末期心不全、認知症（短期記憶障害）、右大腿骨頸
　　　　　　部骨折

訪問看護開始までの経過

　　認知症の夫と2人で暮らしていたが、夫が亡くなり、一人暮らしとなった。80歳代を迎えたAさんは緩やかに体力や足腰の衰えが出はじめ、徐々に外出の機会が少なくなり、そのうち介助がなければ活動の範囲は室内にとどまるようになった。一日の大半をパジャマのままベッドの上で過ごすようになり、入浴、買物、調理などはヘルパーや四女の世話を必要とすることが増えた。心不全の増悪と入退院を繰り返しており、訪問看護が導入となった。

実践編

看護実践

○訪問看護の開始・入院治療の必要性の判断

　訪問看護師が初回訪問をしたときにはすでに食事や内服も定期的にできず、心不全の増悪の症状が生じていたが、Ａさんは症状を自覚しておらず、入院を拒んだ。しかし、独居であり、在宅で可能な利尿薬の調整を中心とした治療だけでは、現在の症状改善が望めず、さらに悪化し生命危機に陥る可能性が高いため、入院による症状緩和の治療が望ましいと判断した。説得しきれないという四女に代わりＡさんを説得し、主治医への報告に対して同意を得て、入院を手配、救急車で搬送した（▶ **病状の悪化を予測した緊急対応**）。

　入院後、うっ血性心不全の診断で入院治療（酸素吸入、カテコラミン、利尿薬など）となる。医師より、「末期心不全である。高齢でもあり、急変する可能性もある」との症状説明を受ける。その後、治療が奏効して症状は軽快し、約１カ月の入院期間を経て退院となる。直接医師に面談することはできなかったが、この時点でＡさんの最終段階の過ごし方や看取りを意識するようになった。

○退院後の生活を見据えた生活機能低下予防の介入、病状管理

　自宅に戻ってからの介護保険サービスのスケジュールは、月曜日〜土曜日まで朝・夕の90分間ヘルパーが訪問し、調理、洗濯、歩行の軽介助や見守り、掃除やトイレ移動介助、排泄、清潔の援助などを行った。訪問看護師は退院後２週間毎日訪問し、病状の観察、確実な服薬管理、十分な飲食量摂取の工夫、室内歩行のリハビリテーションを行った。悪化があれば在宅主治医に報告し、迅速な内服薬の服薬や治療を行った（▶ **生活を維持するための症状マネジメント**）。

　ケアマネジャー、ヘルパー、四女と協力してこの時期に必要な観察項目をシートにして、訪問した全員が記録をすること、また随時、話し合いをして、サービス内容の頻度、内容の変更を繰り返した（▶ **継続的病状管理のためのチームアプローチ**）。２週間でほぼ入院前の体調と生活を取り戻すことができた。

○Ａさんの意思、家族の意向の確認

　いったんは持ち直したものの、持病があり、高齢であるＡさんの一人暮らしを心配する四女は、介護や療養管理が行き届いている施設入所や療養型病床への入院を何度か提案した。しかし、Ａさんは拒み続け、「私はどこにも行きたくない。家におりたい」「ずっと暮らしてきた家にはなじみがあり、自由な気持ちでいられる。気ままでいられることが、私にとっては一番大事なんよ」と、主張はこれまでどおり変わらなかった。四女もサービス担当者たちも整った環境で安定して過ごしてほしいという考えと同様に、Ａさんの意思を尊重したいという気持ちであった。無理強いはせず、病状や生活状況の変化に応じて判断をし、Ａさんや四女とともに話し合いを繰り返すこととした（▶ **意思表明支援/家族ケア**）。

　気丈なＡさんだったが、時々、亡くした夫や妹の死を思い出しては、「寂しいです」とつぶやき、ベッドの上で肩を落とし、小さな体を丸めて座っていることがあった。しかし、深い悲しみを経験しながらも、一人でも家で過ごしたいというＡさんの気持

2　老いとともに生きる人と家族へのエンド・オブ・ライフケア　**223**

表4-8 在宅で生活する高齢者と家族へのエンド・オブ・ライフケア

	病院から在宅への移行期 （病院の入退院を繰り返す時期：不安定期）	
病状	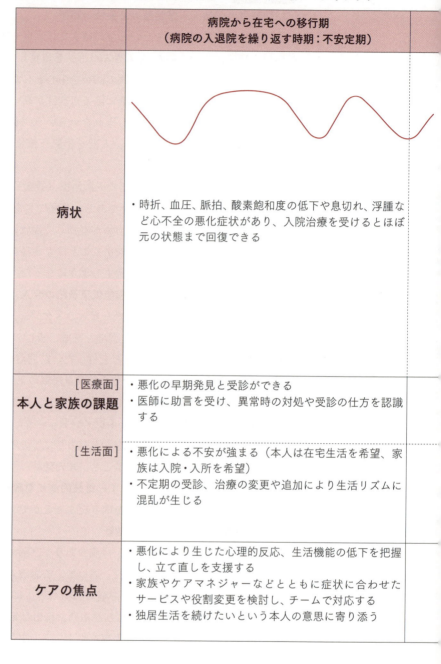 ・時折、血圧、脈拍、酸素飽和度の低下や息切れ、浮腫など心不全の悪化症状があり、入院治療を受けるとほぼ元の状態まで回復できる	
本人と家族の課題 [医療面]	・悪化の早期発見と受診ができる ・医師に助言を受け、異常時の対処や受診の仕方を認識する	
[生活面]	・悪化による不安が強まる（本人は在宅生活を希望、家族は入院・入所を希望） ・不定期の受診、治療の変更や追加により生活リズムに混乱が生じる	
ケアの焦点	・悪化により生じた心理的反応、生活機能の低下を把握し、立て直しを支援する ・家族やケアマネジャーなどとともに症状に合わせたサービスや役割変更を検討し、チームで対応する ・独居生活を続けたいという本人の意思に寄り添う	

実践編

病状は悪化するが、在宅で看取ることを決めた時期（下降期）	在宅での看取りの時期
・加齢や他の疾患の合併も加わり、心不全の悪化への治療を行っても、全身の機能や症状が元の状態まで回復せず、徐々に低下していく ・予後が月単位と見込まれる	・予後が週単位と見込まれる
・症状緩和の視点、介入が重要となる ・予後予測を行い、今後、どこでどのような治療を受けるのか、医師・看護師の情報提供と支援を受けて、希望する生き方（自宅退院）を思案し始める	・症状緩和のための薬剤や医療処置を受け、症状の苦しさが持続せずに過ごせるようにする。薬剤の使用や医療処置は家族も実施ができるようにする
・生活機能も大きく低下、喪失していく ・葛藤も大きく、心理的なサポートが必要 ・家族の介護負担も多くなり、複数サービスの導入により介護負担の軽減が必要となる	・徐々に寝たきりの状態になる ・家族は新たな介護方法の習得が必要。日ごろ遂行できている生活パターンを修正し、本人にかかわる時間が増える。 ・介護負担だけでなく、局面ごとに喪失してゆく悲嘆に起因した大きな揺らぎが生じる
・老いや病いとのつきあい方、どこまでどのような治療を受けたいのか、最終段階となったときに何に価値を置き、どこで誰とどのように過ごしたいかなどの総合的な意思を（自宅退院）、本人と家族に確認する ・何が最善かを考え、医師・本人・家族と話し合い、合意形成の上で準備を整えていく	・目前に迫った本人の死について、本人と家族の心理的な反応、意思を確認し、寄り添う ・何が最善かを話し合う機会を設け、最期の過ごし方の決定を支え、実現を目指す

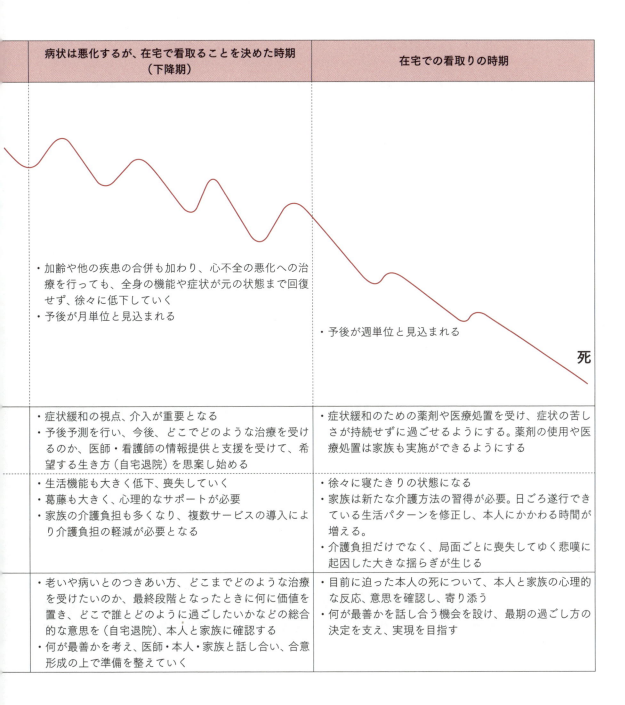

2 老いとともに生きる人と家族へのエンド・オブ・ライフケア

ちが揺らぐことはなかった。多くは働きかけず、そばにいて静かに見守ることを大切にした（▶ 人間尊重）。

3. 病状は悪化したが、治療より最期は家でという希望をかなえることを決めた時期におけるエンド・オブ・ライフケアの実践

事例の経過

　徐々にAさんの状態が悪化した。食事摂取量は半分となり、立位や数歩の歩行でも下肢が十分に踏ん張れず、次第に一日の大半を臥床して過ごすようになった。動作だけでなく、思考の緩慢さ、記憶障害、感情の変化が目立つようになった。この時期には、これまでにない回復できない終末期への移行が始まっているのではないかと考えるようになった。

　ある日、誰もいないときに歩行し、転倒した。痛みや腫脹の程度から骨折が疑われた。入院環境に適応できるのか、心肺の持病を持つAさんが手術となったときに耐えられるのかなど思案した。話し合いの末、四女の「このまま放置することはできない。もう一度、回復を信じたい」「お母ちゃんの望むようにしたい。でも私たちも限界がある」との意向を受け、入院し、大腿骨頸部骨折の手術を受けた。手術は順調だったが、気管内挿管による全身麻酔の影響で肺炎を併発した。症状安静、絶食の指示が出され、24時間の点滴、抗生剤投与の治療を受けた。全身の管理のために膀胱留置カテーテルが挿入され、完全な寝たきり状態となった。点滴だけでの栄養補給では日ごとにるい痩が進んだ。

　四女からの依頼で医師に病状説明を依頼し、面談に立ち会った。血液検査の結果では炎症反応のピークは越えたものの、依然として高いままで推移し、低蛋白血症もあった。予後について質問したところ、「もっとよくなるかもしれないし、ならないかもしれない。肺炎の治療は継続できるが、入院中にほかの持病が悪化し、退院できなくなるかもしれない。そのまま最期を迎えることも否定はできない」と説明された。Aさんは体力が低下して、大半を眠って過ごしていたが、問いかけると「ここにいて治療を受けるより、家に帰りたい」と答えた。訪問看護師も家族も医師も悩んだ末に、退院を決めるに至った。

看護実践

○家族が病状の経過と治療方針、将来に予測される状況を理解できるようにし、本人にとって最善が何かを考える機会を提供する

　自宅での介護と行き届いた療養や生活管理の差を感じながらも、「家に帰りたいという本人の意向」をかなえたい気持ちとの間で葛藤する家族を支えた。「治療の継続は可能で回復する見込みもゼロではないが、加齢や持病などで治癒力には限界がある。ご本人の治癒力がなければいくら医療を受けても回復することはなく、そのまま悪化

実践編

して病院で最期を迎えることもある。単に医療を受けて回復し元に戻る段階は過ぎており、本人のどう過ごしたいかを考え合わせて、本人と家族で選択する時期を迎えている」と説明した。医療のみに主眼をおいた選択から、Aさんにとっての生命や人生にとっての最善ということについても考えて選択できるようにした（▶ **治療の選択/家族ケア**）。

　生命維持のためには肺炎の治療は標準的治療である。家族は入院によりできる限りの医療を受けることがAさんのためだと認識している。それゆえ家族には見えていない、「このまま病院で治療を続けることは病院で亡くなるかもしれない」ことの説明を医師が話せるよう場の補助をした。Aさんの意思、どこまで医療に期待するのか、介護の負担を合わせて、家族が「本人のためにどうすることが最もよいのか」を問いかけ、考える時間をとった。その結果、四女と他の家族全員で話し合い、自宅退院を決意することとなった（▶ **治療の選択/家族の意思表明支援**）。

　Aさんは治療の段階であり、本人の意思とはいえ、ここに家に帰るという選択肢が存在するのか判断できなかったが、仮にどのような結論になるとしてもAさんの声にならぬ願いを聞き、代弁する役割があると考えた。四女を通じて家族に、「ご家族が何を最善と考えるのか一度話し合ってみてほしい」とお願いした。そして四女は、「家族みんなで話し合いました。長く母を看てきたけれど、あまりよくなさそうに感じる。ならば本人の望んでいるようにしてやろうという結論になりました。だから家に連れて帰って、できるだけのことをしてやりたいと思います」という決定を医師との面談の席で表明する場をつくり、自宅への退院が決まった（▶ **意思表明支援**）。

○Aさん本人の意思を確認し、尊厳を保つケアに努める

　Aさんは認知症ではあったが、自分なりに状況を理解し自分のことを決めることができる状態にあった。詳細な検査の結果などにはふれなかったが、入院の目的を伝え、入院の継続か自宅に帰ることを希望するかを質問した。望みは「退院して家に帰ること」であった。身体的な命と本人の意思の尊重について、医師、看護師、本人、家族全員がその2つを意識化し、合意形成が不可欠であると考えた。全員が話し合いを繰り返すことで、本人の意思を優先した家族の選択にたどりついたと思われる（▶ **人間尊重**）。

　退院に向けて医師と、在宅で継続する医療について相談した。在宅主治医にも連絡をし、訪問看護師は1日2回の定期訪問とし、在宅で可能な治療の継続の体制を整えた。ケアマネジャーには、帰りの寝台車や介護ベッドなどの介護サービスの調整を依頼した。

4. 自宅での看取りにおけるエンド・オブ・ライフケアの実践

事例の経過 　永眠までの2週間

　3週間の入院の後、自宅へ戻ったAさんは「ほっとしました。やっぱり家はいいです」と全身から安堵を漂わせながら満面の笑みで目を細めた。絶食の解禁を待ちわびてい

2　老いとともに生きる人と家族へのエンド・オブ・ライフケア　**227**

たように、にゅうめんやいちごなど、次々リクエストして食べた。冗談を言って家族を笑わせたり、得意の「お富さん」は連日の熱唱が恒例となった。かつてのＡさんの人となりが戻っていた。

退院から5日目、血中の酸素飽和度が80%台に低下し、身のおきどころがないしんどさが生じていた。肺炎の再燃か心不全の増悪による呼吸不全が考えられた。酸素吸入や、軽い鎮静で症状は緩和した。在宅主治医は、終末期でありＡさんの意思も尊重したいが、家族の意向も大切であるという認識をしていた。

四女や家族は日々衰弱していくＡさんを見て「死」を意識するようになり、入院治療の再開がＡさんにとって最善ではないかと揺らいだ。十分に話し合って決めてきたことであり、これ以上、選択をさせることは家族にかえって苦しさを与えてしまうと考え、入院の手配を進めることにした。一方で、これまで家族は「本人の最善」を考えて決定をしてきていたので、先々まで悔いのない選択ができるよう、何が最善かを話し合う機会をもつことを提案した。当日は、四女夫婦、長女、次女、三女夫婦、孫たちの15名ほどが集まっていた。訪問看護師の病状説明を聞いた後、四女の夫が、「今までの恩返しや。家でこのまま看てやりたいと思う。みんな、どうや」と、大きな声で言った。四女も他の家族も夫の言葉に何度もうなずき、口々にＡさんとの思い出や感謝の言葉を語った。Ａさんには話し合いの了承を得ていたが、終了後に、このまま家で過ごすことが決まりましたと伝えたところ「ありがとうございます。家にいられるのが一番です」と言った。そして数日後、Ａさんは、四女家族に「ありがとう」とお礼を言って、静かに息を引き取った。

看護実践

○24時間介護の家族の不安を最小にする

看護師は毎日の午前・午後の定期訪問と、24時間体制で家族からの電話相談、緊急訪問体制とした。高齢、心機能、呼吸不全のうえ、手術に伴うダメージを考慮すると回復できるかどうかはＡさん自身の回復力にかかっていると考えた。病院からの継続治療をしつつ、衰弱の程度、会話やコミュニケーションの変化、飲食量、バイタルサインの変化、苦痛症状の有無を観察した。苦痛を伴う症状はその原因を考え、薬剤の使用、精神的支援、身体的なケアを組み合わせて実施した。薬剤や医療処置以外の方法として、全身のだるさの増強に対して、寝返り、背中、腰、足の軽い指圧やマッサージを行い、その後温かくしたバスタオルで覆うなど、循環不全を緩和した。また、安楽な体位を保持し、口腔内の洗浄の後に保湿剤を塗布し、清潔と湿潤を保持した。簡単な応答はできたため、つらさはないか、してほしいことはないかなど、確認しながらケアの内容を変更していった。好きなものを食べること、そばにいて見守ったり語り合ったりすること、苦痛があるときの薬剤の使用方法など、家族が今できることも助言した。家族ができるだけのことをしたという気持ちをもてるようにするケアは、難しい選択への納得と悲嘆からの回復のために重要であった（▶ **苦痛緩和の方法を共有したチームアプローチ/家族ケア**）。

○身体的な命の延長以外の価値について家族が知り、選択できるよう支援するとともに、予後が短いことを伝え、残された時間を悔いなく過ごせるようにする

　最後となった話し合いの場面以降は、単に身体としての命だけでなく、Ａさんがどのような人生をたどってきたのか、病気や老いも含めて、ライフレビューすることが重要である。それぞれにとってのＡさんとのかかわりや出来事を思い返しながら、それは自分にとってのＡさんの存在を考えることにつながる。そしてその中で、本人の意思を尊重することを最善と考え、その決定と決定をしてくれた家族にＡさんは「ありがとうございます、嬉しいです。家にいられるのが一番です」という意思表示を確認した。そして日ごとに死期が近づいていること、いつ急変してもおかしくないことを伝え、家族に心の準備ができるように最期まで見守りつつ、揺らぎを支え続けた（▶ **人間尊重／人生のQOL**）。

5. まとめ

　高齢者の最終的な療養場所の選択には、単に場所の選択としてではなく、最期までどのように生き、どうありたいかの意味が含まれている。その意思を知り、実現を支えることが、自宅でのエンド・オブ・ライフケアであると考える。

　Ａさんにとって家で最期まで過ごすという意思には、単に場所としての選択でなく最期までどのように生き、どうありたいかという意味が含まれていたものと考える。エンド・オブ・ライフケアとは、その人の価値観や意思に沿った最善の生を生きることができるように支援することである。何が最善かを決めることは難しく、本人の意思の尊重か、最期まで医療を受けさせることのどちらが最善なのかの狭間で、最後まで家族は揺らぎ、看護師も揺らいだ。死亡場所が病院の場合は、最期まで命は医療管理され、本人の意思が尊重された生き方の実現は容易ではないが、今後も個々の療養者の状況に合ったエンド・オブ・ライフケアの実践に挑戦を続けたい。

（藤田愛）

C：救急搬送された高齢者と家族へのエンド・オブ・ライフケア

1. 救急搬送された高齢者と家族へのエンド・オブ・ライフケアが必要とされる場面

◆ 救急搬送された高齢者と家族のさまざまなゆくえ

救急外来における初期治療（初療）は、生命の危機からの脱出や病状の安定化を目的とするが、救急搬送された高齢者（家族）のその後の診療・療養の場は、重症度により異なる。必ずしも1次〜3次救急に限定されず、重症度や病態、選択される治療により、さまざまな集中治療室（Intensive Care Unit：ICU）や一般病棟に転入することもある（**表4-9**）。本項では、救急・集中治療を必要とする重症な高齢者とその家族に焦点を当てる。

◆ 救急搬送の現状と救命・集中治療の現場の生存率の低さ

2016年度に救急搬送された患者数は562万1,218名であり、65歳以上の高齢者が52.0%（そのうち、75歳以上の後期高齢者は41%）を占める[1]。また、心肺機能停止（Cardio-Pulmonary Arrest：CPA）者の12万3,554名のうち、救急搬送されて1カ月後に生存している者は8,262名（13.4%）である[1]。さらに、ICUにおける死亡率も20%を超えるという報告があり[2]、救急・集中医療における高齢患者の割合の高さや、生存率の低さが示唆される。

◆ 救う医療 vs. 看取りの医療

救急・集中治療の現場では、積極的な「救う医療」を原則的に目指すが、前述のような「救えない生命」があり、「看取りの医療」が存在することも現実である。それに対しては『人生の最終段階における医療・ケアの決定プロセスに関するガイドライン』（厚生労働省：改訂 平成30年3月）[3]を踏襲しつつ、本領域の患者・家族の特徴に配慮したエンド・オブ・ライフケアの道しるべとなる資料が**表4-10**のように示されている[4-12]。

表4-9　救急搬送された高齢者（家族）のさまざまなゆくえ

【救急医療】
・1次救急（軽症：休日夜間急患センターや休日外来診療など）
・2次救急（中等症：1次救急の機能を有して入院にも対応）
・3次救急（重症：救命救急センターを有して集中的な治療が可能）
【集中医療】＊
・ICU（集中治療室）・HCU（ハイケアユニット）
・SCU（脳卒中ケアユニット）
・CCU（冠動脈ケアユニット）・ACU（大動脈ケアユニット）など
【一般医療】
・一般病棟

＊重症度や主病態、選択される治療、施設基準により多様性がある

実践編

◆ 救急・集中治療の現場で障壁（バリア）となるもの

　エンド・オブ・ライフケアを推進する潮流がある一方、救急・集中医療の現場には
さまざまな障壁（バリア）も山積する **（表4-11）**。いかなる状況下においても病気の
軌跡のみではなく、生活・人生の軌跡である「その人の人生」や「生活者としてのそ
の人」を大切にする姿勢や態度は、本領域のエンド・オブ・ライフケアにおいても欠
かせない要素である。

表4-10　救急・集中治療の領域から発信されたエンド・オブ・ライフケアの道しるべ

- 2006年：集中治療における重症患者の末期医療のあり方についての勧告
- 2010年：循環器疾患における末期医療に関する提言
- 2011年：集中医療に携わる看護師の倫理綱領
- 2011年：集中治療領域における終末期患者家族のこころのケア指針
- 2014年：救急・集中治療における終末期医療に関するガイドライン
　　　　　〜3学会からの提言〜
- 2015年：NPPV（非侵襲的陽圧換気療法）ガイドライン（改訂第2版）[*1]
- 2016年：高齢心不全患者の治療に関するステートメント
- 2017年：急性・慢性心不全診療ガイドライン（改訂版）[*2]
- 2021年：循環器疾患における緩和ケアについての提言（2021年改訂版）

＊1　新規項目として「鎮静薬の使用」「医療安全」「災害時対応」「終末期」「do not intubate」「悪性腫瘍」「高齢者」
　　　「小児」などが加筆された
＊2　7年ぶりの改訂では、急性と慢性の心不全ガイドラインが統合され、「緩和ケア」「終末期ケア」の推奨が
　　　盛り込まれた。2018年の診療報酬改定では、緩和ケアの適応疾患に「末期心不全」も加わった

表4-11　救急・集中治療の現場におけるエンド・オブ・ライフケアの障壁（バリア）

- 増悪 – 寛解を繰り返す過程で、不可逆的な増悪・生命予後（病いの軌跡）の見極めにくさ
- 「救う医療」から「看取る医療」への転換の判断の困難さ
- 人工臓器などの進化による侵襲的・積極的対症療法の適応拡大[*1]
- 延命治療の差し控え（withholding）・中止（withdrawal）の判断の困難さ
- 「心肺停止の際は侵襲的な蘇生処置はしない（DNAR）指示」の過大解釈・終末期医療との
　混同[*2]
- 重篤な病状により本人の意思決定が不可能・困難な状況
- 事前指示（AD）、アドバンス・ケア・プランニング（ACP）が不明瞭
- 家族による代理意思決定の不確かさ・困難さ
- 「病いの軌跡」「生物学的生命」「物体的身体」に基づく判断が優先される意思決定支援[*3]
- 「人生の軌跡」「物語られるいのち」「実存的身体」に関する情報不足[*3]
- 時間的制約による患者・家族との信頼関係構築の困難さ
- 「緩和ケア≒終末期の症状緩和」、全人的苦痛などに関する理解の浸透不足
- 「生命至上主義」「死≒敗北／いかなる状況下でも避けるべき悪」という強固な専門職的価
　値観・認識
- さまざまな障壁による患者・家族・医療者の倫理的葛藤・苦悩、無力感

＊1　人工臓器：人工呼吸器，補助人工心臓，人工透析など
＊2　do not attempt resuscitation、蘇生処置（心臓マッサージ、気管挿管、人工呼吸器、除細動、昇圧剤の使用など）
　　　以外の治療・ケア（輸血、人工透析など）はその範囲ではないが、実際の現場ではDNAR指示の誤用や
　　　終末期医療との混同があり、勧告が出された
＊3　清水哲郎「情報共有－合意モデル」、村田久行「スピリチュアルペイン」、その人の生活や人生を大切にする

（小泉雅子：救命救急・ICUにおけるエンドオブライフケア．看護技術，2016；62（12）：p.110．より改変）

2　老いとともに生きる人と家族へのエンド・オブ・ライフケア　**231**

◆ 救急搬送された高齢者と家族の特徴およびエンド・オブ・ライフケアが必要とされる場面

　救急・集中治療を受ける高齢者の病いの軌跡を**図4-4**に示す。対象は身体機能が一定レベル以下、あるいは急激に低下した急性重症者であるが、その軌跡は多様である。なお「救急・集中治療における終末期」とは、急性重症患者に対し適切な治療を尽くしても救命の見込みがないと判断される時期とされる[8]。

　しかしながら、本項では狭義の終末期ケアに限らない視座で、**図4-4**におけるCの「病いの軌跡」に該当する事例を挙げ、2つの時期「救う医療から看取りの医療を意識した時期」「看取りの時期」に沿って概説する（**表4-12**）。

図4-4　救急・集中治療の現場で想定される多様な病いの軌跡

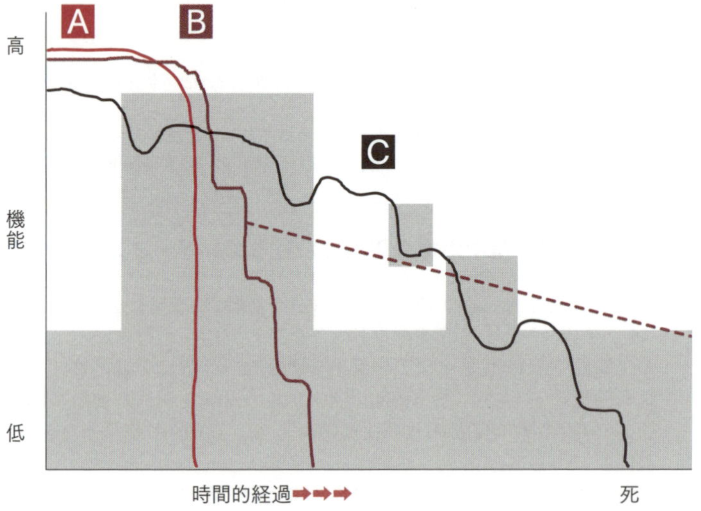

救急・集中治療の対象は、グレーゾーンのエリアにいる身体機能が一定レベル以下、あるいは急激に低下した者である。
Ａ は健康状態から急性に発症・受傷して、急激に短時間で死の転帰をとる（重症な外傷・重症な脳卒中・心筋梗塞・大動脈破裂、各種ショックなど）。
Ｂ は A と同様の発症・受傷パターンであるが、時間的経過はやや緩慢である。小康状態を繰り返しながら死の転帰をたどるが、点線のように一部の障害を抱えながら生活する者もいる。
Ｃ は慢性疾患の急性増悪と寛解を繰り返しながら、全体的に悪化の一途をたどるというパターンである。

一概に救急・集中治療の現場といっても病いの軌跡は多様であり、個別性も高いため、軌跡の現在地点と先々を推測しながらエンド・オブ・ライフケアを展開することが重要である。

（小泉雅子：救命救急・ICUにおけるエンドオブライフケア．看護技術．
2016；62（12）：p.111．より改変）

2. 「救う医療」から「看取りの医療」を意識した時期における エンド・オブ・ライフケアの実践

事例紹介

- A氏、90歳代、女性、一人暮らし、夫は数年前に他界、近所に3人の娘が在住。
- 既往に慢性閉塞性肺疾患（COPD）、慢性腎臓病（CKD）、慢性心不全ステージD（末期状態）。今回は感染性心内膜炎（IE）による人工弁機能不全、急性呼吸窮迫症候群（ARDS）から敗血症性ショックに陥る。
- 人工呼吸器装着、持続的昇圧剤・抗生剤・鎮静剤の投与を開始したが、全身状態は一向に回復せず、医師からは再手術は困難で生命の危険があること、会わせたい人の面会が告げられ、DNAR指示が出された。

看護実践

疼痛・症状マネジメント ▶ 合併症が多く、全身の予備能の低下や脆弱性により容易に多臓器機能不全症候群の状態に陥った。そのため、全身状態を含む生体侵襲のアセスメントを的確に遂行し、生命エネルギーの消耗が最小限にとどまるよう、必要最小限のケアに努めた。また、生命に直結する人工呼吸器や薬剤の安全管理を厳重にした。

意識レベルはJCS Ⅱ～Ⅲで、呼吸器装着のため発語はなかったが、表情や体動、モニタリングの数値の変動を"本人の訴え"ととらえるように心がけた。その反応を確認しつつ、意識がある人と同様に、一つひとつ丁寧に声かけをしながら愛護的に接した。また、刺激で眉間にしわを寄せ、体動の頻度が増したため、安楽に過ごせるように医師と鎮痛剤の開始について調整した。過剰な苦痛も避けるべく、不必要な身体拘束や医療器具の固定は適切な査定に基づき、安全に配慮しつつ見合わせた。

意思表明支援 ▶ 家族から「母は"延命はしないで、自然に死なせてほしい"と常々言っていた」という情報を得た。そこで「患者本人が延命はしない」と語った真意を知るべく、家族への情報収集を続けた。ご主人の介護で延命を見て自然に死にたいと痛感したこと、延命とは人工呼吸の装着や栄養剤の注入を意味することなどが明らかとなった。家族と医療者で推定意思の真意や、その時と現在との本人の心情などを一緒に振り返り、「どう生きたいのか」について推測した。

また、急激に重篤な病状に陥り、回復が厳しい状況であったが、家族や医療者間でも「本当に回復の見込みはないのか」という疑問も生じた。医療者間でも日々議論し、家族にもその結果をわかりやすい言葉で説明した。同時に、家族が疑問や気がかりをいつでも表出できるよう、声かけをした。

治療の選択 ▶ DNAR指示が出されたが、救急搬送から間もなく、患者・家族の動揺も著しく、終末期医療に基づく延命治療の差し控えや中止と混同されやすい状況であった。そのため、家族のみならず医療者間の認識も含めて再確認し、合意形成に努めた。

また、日々刻々と変化する病状や本人・家族の反応から、DNAR指示の倫理的妥当性について多職種でたびたび議論した。重症な高齢者が必要な治療まで差し控えや中止になり、不利益を生じないよう、そのプロセスでは家族とも共有を図った。

家族ケア ▶ 家族はケアの対象者であり、リソースでもある。さらに、家族システムの成員として患者・環境に影響を受ける・及ぼす存在であるため、家族機能・力動について多角的にアセスメントした。これまで、何度も救急搬送と軽快を繰り返していたため、家族は「今回も良くなる」と考えており、説明と同意後の動揺は激しかった。家族の状態を見極め、それに見合った安全・安心の回復を促すように環境を整備した。

また、医療者自身も環境の一部であると認識すると同時に、予測性をもったケアでも必ずしも家族にとっては適切とは限らないため、家族の反応を丁寧にとらえるように心がけた。病状や治療の理解を促すかかわりのみでなく、動揺する感情に寄り添い、落ち着くように傍らにいるように努めた。

人生のQOL ▶ 「延命はしないで、自然に死なせてほしい」という"推定意思の欠片"をきっかけに、看護師は生物学的な生命ばかりではなく、生活者としてのその人を知りたいと考えた。そうすると、一人暮らしながらも「社交的で近所の人たちに頼られている」「自分のことより周りの人を大切にしている」「父の介護でも弱音は一切吐かず、気風のいい人」「身なりにはとてもこだわり、お洒落な人」など、社会で生きるその人が見えてきた。

また、生活者としての情報を一つずつ洗い出し、情報提供することで、家族にとっても苦悩しながらも、推定意思の表明・決定、治療の選択を医療者とともに見出し、主体的な参画につながった。

人間尊重 ▶ 自発的な発語や訴えがなくても、表情や微細な反応、モニタリングからその人の声にならない訴えを察知することにより、自律性の保持に努めた。また残存する機能を見極め、可能な限り無害で善行と共通認識された治療・ケアを遂行し、生命エネルギーの消耗を最小限にとどめた。

3. 看取りの時期におけるエンド・オブ・ライフケアの実践

事例の経過

- 全身状態は徐々に下降の一途をたどり、意識レベルもJCS Ⅲとなり、全身のむくみや四肢の冷感、チアノーゼ、肌の乾燥が目立つようになった。
- 一時的に小康状態になったため、家族は回復の希望を抱くようになった。家族内や医療者間では治療方針の相違が生じ、苦悩する様子がうかがえた。
- 家族はこれまでの経過や選択した治療を受け入れ、本人とともに最期の穏やかな時間を過ごしているように見えた。しかし、実際に死を目前にしたときには「いや、死なないで！」「私たちをおいて行かないで！」と本人にしがみつき、涙する様子が認められた。

実践編

表4-12　救急搬送されて救急・集中治療を必要とする高齢者と家族へのエンド・オブ・ライフケア

	「救う医療」から「看取りの医療」を意識した時期	看取りの時期
病状	・慢性疾患の急性増悪から何度も救急搬送を繰り返す ・合併症が多く、予備能の低下や脆弱性から容易に臓器不全に陥る ・絶対安静で積極的治療でも回復の兆しなく、DNAR指示が出される	・小康状態から徐々に全身状態が悪化、見た目の変化も生じる ・意識の確認は困難であり、全身のむくみや四肢の冷感など外観の変化が著しくなる ・生命兆候の変調をきたし、死に至る
本人と家族の課題 [医療面]	・本人：全身状態の悪化により、生命の危機に陥る ・家族：状況把握もままならず、代理意思決定を求められる	・本人：さらに生命の危機に陥り、死に至る危険性がある ・家族：代理意思決定の重責に揺らぎ、心身の疲労が蓄積する
[心理面]	・本人：意思決定が困難な状態で、苦痛やニーズを訴えられない ・家族：患者の回復の可能性が低く、衝撃や動揺が生じる	・本人：意思決定が不可能な状態で、自分らしい最期を伝えられない ・家族：無力感や不全感が生じる
[生活面]	・本人：絶対安静となり、全面的にセルフケア能力が低下する ・家族：交替で面会に頻繁に通うため、家庭内の役割調整を余儀なくされる	・本人：セルフケアが医療者や家族に委ねられ、自立性がなくなる ・家族：面会中心の生活になり、仕事の調整も余儀なくされる
ケアの焦点	[疼痛・症状マネジメント] ・生体侵襲の的確なアセスメント ・生命エネルギーを最小限にとどめるケアの遂行（医療安全管理を含む） [意思表明支援] ・代理意思決定のための情報共有・対話 ・推定意思の明確化 [治療の選択] ・DNAR指示と終末期医療の明確化と合意形成 ・過剰な不利益（なされるべき治療がなされない、不要な治療がなされる）の回避 [家族ケア] ・家族機能（家族がもてる力）のアセスメント ・安全・安心の回復を促進する環境整備（医療者も環境の一部と見なす） [人生のQOL] ・延命拒否から見える社会で生活していた「その人」を知ること ・「どのように生きたいか」をケアや治療に反映 [人間尊重] ・残存機能の見極め、過負荷ない手助け ・声にならない訴えの察知	[疼痛・症状マネジメント] ・「その人らしい」日常を取り入れた緩和ケアの提供 ・家族のケアや環境調整への参画 [治療の選択] ・終末期医療の代理意思決定に揺らぎ、葛藤する家族への対応 ・家族の擁護、医療者の双方向の代弁・調整 ・丁寧な合意形成のプロセス [家族ケア] ・「最善の患者ケア」を家族と一緒に検討 ・家族の限られた穏やかな時間・場所の確保 ・家族のもてる力を高める [人生のQOL] ・限られた空間・時間の中での「その人らしい」日常生活の演出（愛着のある品物、香り、音楽・TV番組など） ・家族・医療チームが一丸となるようなファシリテート（促進） [人間尊重] ・声にならない訴えの察知（時に代弁） ・「その人らしい」外観の保持

2　老いとともに生きる人と家族へのエンド・オブ・ライフケア

看護実践

疼痛・症状マネジメント ▶ 全身のむくみや四肢の冷感を気遣うようなタッチング、お気に入りの柔らかい靴下や掛け物などの持参を家族に促し、家族の協力も得ながら身体的苦痛に働きかけた。その人らしい外観を保持するように心がけ、刺激に反応がなくなっても、穏やかで優しい声かけに努めた。

　また、家族からは以前の元気な時の過ごし方や、生活上のこだわりなどの情報を意図的に収集した。すると「いつも見た目を綺麗に気遣い、化粧水にはこだわりがあって高級なものを使っていた」との追加情報を得た。肌の乾燥に対して、本人がお気に入りの日常品でケアすることの意義を伝え、化粧品の持参を促した。これは、社会性やスピリチュアリティの回復（全人的苦痛の緩和）にもつながった。

治療の選択／意思表明支援 ▶ 家族内や医療者間で終末期医療への迷いや苦悩、相違が生じたときは、家族と医療・ケアチームの話し合いに基づく意思決定プロセスを重視した。その際「葛藤や揺らぎが生じるのは当然のことである」と認識し、治療の善し悪しを明らかにしながらも、治療を選択するか否かの議論のみにとらわれないで対話することを心がけた。時に、家族のニーズが患者のニーズと異なると推察される場面があったが、慎重に確認して合意形成を図った。

　また「その人らしさを維持するための医療」を提供するという視点を大切にした。難しい終末期医療の選択については、医療者も難しいと感じていることを真摯に家族に開示し、「その人がどう生きたいか」をともに見出すことを強調した。看護師は、時に患者や家族、医師の代弁者となり、双方の意思を誠実に伝え、家族の揺らぐ代理意思決定を支えて保障する擁護者の役割も担った。

家族ケア ▶ 究極の家族ケアは「最善の患者ケア」であるため、いかなる段階においても、ケアの中心は「患者」であることを忘れないように心がけた。患者の尊厳を大切にケアしながら、家族内のコミュニケーションが促進し、かけがえのない時間が共有できるように努めた。同時に家族の疲労も蓄積してきたため、一時も離れたくないという思いを汲みつつ、休息できるように面会を調整した。

　家族は「お母さん、私たちのこの選択でよかったのかしら？つらくないかしら？」と患者本人に問いかけ、「自分たちは何もしてあげられない」と涙する場面もあった。患者本人のこれまでの生き方や価値観を尊重したうえで、患者の気持ちや心情を推測しながら、「本人だったら…」と代弁した。選択の善し悪しで回答するのではなく、ここまで対話を積み重ねてきたプロセスを支持し、家族の存在価値・意義を保障した。

　最後の動揺についても自然な心情の吐露、あるいは理性と感情のギャップや揺らぎであると認識し、一緒に寄り添った。また、家族へのコンフォートケア（大いに力づける）や肯定的なフィードバックにより、悲嘆のプロセスが促進するように努めた。終末期の代理意思決定は想像を越える葛藤や苦悩を伴うため、これらは外傷後ストレス障害（PTSD）の予防につながると考えた。

人生のQOL ▶ 救急・集中治療の制限のある時間・環境下でも、物語られるいのちやこれまでの生活者としてのその人の価値観や信条は、追加で情報収集し、疼痛・症

状マネジメントや終末期治療の選択に反映した。

　また、家族と医療者にも「その人らしく生きる手助けをしている」という共通認識を抱いたことで、自分たちの自律性や自己効力感も回復した。その結果、限られた時間と空間でも「その人らしく」穏やかに過ごす演出、可能なケアの提案や環境調整などを家族と医療チームで検討し、一致団結して、ありふれた日常生活の演出に努めた。看護師は、そのファシリテータ（促進者）としての役割を発揮した。

人間尊重 ▶ その人らしい外観を保持すること、いかなる状況下でも唯一無二の存在であることを前提とし、尊厳のあるケアや身体的苦痛のみでない、全人的苦痛の緩和に努めた。その際、医療者の正義の押しつけにならないよう「同の倫理（相手は自分と同じ存在）」「異の倫理（相手と自分は異なる存在）」のバランスにも留意した。

4. まとめ

　救急・集中治療領域の現状や救急搬送された高齢者と家族の特徴を踏まえ、エンド・オブ・ライフケアの実践について概説した。形式的に構成要素ごとに記述したが、実際の場面ではそれぞれの要素を融合・統合して実践する。医療者は、しばしば"何かしなければならない"という感覚に襲われるが、結局のところエンド・オブ・ライフケアの実践に必要なものは、普遍的なケアに含有される。その一方で、普遍的な当たり前のケアを通り一遍ではなく、「その人のニーズを満たすように実践すること」の困難さと奥深さも日々痛感する。

　それでも、看護師は「傍らにいることを許された者（advocator）」[13]である。真の他者理解は不可能であるという前提で「その人に寄り添う」「ただ傍らにいる」「理解しようと専心する」ことに大きな意義がある。それは、自分たちより遥か先の未来を歩んでいる人生の先輩である高齢者への畏敬の念につながる。

　またエンド・オブ・ライフケアでは、医療者の個人的価値観・信条、生命倫理観、死生観、臨床（経験）知が、意識的・無意識的に自身の言動、態度、姿勢に反映される。そのため、実践の過程では「疑いもなくよかれと思っていることが、悪になってはいないか」「先入観や思い込み・偏見になっていないか」「その人と家族にとっての最善につながっているのか」など、地道な自問自答や省察を繰り返すことが大切である。

　なぜならば、柔軟な中庸の精神でエンド・オブ・ライフケアを探究することは、生命に責任をもち「診療の補助」と「療養上の世話」を生業とする看護師の使命なのだから。

（小泉雅子）

● 引用文献

1）総務省消防庁：平成29年度版 救急救助の現況 Ⅰ救急編．平成29年12月．2017年．総務省消防庁ホームページより．〈https://www.fdma.go.jp/neuter/topics/kyukyukyujo_genkyo/h29/01_kyukyu.pdf〉

2）Morgan J: End-of-life care in UK critical care units: a literature review. Nurs Crit Care. 2008; 13(3): 152-161.

3）厚生労働省：人生の最終段階における医療・ケアの決定プロセスに関するガイドライン（改訂平成30年3月）．厚生労働省ホームページより．〈https://www.mhlw.go.jp/file/04-Houdouhappyou-10802000-Iseikyoku-Shidouka/0000197701.pdf〉

4）日本集中治療医学会：集中治療における重症患者の末期医療のあり方についての勧告．平成18年8月．2006．日本集中治療医学会ホームページより．〈https://www.jsicm.org/publication/kankoku_terminal.html〉

5）循環器病の診断と治療に関するガイドライン（2008－2009年度合同研究班報告、班長 野々木宏）：循環器疾患における末期医療に関する提言．2010．日本循環器学会ホームページより．〈http://www.j-circ.or.jp/guideline/pdf/JCS2010_nonogi_h.pdf〉

6）日本集中治療医学会：集中医療に携わる看護師の倫理綱領．2011．日本集中治療医学会ホームページより．〈https://www.jsicm.org/pdf/110606syutyu.pdf〉

7）日本集中治療医学会：集中治療領域における終末期患者家族のこころのケア指針．2011．日本集中治療医学会ホームページより．〈https://www.jsicm.org/pdf/110606syumathu.pdf〉

8）日本救急医学会，日本集中治療医学会，日本循環器学会：救急・集中治療における終末期医療に関するガイドライン：3学会からの提言．平成26年11月．2014．日本救急医学会ホームページより．〈https://www.jaam.jp/html/info/2014/pdf/info-20141104_02_01_02.pdf〉

9）日本呼吸器学会NPPVガイドライン作成委員会：NPPV（非侵襲的陽圧換気療法）ガイドライン（改訂第2版）．南江堂．2016．日本呼吸器学会ホームページより．〈https://fa.jrs.or.jp/guidelines/NPPVGL.pdf〉

10）日本心不全学会ガイドライン委員会：高齢心不全患者の治療に関するステートメント．ライフサイエンス出版：2016．日本心不全学会ホームページより．〈http://www.asas.or.jp/jhfs/pdf/Statement_HeartFailurel.pdf〉

11）日本循環器学会，日本心不全学会合同ガイドライン（班長 筒井裕之）：急性・慢性心不全診療ガイドライン（2017年改訂版）．2018年3月．2017．日本循環器学会ホームページより．〈https://www.mhlw.go.jp/file/05-Shingikai-10901000-Kenkoukyoku-Soumuka/0000202651.pdf〉

12）日本循環器学会，日本心不全学会，日本脳卒中学会，日本緩和医療学会（班長 安斉俊久）：循環器疾患における緩和ケアについての提言（2021年改訂版）．2022年8月．2021．日本循環器学会ホームページより．〈https://www.j-circ.or.jp/cms/wp-content/uploads/2021/03/JCS2021_Anzai.pdf〉

13）石垣靖子，清水哲郎編著：臨床倫理ベーシックレッスン：身近な事例から倫理的問題を学ぶ．日本看護協会出版会；2012．p.18-21．

●参考文献

・日本集中治療医学会：Do Not Attempt Resuscitation（DNAR）指示のあり方についての勧告．日集中医誌．2017；24：208-209．

・日本集中治療医学会倫理委員会：DNAR（Do Not Attempt Resuscitation）の考え方．日集中医誌．2017；24：210-215．

・日本集中治療医学会倫理委員会：日本集中治療医学会評議員施設および会員医師の蘇生不必要指示に関する現状・意識調査．日集中医誌．2017；24：227-243．

・日本集中治療医学会倫理委員会：日本集中治療医学会会員看護師の蘇生不要指示に関する現状・意識調査．日集中医誌．2017；24：244-253．

・日本集中治療医学会倫理委員会：生命維持治療に関する医師による指示書（Physician Orders for Life-sustaining. Treatment, POLST）とDo Not Attempt Resuscitation（DNAR）指示．日集中医誌．2017；24：216-226．

・下地智之，豊里竹彦，眞榮城千夏子，他：救急・集中治療領域の終末期治療における代理意思決定支援実践尺度の開発．日看科会誌．2017；37：437-445．

◆実践編

第5章

エンド・オブ・ライフケア
を支える地域づくり

1 ▪ 住民の主体性からうまれる支え合いのまちづくり
2 ▪ 生と死を学ぶ場づくりとしてのエンド・オブ・ライフケア
3 ▪ 専門職のつながりによるエンド・オブ・ライフケアを支える基盤づくり

1 住民の主体性からうまれる 支え合いのまちづくり

1. 住民主体となるまちづくりが求められている背景

　団塊の世代が75歳以上となる2025年を目前に控え、医療介護総合確保推進法で「地域の実情に応じて、高齢者が可能な限り、住み慣れた地域でその有する能力に応じ自立した日常生活を営むことができるよう、医療、介護、介護予防、住まいおよび自立した日常生活の支援が包括的に確保される体制」と定義された地域包括ケアシステムの構築は急務である。地域包括ケアシステム構築の前提として「自助・互助・共助・公助」がある[1]が、現行の社会保障制度を継続するには、これ以上の共助・公助は期待できず、住民の福祉は公的サービスによって図られるものとした考え方を転換する必要に迫られている。すでに「自立した日常生活の支援」においては、介護予防・日常生活支援総合事業が互助を基本とした住民主体の支援として期待されており、今後も自助・互助が担う役割は大きい。地域包括ケアシステム構築には、医療・介護サービスの充実と連携・協働だけでは難しく、フォーマルとインフォーマルサービスの連携・協働も必要となる。

　しかし、政策的な観点からだけでなく、われわれが最期まで住み慣れた地域で自分らしく暮らすためには、地域に住む住民自身が将来どのような地域（まち）にするのかというビジョンを描き、まちづくりを進めていくことが必要である。自助・互助を基本としたまちづくりは、地域の実情を知っている住民からわき出すものでなくては、まちづくりの実現も継続した取り組みも難しいであろう。なぜなら、地域（まち）は単なる地誌的な境界線ではなく、人々の関係を含めたコミュニティだからである。コミュニティとは共通の関心事を共有しともに活動する人々の集団である[2]。自分らしい最善の生（LIFE：命・生活・人生）の実現においては、社会的影響要因であるコミュニティが大きく影響する。

　よって、個人の幸福追求への偏重の中、自治会・町内会加入率の低下にみられるように、地域関係が希薄化[3]している現代だからこそ互助の強化は重要であると考える。ともすれば、地域関係の希薄化は都市部の顕著な事象ととらえがちであるが、地方においても同様の現象が見受けられる。住民の地区組織活動が発展している反面、活動する住民の固定化・高齢化が問題になったり、プライバシー意識の高まりからコミュニティでの支え合いを敬遠する住民も存在する。このような現状の中、住民の自助・互助の意識を高め、地域と大学が協働することによって、住民が主体となるまちづくりの取り組みを実践しているので紹介したい。

実践編

2. 支え合いのまちづくりの実際

1▶ 対象地域の状況

　対象地域である日の里地区は、福岡県宗像市（人口10万人弱）にあり、面積218ha[4]、人口は約11,826人、高齢者人口割合は34.4％[5]であり、市の中西部に位置している。1970年頃に近隣指定都市である北九州市や福岡市のベッドタウンとして宅地開発された新興住宅地である。日の里地区には12の町内会があり、地域問題を検討しまちづくりを行う住民自治組織としてコミュニティ運営協議会を設置している。大学は同じ宗像市にある。

2▶ アプローチの方法の選択

　まちづくりに大学が協働するきっかけは、コミュニティ運営協議会会長からの「この地域で地域包括ケアシステムが可能なまちづくりを進めるにはどうしたらよいか」との相談であった。当時、地域包括ケアシステム推進の話はあるが、市には地域包括支援センターが1カ所しかなく、システム構築を実現する取り組みは進んでいなかった。そこで、地域包括ケアシステムの基本概念を踏まえたまちづくりのあり方を検討し、高齢者だけでなくあらゆる健康レベル、ライフステージにあるすべての住民が最後まで安心して暮らせるまちづくりを目標とすべきだとの認識に至った。

　さらに、このまちづくりが行政と医療・介護関連機関主導で行われるものであれば、住民主体の基本から乖離し、地域の実情に合った継続的な仕組みにはならないのではないかという危惧があった。そのため、住民が主体となる取り組みを模索していくことになった。しかし、現状ではあまり支障なく生活している住民が2025年問題をわが事だという危機感をもって積極的に取り組むことができるだろうかという疑問に至った。特に時間のかかる住民主体の取り組みは住民からわき上がるものではないと、途中で頓挫する可能性が高い。そこで、これまで数々の地域で地域再生を実践している山浦晴男氏の地域再生法[6,7]を参考にまちづくりに取り組むことになった。この地域再生法は住民自らが地域の課題を発見し、具体的な手立てを検討し実践する方法であり、われわれの目指すまちづくりに適切な方法であると判断した。

3▶ アプローチの実際

　まず、コミュニティ運営協議会事務局と協議を重ね、住民の意識に働きかける方法を検討した。住民が言語化していない無意識下にある地域の強みや課題を外部からの刺激によって掘り起こすかかわりである。まちづくりのように時間を要する取り組みは、初めから住民に具体的な内容を提示すると、時間がかかるし面倒くさいとの意見があがる。住民はコミュニティにおけるさまざまな活動において何度もグループワークを経験しているため抵抗感は案外強い。そのような現状の中、住民からわき上がる内発力に火をつける[7]ためには効果的な外部刺激が必要である。そこで、今回は学生の看護実習を活用することにした。若い学生との交流や意見交換が住民への外部刺激

Ⅰ　住民の主体性からうまれる支え合いのまちづくり　　**241**

となる可能性は高い。学生にとっても対象を生活者として考え、コミュニケーション能力や地域アセスメント能力の獲得が期待できる。実習内容は、地域調査を行い、地域の強みと課題を見える化し、住民へのプレゼンテーションと意見交換をした。つまり、この実習を地域再生の初段階とし、地域再生のステップでいえばステップ1の事前調査（表5-1）としたのである。

具体的な事前調査は、まず、学生が既存資料や住宅地図から地域の概要を把握したうえで、住民にインタビューを行った。次に、住民の案内で地域を実際に歩きながら資源や課題となる箇所やものなどを写真撮影しながら現場取材した。得られた写真データは質的統合法[6]で写真分析し、外の目から見た宗像市日の里地区の資源写真地図（図5-1）を作成した。作成した資源写真地図では、日の里地区をベッドタウンとしての価値は誇れるが車移動を中心としてできた街で利便性に欠けること、

表5-1　地域再生起動ステップガイド

ステップ	ステップ名
0	設営・提供
1	事前調査
2	課題の明確化
3	現地調査
4	実態把握
5	アイデア出し
6	解決策・実行計画立案
7	実行組織の立ち上げ
8	実践と取材
9	結果の検証
10	次計画立案

（山浦晴男：地域再生入門：寄りあいワークショップの力．筑摩書房；2015.p.95．より抜粋）

図5-1　資源写真地図

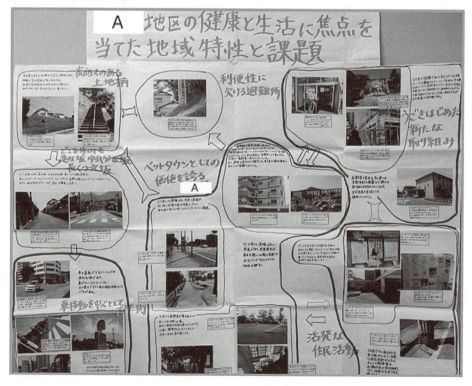

しかし、自主的な地域活動が根づいており、活発な住民活動や近隣住民の協力体制が整っていること、高齢者や育児をする母への支援体制の構築など新たな取り組みが動き始めているが、成果は未知数であることなど、学生の若い視点で地域の姿を見える化することができた。

この資源社会地図を用いて、学生が日の里地区の強みや課題を住民・市役所職員に対しプレゼンテーションし意見交換を行った。この会の開催にあたってはコミュニティ便り、自治会長会、市Facebook、ポスター掲示等で参加者を募集し、約30名が参加した。住民からは自分の住む地域の良さや課題に関する意見が活発に出た。また、住民が互いに思っている方向性が同じであることを共有し合う場面もみられた。

4 ▶ アプローチの効果

この取り組みの結果、地域住民の意識は変わりつつあるが、役員交代なども重なり、進捗状況は芳しくはない。しかし、住民から、大学に地域で最期まで自分らしく生きるため知識や方法について勉強会をしたいとの要望があった。現在、ACP関連の研修会を2回終了し、その他の公民館でも開催する予定である。多少なりとも住民の内発力の火種が付いたのではないかと評価している。今後も地域と大学が協働してこの取り組みを成功させたいと考えている。

（乗越千枝）

●引用文献

1）地域包括ケア研究会：地域包括ケアシステム構築に向けた制度及びサービスのあり方に関する研究事業報告書：地域包括ケアシステムと地域マネジメント．平成28年3月．2016.〈http://www.murc.jp/uploads/2016/05/koukai_160509_c1.pdf〉p.10.
2）Margaret Mead, Muriel Brown: The wagon and the star. Curriculum Resources Inc.; 1966.
3）総務省：今後の都市部におけるコミュニティのあり方に関する研究会報告書．平成26年3月．2014.〈http://www.soumu.go.jp/main_content/000283717.pdf〉p.27.
4）宗像市：宗像市統計書平成28年度版，2017．p.69.〈http://www.city.munakata.lg.jp/050/140/H28tokei.pdf〉
5）宗像市：宗像市の人口・世帯数．宗像市公式ホームページより．〈http://www.city.munakata.lg.jp/w008/20150327204928.html〉
6）山浦晴男：住民・行政・NPO協働で進める最新地域再生マニュアル．朝日新聞出版；2010.
7）山浦晴男：地域再生入門：寄りあいワークショップの力．筑摩書房；2015.

2 生と死を学ぶ場づくりとしての エンド・オブ・ライフケア

1. はじめに

　「生と死を学ぶ場づくり」という言葉で、医療やケアの治療選択というレベルから、いかに生きるかといった人生観のレベルまでを考え、学ぶ機会の創出というふうに、ひとまずとらえたい。本節では、「生と死を学ぶ場」はなぜ必要なのか、「生と死を学ぶ場づくり」の1つの事例、学びの根本にある「対話」の意味、生と死を学ぶ場づくりがもつ文化運動としての社会的意味を述べる。

2. 生と死を学ぶ場はなぜ必要か

1 ▶ 意思決定ということの難しさ

　理論編で概観してきたように、終末期をめぐる患者中心の医療、あるいは患者の意思を尊重した医療について、わが国でも多くの議論がなされてきた。その一方で、いまだ多くの困難がある。第1に、「医療における意思決定」という考え、医療の受け手である市民が意思決定の主役なのだという考えが、市民の中で十分に浸透しているとは決していえない。それゆえ、終末期における生命維持や蘇生措置にかかわる治療選択という最も決定困難な意思決定を、準備もなく多くの人が迫られる状況は変わっていない。第2に、たとえ「意思決定」という言葉や考えを知っていたとしても、エンド・オブ・ライフの意思決定にそもそも備わっている困難さというものがある。まず、死という普段向き合わない問題と向き合わざるをえない。多くの複雑な医療ケアに関する知識も必要となる。他者のサポートなしにはとても「決定」できないことだが、同時に、一人の人やそれを支える家族が何を決断するかの「自由」も守られねばならない。人の意思をサポートするということに含まれる難しさは、狭義の医療ケアだけでは対応できない問題なのである。

2 ▶ 成人教育理論

　「成人教育」という考えがある。通常「教育」というと学校機関における子どもへの教育を想像するが、成人教育は、大人が自分の人生で生じた何らかの「必要性」に応じて学ぼうとする営みや、それをサポートする教育を指す概念である[1]。とりわけ、親しい人の死、転職、病気といった危機のライフイベントが起こり、今までの問題解決法では対処できない事態が生じたとき、人は、何かを学ばねばという動機を生じさ

せるという[2,3]。成人教育では、知識の獲得以上に、対話が重視される。対話を通して、いわば自分が変わっていくということが起こるからだ。ここでは、大人にとっての学びの機会とは、①危機のライフイベントに対応する手法であり、②学びと対話の機会を通して、人は新しい知識を得るだけでなく、自分が変わる機会になるということを確認したい。こうした成人教育理論の考えを考慮するならば、エンド・オブ・ライフあるいは生と死の問題について学び、対話する機会があれば、それはその人にとって、いわば「意思決定」のための「意思」を育む機会となるのではないだろうか。生を死を学ぶ場が、実際の医療やケアをどう人が受け止め、自分らしい人生を基盤にして選択できるかを考えるための土壌づくりの機会を提供するのである。

3. 生と死を学ぶ場づくりの事例

　こうした生と死を学ぶ場を創る試みとして、筆者らが実施した「語ろう！エンド・オブ・ライフ：エンド・オブ・ライフを考える市民講座」について紹介する。関東圏の政令指定都市A市の生涯学習センターを会場にし、センター共催で実施したものである。もともと、このセンターでは「終活」に関心ある市民同士の語りの場づくりを行っていたが、終末期医療やケアの専門家なしでは、なかなか運営が難しかった面もあったという。筆者らは、1回3時間の講座を4回、計12時間のプログラムを設計した。参加者は、エンド・オブ・ライフに関心をもつ一般の市民である。1回の内容を大きく「話題提供」と「話し合い」に分け、「話題提供」では、エンド・オブ・ライフケアの知識、地域包括支援センターのケアマネジャーから見た現場の事例や葛藤を専門職から話題提供してもらい、「話し合い」では、先の話題に関連するいくつかのテーマごとに、参加者同士、少人数で意見や考えを話し合うという時間をもった。また参加者の方には、家での「宿題」もお願いした。「宿題」は、「自分は最期をどう生きたいか」を書き出してみる、次に書いた内容をプログラムの時間で参加者同士で話した後に、自分の家族あるいは話してもよいと思える人に話してくる、という内容である。2014年に始まったこの講座は、毎年少しずつリニューアルして継続している。

　「生と死を学ぶ場」づくりの試みとしてのこの講座は、具体的ワークとしては「話題提供」「少人数の話し合い」「宿題」から構成されており、ここで参加者はエンド・オブ・ライフや自分の考えについて「書く」「話す」「聞く」ということを行う。そこには「思考」という目に見えない営みも伴うと推測される。その過程で参加者に新しい「気づき」が得られれば、それが「学び」になるというのが筆者らの想定するモデルである（**図5-2**）。

　この講座のプログラムおよびモデルの中核は、「話し合い」におかれている。プログラムの参加者の方に協力をお願いしたアンケート調査の結果からは、主体的な生き方への態度や他者から支えられている実感が増したという結果がみられた。一方で、「なぜ話し合うのか」を疑問に思われる方、また、家族やパートナーとその「話」ができないという声があった[4]。話し合いは、本人にとって強制されるものの場合、全

図5-2 生と死に関する学びのモデル

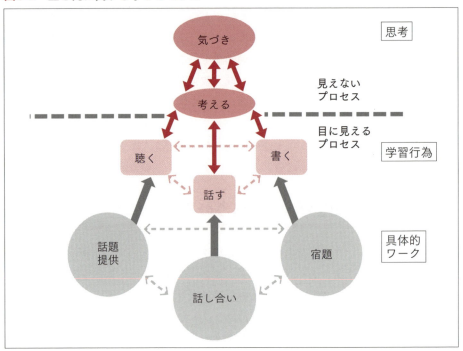

く積極的意味をなさない。筆者らは毎年のプログラムの中で、参加者にとって「話し合い」を自発的にできるための「安心」の土壌を工夫してきた[5]。では、強制されない「話し合い」は、どのような意味をもつものなのだろうか。

4. 対話の意味

　成人教育の理論家ジャック・メジロー（Jack Mezirow）は、「対話」の意味について次のように述べる。「人は、新しくかち得た経験の意味やものの見方、あるいは世界観を、他者との間で、敬意があり支配と歪みのないコミュニケーションをし合う中で確証することができる」[6]。このコミュニケーションが「対話」であり、「対話」の意味は「新しく得た自分の経験の意味を、対話を通して自分の中で確かなもの」とすることである。逆にいうと、人は新しくかち得た経験の意味やものの見方、あるいは世界観を、たった一人では確証ができない存在なのである[6]。さらに、このようなコミュニケーションは、自分の考えの確証とともに、他者の価値観や考えを知ることに結びつく。他者の価値観や考えにふれると、「自分が欲している求めていると思っていること（ニーズ）に変化が起こる」[6]という。自分のニーズに変化の幅ができることで、他者が「似たようなことを考えている」のだと感じられ、他者と連携しやすくなるという**（図5-3）**[7]。

　人は対話によって、自分を信じることができるようになる。自分を信じることがで

図5-3 「対話」がもたらす変容の理論

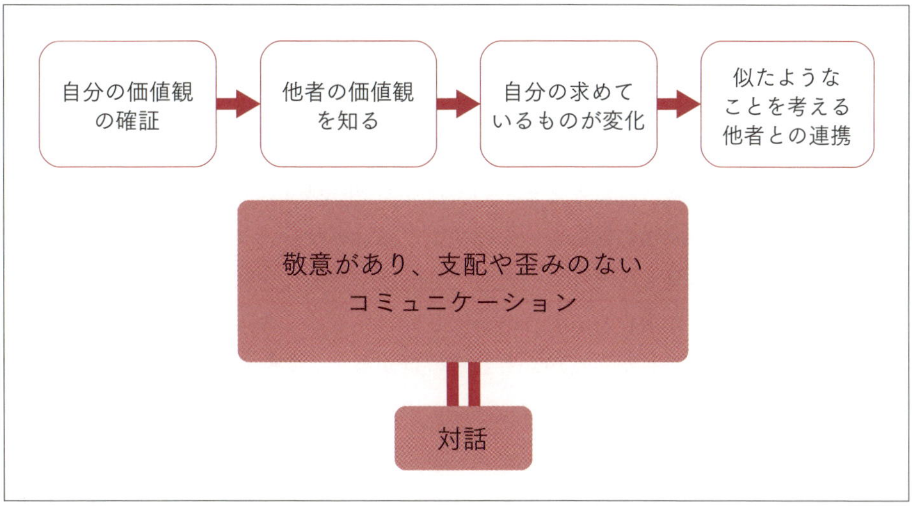

（Mezirow: 1992&1995. 文献6）7）より筆者作成）

きて、初めて他の人の価値観を受け取ることができる。他の人の価値観を知ることで、自分が求めていることは何かを、再度柔軟にとらえ返すことが可能になり、その結果、他の人が文字どおりの「他人」ではなく、どこか似たようなことや共通していることを感じている他者として、どこかでつながり得る相手として現れる。対話が、「敬意があり、支配や歪みのないコミュニケーション」であるときに、このようなことが可能になる。メジローの主張は理論的なものだが、リアリティがあるとするならば、対話とは単なる意見交換や情報交換を越えて、人が自信をもち、さらにそれが変わっていくダイナミクスを含み込む営みといえる。

5. おわりに：学びとしてのエンド・オブ・ライフケア

理論編・第1章に記されているように、「エンド・オブ・ライフケアの達成は、かかわる人々すべてが新しい生き方を見出すプロセスであり…略…地域でともに生き、ともに年を重ねる文化を育むこと」（→13頁）といえる。この「文化」という言葉に関して、英国の文化史家レイモンド・ウィリアムズ(Raymond Williams)は、「文化とは人々のふつうの暮らしのありよう（生き方）の総体(Culture is the whole way of common life)」[8]と定義している。文化は、政策や社会制度の影響を受けるが、本来そうした政策や制度とは別ものであり、私たちの生活のあり様こそが「文化」だという。それゆえ、生き方の創出を目指す営みは「文化運動」なのだという。

一方、「ケア」とは、他者の生を支える営みであり、狭義の医療措置を越えて、子育て、食事づくり、看取りといった、生活に必須なものを生み出す営みのことである。そして、ケアの倫理学者や社会学者たちは、ケアの営みは、近代社会においてもっぱら家庭内の女性または専門職医療者に限られ、病院等の高度医療を除けば、生活の中のケ

アは誰かに担ってもらうもの、往々にして誰かが押しつけられ一人で担わざるを得ないものになってきたと指摘してきた[9,10,11]。普段専門職として職業としてのケアに従事することが多い場合、生活の中のケアが社会の中でどう位置づけられているかは忘れられがちであるが、重要な視点となる。

もし、エンド・オブ・ライフケアが、従来型の病院看護や家族の誰かがずっと担う介護だけにとどまるのではなく、生や死について学び、語り、話し合う「対話/話し合い」の原理を含むものを指すようになるなら、ケアは、誰かに担わせるものから、誰もが担うものとなり、そもそも「担う」前に、知り、考え、話すものへと変わる。ケアには介護される者、もっぱら介護する者、介護にかかわらない者という関係の非対等性が生じがちだが、もし「敬意があり、支配や歪みのないコミュニケーション」の機会を誰もがもてるならば、そのときケアをめぐって対等な関係性をもつことが可能になる。

それゆえ、エンド・オブ・ライフケアには、話し合いとしての学びの経験が不可欠なのである。生と死の学びの経験は、エンド・オブ・ライフを担うべき/担わせる労働ではなく、死と生にまつわる共通の関心事にする。死と生を人々の共通の関心事にするそのような学びの場づくりや働きかけは、エンド・オブ・ライフケアの見逃せない社会的意味であり、人々の新しい生き方の創出という観点で、文化運動といえるのである。

（高橋在也）

●引用文献

1）マルカム・ノールズ：成人教育の現代的実践：ペダゴジーからアンドラゴジーへ. 堀薫夫，三輪建二監訳. 鳳書房；2002．p.40.

2）Jarvis, P.: Adult Learning in the Social Context: Routledge Library Editions, 2014. 1st published.1987. p. 35.

3）ジャック・メジロー：おとなの学びと変容：変容的学習とは何か. 金澤睦，三輪建二監訳. 鳳書房；2012．p. 234.

4）高橋在也，岩城典子，長江弘子，他：生き方の理解と支えあいのための場の模索：エンドオブライフを考える市民参加型プログラムの事例から. 生命倫理. 2016；26(1)：159-168.

5）本間直樹：話す、自分を見せる、変わる：対話から場を考える. 臨床哲学. 2013；15(1)：86-94.
注）この論文では、対話の場を成立させるための「身体的・感情的・知的セーフティ」が具体的に検討されている。

6）Mezirow, J: Transformation Theory of Adult Learning. In: Welton MR ed., In Defence of the Lifeworld. New York: State University of New York Press.1995: 37-90.

7）Mezirow, J: Transformation Theory: Critique and Confusion. Adult Education Quarterly. 1992; 42(2): 250-252.

8）レイモンド・ウィリアムズ：共通文化にむけて：文化研究Ⅰ. 川端康雄編訳. 大貫隆史，河野真太郎，近藤康裕，他訳. みすず書房；2013. p. 10.

9）キャロル・ギリガン：もうひとつの声：男女の道徳観のちがいと女性のアイデンティティ. 岩男寿美子監訳. 川島書店；1986. p. 5-24.

10）Boulding, E: Cultures of Peace: The Hidden Side of History. Syracuse University Press. New York. 2000. p. 123-138.

11）イヴァン・イリイチ：シャドウ・ワーク：生活のあり方を問う. 玉野井芳郎，栗原彬訳. 岩波書店. 2006. p.203-240.

3 専門職のつながりによるエンド・オブ・ライフケアを支える基盤づくり

本節では地域において本人を中心にした意思決定と在宅医療・ケア提供チームの合意形成への支援を基盤に、人生の最期まで住み慣れた地域でその人が望む在宅生活を具現化することを支える在宅医療コーディネータの役割と養成プログラムの例を、地域におけるアドバンス・ケア・プランニングの展開例として紹介し、専門職のつながりによるエンド・オブ・ライフケアを支える基盤づくりを考えたい。

1. エンド・オブ・ライフケアの中核となる アドバンス・ケア・プランニング

アドバンス・ケア・プランニング（advance care planning：ACP）は「将来の医療・ケアについて、本人の価値観や選考、どのように生きたいかの人生・生活の目標を、本人と家族など大切な人および医療・ケア提供チームで共有し相互に理解する対話のプロセスを中核とした意思決定を具現化するための主体的で個別性のある取り組みである（→理論編・第3章）。人として尊厳ある自分らしい人生を最期まで生ききることを支えるエンド・オブ・ライフケアに欠かせないアプローチである。

ACPはどこで住まい、どんな暮らしをするかという生活のあり様と生き方、その生活・人生を支える医療やケアに関する「本人の選択と本人・家族の心構え」を支援するもので、地域包括ケアの基盤でもある。自分らしいエンド・オブ・ライフを住み慣れた地域で過ごすことができるように、健康な時から早期にACPを開始し、必要な時に医療者・ケア提供者から意思の表明と選択に対する支援が提供され、本人にとってより良い意思決定をすることができる仕組みとして、地域においてアドバンス・ケア・プランニングを展開することが求められている。

ACPを国として推進しているカナダなどでは、**図5-4**のように健康状態に応じて第1〜3の3段階に区分し、対象、実践内容などを設定して地域においてACPを展開している[1]。ここではカナダでの展開例を参考に、①第1段階である健康な地域住民を対象としたACPの啓発活動について、②第2・第3段階、特に第2段階に着目し、在宅生活の継続を支援するために地域で活動する専門職同士のつながりでACPアプローチを実践していくための支援者の育成（ここでは在宅医療コーディネータ養成）について、香川県高松市における取り組みの例を紹介する。

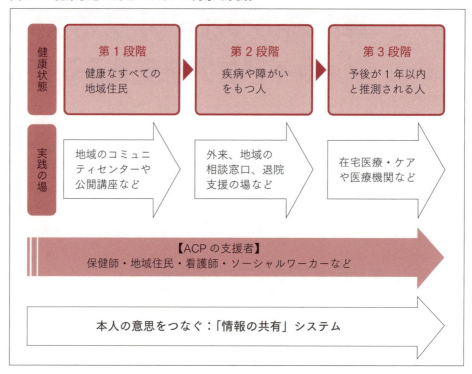

図5-4 健康状態に応じたACPの対象と実践

2. 地域住民に対して展開しているACPの啓発活動

　健康なすべての住民を対象とした第1段階の取り組みとして、筆者は所属する大学の公開講座や、地域のコミュニティセンターなどでの出前講座や座談会などを、香川県高松市はじめ複数の地域や機会で開催し、健康な時からすべての人にとって「自分の大切な選択、どう生きたいかを伝え合う」ことが必要であることを伝えている。多くの人はACPという言葉を聞いたことがない。そのため、自分の希望や意思を家族や大切な人に伝えておくことの重要性を伝え、「自分の望む生き方」「大切な人に伝えておきたいこと」「将来の医療やケアの希望」などについて参加者とともに考え、他者と語り合う機会をつくっている。地域単位の出前講座などは体操や趣味の会の集まりなどを活用し、リラックスした関係性の中で語り合える場を提供している。自分の価値や希望を明確化し表明することは簡単ではないが、安心な環境で専門家が語りを促す支援を行うことにより、住民同士で語り合える機会となっている。ただし講座参加者の中には「人生の最終段階やもしもの時に備えた選択」の話は、死を想起してしまい、考えたくないという感情をもつ人もいる。講座では、ACPの実施はすべての人に同じタイミングで実施を強制するものではなく、それぞれの人の準備性やタイミングに応じて実施することを伝えている。その上で、いつかは来る死について考え語ることは必要であり、それは最期までよりよく生きることにつながり、自分らしい最善の生を生ききることを志向したものであると伝えている。

現在は参加希望者を対象にした単発での実施であるが、今後継続的に住民主体で語る会を実施することも検討している。第1段階の健康なすべての地域住民に対するACPの必要性などの普及啓発は、日頃から地域住民への保健活動を実施している保健師や多様な地区活動を実践している住民の方々が、ACPアプローチの支援者となり展開する方法など、地域の特性やニーズに合わせて進めることが必要である。

3. 地域の多職種によるACPアプローチを実践する支援者の育成

現在ACPの実践の多くは、医療機関や高齢者施設において第3段階にあり予後が1年以内と推定される人を対象に、医療やケアの選択・決定が差し迫った状態で実施されている。第2段階のACPは、慢性疾患などで医療機関に通院や入院経験をもつ人が対象である。第2段階において、疾病によって医療機関の外来や地域の相談窓口などの場が想定され、特にかかりつけ医の機能をもつ地域の診療所、クリニックなどの医師や看護師、地域包括支援センターの保健師や介護支援専門員などが支援者の役割を担うことが期待される。かかりつけ医の機能をもつ地域の診療所、クリニックなどの医師や看護師などは、そこに通院する本人と長くかかわるなかで、本人のみならず家族の状況や生活背景も理解するなど、日頃からの関係性をもとに人生に寄り添う支援が可能である。

そこで香川県高松市では2015（平成27）年度より高松市医師会が実施主体となり高松市の協力のもと、住み慣れた地域での在宅生活とその人らしい人生を最期まで支えるACPの支援者の役割を担う「在宅医療コーディネータ」の養成事業を実施している。筆者は初年度より企画・運営に携わっており、研修プログラムの検討チームの一員である。研修は、最期まで尊厳ある人生を過ごすための在宅療養への移行と継続に必要な意思決定支援とマネジメントを実践する人材育成を目的としている。

在宅医療コーディネータの役割を図5-5に示した。ACPのアプローチによる本人の

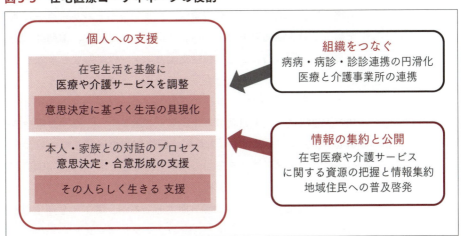

図5-5　在宅医療コーディネータの役割

表5-2 在宅医療コーディネータ養成研修形態とプログラム内容

研修形態	①座学6回：テーマごとの情報提供とグループワーク（GW） ②意思決定支援スキルアップ研修（任意参加） ③施設見学研修　1日（任意参加） ④臨床現場実習　1回（任意参加）

	座学6回の内容
第1回	・在宅医療コーディネータの役割と業務内容を学ぶ ・本人、家族の意思決定支援のポイントとスキル GW：意思決定支援ツールの活用方法
第2回	・医療処置が必要な療養者の場の選択とケアコーディネーション ・訪問診療、訪問看護、訪問薬剤指導について情報提供 GW：医療処置が必要な事例の療養場所とケアに関する意思決定支援
第3回	・慢性期療養者のコーディネーション ・訪問リハビリ、訪問歯科について情報提供 GW：慢性疾患療養者の在宅生活支援についての事例検討
第4回	・認知症高齢者のコーディネーション ・地域包括支援センターについて情報提供 GW：認知症高齢者の在宅生活支援についての事例検討
第5回	・医療機関の連携（地域連携室の役割と業務、病診連携の実際） ・権利擁護について情報提供 GW：機関連携と在宅医療コーディネータの活動の実際
第6回	・外部講師による講演会

意思決定支援を基盤にして、その実現のために制度の枠にとらわれず本人が望む在宅生活・人生の実現を支えるために必要な医療とケアの調整を行う。さらに、個人への支援のみでなく、在宅医療の推進が図れるように医療機関をつなぎ組織の連携と協働を支援する役割の発揮も期待されている。第2段階と第3段階、特に第2段階からのACP実施の支援を担うために、研修受講者は、地域の医療機関、特に診療所などの看護師、相談員の参加も多く、急性期医療機関からの在宅移行や連携を促進するため総合病院の地域連携室の看護師、医療ソーシャルワーカー、地域で在宅医療・ケアを担っている訪問看護師、リハビリ担当セラピスト、薬剤師、歯科医師や歯科衛生士、介護支援専門員および地域包括支援センター保健師など多職種であり、職種や組織を越えて顔の見える関係性を構築していることが特徴である。

　研修内容は**表5-2**のとおりで講義とグループワークの全6回必修コースと、任意参加の意思決定支援・対話のスキルアップセミナーや訪問診療や施設見学などの実習で構成し、月1回を基本に6カ月間の研修期間で展開している。全6回の必修コースすべてに参加できることを参加の応募要件としており、毎年40名定員である。毎回、テーマに応じた情報提供と事例検討を中心に、多職種で活発にディスカッションしている。2017（平成29）年度現在で第3期生となるが、第1・2期生の研修修了生が3期生の研修プログラムの情報提供やGWのファシリテータとして参画するシステムとし、修

了生のフォローアップとともに受講年度を越えたネットワークも構築する仕組みとしている。

在宅医療コーディネータは、制度の枠を超えて本人の意向の実現に向けてマネジメントするため、その実践は多岐にわたる。また、所属機関の役割の違いやコーディネータ自身の職種によって活動形態も多様である。受講生同士の連携、顔の見える関係性・つながりが実践の円滑化につながり、それが制度を越えた支援を必要とする在宅療養者への支援の質向上に貢献すると期待している。

第6回の講演会終了後には、高松市長・医師会長などが参加して在宅医療コーディネータの修了・認定式を実施し、高松市長から修了生に認定バッジを贈呈するなど、医師会・行政が協働し在宅医療コーディネータの養成を支えている。在宅医療コーディネータは、地域住民がACPの実施が必要になった場合の支援者として、高松市の在宅医療・ケア資源を紹介した冊子にも掲載し、その認知が高まるよう取り組んでいる。今後は、図5-4に示すように、第2段階、第3段階と経過するなかで実施してきたACPで表明された「本人の思いをつなぐ」ための情報共有のシステムの構築が求められており、現在高松市においても情報共有システムを検討中である。

4. 多様な人々、機構の連動・協働による包括的なACPシステム

ACPのシステムの構築は、すなわちエンド・オブ・ライフケアの仕組みづくりである（図5-6）。自分らしいエンド・オブ・ライフを過ごしたいと願う地域住民自身が、望む生き方を実現するために自ら主体的にACPの実施に取り組む。地域住民の主体的な参画には、医療者を中心に多職種の専門家が専門家同士のネットワーク形成を基盤に、チームとして地域住民を支える仕組みが必要である。これらの仕組みづくりとして、行政・医師会などはACPの実施を支援する人材の育成や情報を共有するためのシステムを構築し、地域特性に応じて第1段階から第3段階のACPが地域の事業など、さまざまな機会で展開できるように整備する。また、安全な情報共有システム

図5-6　多様な人々・機構によって構成するACPシステム

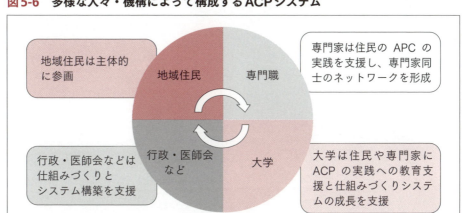

を構築する基盤整備も検討しなければならない。大学は公開講座や行政・医師会など
との連携によって住民の実践を支えるとともに、専門家への教育プログラムの構築や
教育の実際を担う。そして研究機関として各段階に必要なシステムを明確にし、他機
関と連携しシステムの成長を支援する役割を担う。これら多様な人々と機構・組織が
有機的に連動・協働した、その地域ごとに求められるACP、エンド・オブ・ライフ
ケアの包括的なシステム構築が求められている。

（片山陽子）

●引用文献

1）片山陽子：カナダBC州におけるアドバンス・ケア・プランニングの実践と教育の展開．香川県立保健医
療大学雑誌．2014；5：37-43．

おわりに

　本書は『初版』発行から4年経ちました。その時から取り組まれていた「人生の最終段階における医療体制整備事業（2013年）」の実施を踏まえ、厚生労働省は終末期医療の決定プロセスにおけるガイドラインの「終末期医療」という言葉を、2015年3月「人生の最終段階」という表現に変えました。その後、さらに2018年3月「人生の最終段階における医療・ケアの決定プロセスに関するガイドライン」の改訂版（「改訂版GL」と称する）を発表しました。これらは、国策として掲げる地域包括ケアシステム構築の一環であり、多様化する生活の価値と同様に老いや病いをもちながらどう生きるかの個別性と複雑性を示唆しています。

　今回改訂された「改訂版GL」では、本人の意思を中心に据えること、家族を含めたチームでの合意形成が重要であることを再度強調しています。さらに、医療・ケアの決定プロセスと変更し、支援者が病院の医療専門職だけではなく地域の医療専門職や介護福祉職に拡大したこと、ならびに「家族等」とし、その範囲を親族のみならず身近な大切な人というように「当事者性の高い家族」の存在の有用性を示したことが特徴であると考えます。

　まさに、その人が人生の最終段階を住み慣れた地域で最期までどう過ごすか、どう過ごしたいかを表明することが重要であり、その表明を引き出すケアが意思表明支援として求められているのです。そして表明され汲まれた意向は、「その人にとって最善の医療やケアとは何か」を考える医療のあり方やチームケアの方向性を決めていく基盤となることはいうまでもありません。しかし、どう生きたいかについて、自分の考えや気持ちを整理するには多くの情報が必要であり、かつほかの人の考えや判断を仰がねばなりません。それは当事者（本人、家族）に限らず、専門家である支援者も一人で決めることはできないのです。どう生きたいか、それを実現するためには未確定で複雑な判断を要することが混在しており、その人の最期はその人だけの問題ではないのです。人生の最終段階の医療・ケアの決定プロセスにおいて「何がその人にとって最善なのか」を考えるときには、その人の意思表明とその実現に向けて、患者・家族だけではなく支援する専門家も当事者としてともに悩むことが重要です。

　人々が生まれ、死を迎えるまでの人生は、老いや病気で亡くなるということだけではなく、まさにどう生きるかを支えるのは地域社会のあり様であり、人と人との関係性であり、人々の生活の基盤をもつ地域社会の共生が重要であることを示しています。

　私たちは医療人であることの責任を担うと同時に、一人の市民として、社会構成員の一人として自身の「どう生きるか」を考える主人公であり、その一方で、大切な人、愛する人とともに生きる存在としても、どう生きるかを考え続けなければならないのです。

　エンド・オブ・ライフケアは終末期医療の意味を問い直し、人間としての生と死を大切にする医療の考え方を契機に生まれてきたと考えています。しかし、本質的には

医療だけの問題ではなく、社会の問題としてとらえていくことの重要性があります。その根本は人と人との関係のあり方や自分自身の価値に気がつくことから始まります。その結果、一人ひとりの思いが大切にされ、その人の人生が豊かになること、その経験が根底にあります。一人ひとりが生きた経験は他者を通じて伝え残し、生き方が受け継がれていく「人間としての生き方の探求」の歴史です。豊かな時代だからこそ、そうした一人ひとりのつながりで新しい社会をつくり、新しい時代の地域創生社会となっていくのです。

　日本は、健康寿命が世界一の長寿社会を迎えています。海外の研究（リンダ・グラットンの著書「人生百年時代のライフシフト術」*で引用されている研究）をもとにすれば、2007年に日本で生まれた子どもについては、107歳まで生きる確率が50％もあります。この日本で、超長寿社会の新しい生き方モデルというものはあるのでしょうか。

　超長寿社会において、人々がどのように活力をもって時代を生き抜いていくか、そのための経済・社会システムはどうあるべきなのか。それこそが、エンド・オブ・ライフケアの根底にある大きなテーマではないかと考えています。人生100年時代の将来構想を考えるとき、すべての人がいきいきと生き、最期まで自分らしく生ききることができる社会、それを享受する社会が必要ではないでしょうか。すべての人が老いても病いで倒れても、人間としての尊厳を保ち、生きる権利がすべての人にあることを認め、人間同士で支え、支えられる社会、その実現に向けて、これからも問い続けていくことをやめてはいけないと思います。

　一人では生きていけない人間だからこそ、社会が必要なのです。そして人間だからこそ、他者や先人から学び、成長し続けていくのです。読者の皆さん、エンド・オブ・ライフケアの達成を目指してともに探求し、学び続けていきましょう。答えのない旅にともに出かけましょう。

2018年6月

長江　弘子

＊リンダ・グラットン：人生百年時代のライフシフト術. 文芸春秋. 2017；95（3）：196-203.

索引

欧文

ACP（advance care planning）
　→　アドバンス・ケア・プランニング
　──の定義 ……………………………… 62
　──の臨床研究 ………………………… 65
AD（Advance Directive）
　→　アドバンス・ディレクティブ
DNAR ……………………………………… 64
dying with dignity ……………………… 8
E-FIELD ………………………………… 68
EPEC-O プログラム …………………… 68
good death ……………………………… 8
Illness trajectory ……………………… 106
NICU ……………………………………… 187

あ行

アドバンス・ケア・プランニング
　………………………………… 30, 62, 71, 90
アドバンス・ディレクティブ ………… 63
アドボカシー …………………………… 67
安楽死 …………………………………… 25
意思決定 ………………………… 72, 94, 244
　──する力 ……………………………… 74
　──の3つの方法 ……………………… 81
意思決定ガイド ………………………… 84
意思決定葛藤尺度 ……………………… 85
意思決定支援 …………………………… 88
　──の3本柱 …………………………… 77
意思表明支援 …………………………… 94, 102
医療同意能力 …………………………… 74
インフォームドディシジョンメイキング … 81
エンド・オブ・ライフ・ディスカッション
　………………………………………… 78
エンド・オブ・ライフケア …………… 2
　──研究 ………………………………… 55
　──の定義 ……………………………… 4

か行

介護老人福祉施設 ……………………… 214

家族ケア ………………………………… 102
川崎協同病院事件 ……………………… 28
患者中心とは …………………………… 81
患者の意向を尊重した意思決定のための研修
　会 ……………………………………… 68
緩和ケア ………………………… 16, 58, 111
緩和的治療 ……………………………… 112
機能主義 ………………………………… 46
救命・集中治療 ………………………… 230
　──の領域から発信されたエンド・オブ・
　ライフケアの道しるべ ……………… 231
　──の現場におけるエンド・オブ・ライフ
　ケアの障壁 …………………………… 231
苦痛のアセスメント法 ………………… 111
ケイパビリティ ………………………… 48
健康寿命 ………………………………… 209
高額療養費制度 ………………………… 36
高齢者
　──の家族 ……………………………… 212
　──の課題 ……………………………… 209
国際基準IPDAS ………………………… 86
国際生活機能分類 ……………………… 50
国民医療費 ……………………………… 39
国民皆保険制度 ………………………… 36
個人化現象 ……………………………… 46
子どもにとっての「死」 ……………… 181
子どもの死の理解 ……………………… 184
コミュニティ …………………………… 44

さ行

最善の生 ………………………… 45, 49, 240
参加 ……………………………………… 50
死因 ……………………………………… 33
シェアードディシジョンメイキング … 81, 82
自己負担割合 …………………………… 39
施設で生活する高齢者 ………………… 214
事前指示 ………………………………… 63, 75
死にゆく患者の尊厳モデル …………… 71
死亡数 …………………………………… 33
死亡場所 ………………………………… 34

257

Index

終末期医療 ……………………………… **55**

終末期医療に関する意識調査等検討会報告書
……………………………… **68**

終末期医療の決定プロセスに関するガイドライン ……………………………… **29**

終末期の苦痛 ……………………………… **110**

終末期の生命維持治療およびケアに関する意思決定ガイドライン ……………… **74**

終末期の病いの軌跡 ……………………… **106**

消極的安楽死 ……………………………… **25**

小児がん ………………………………… **196**

小児緩和ケアの定義 ……………………… **181**

情報共有-合意モデル ………………… **93, 99**

自律 ………………………………………… **71**

自律尊重原則 ……………………………… **67**

人口構造 …………………………………… **32**

人生のQOL ……………………………… **103**

人生の最終段階における医療・ケアの決定プロセスに関するガイドライン
……………………… **30, 41, 68, 80**

人生の最終段階における医療に関する意識調査 ……………………………… **41, 91**

心不全 …………………………………… **139**

心不全ステージ分類 ……………………… **139**

診療報酬制度 ……………………………… **37**

救う医療 ………………………………… **230**

生活モデル ……………………………… **50, 53**

成人教育理論 …………………………… **244**

生と死を学ぶ場 ………………………… **245**

積極的安楽死 ……………………………… **25**

尊厳死 ……………………………………… **25**

尊重 ………………………………………… **71**

た行

ターミナルケア ………………………… **14, 55**

代理意思決定者の選定 …………………… **65**

多死社会 ………………………………… **209**

単身世帯 ………………………………… **210**

地域医療構想 ……………………………… **38**

地域再生のステップ …………………… **242**

地域包括ケアシステム …………………… **12**

治療の選択 ……………………………… **102**

ディシジョンエイド ……………………… **84**

出来高払い ………………………………… **37**

伝統的死生観 ……………………………… **20**

東海大学病院事件 ………………………… **26**

疼痛・症状マネジメント ……………… **101**

特別養護老人ホーム …………………… **214**

な行

日常生活支援 ……………………………… **88**

人間尊重 ………………………………… **103**

認知症施策推進総合戦略 ……………… **209**

望ましい死 ………………………………… **8**

望ましい状態 ……………………………… **8**

は行

バイオエシックス ………………………… **24**

排除 ………………………………………… **51**

パターナリズム …………………………… **81**

非がん疾患 ……………………………… **108**

平均寿命 ………………………………… **208**

閉鎖的関係性 ……………………………… **45**

ヘルスリテラシー ………………………… **82**

包括払い …………………………………… **37**

末期腎不全 ……………………………… **151**

慢性腎臓病 ……………………………… **151**

看取りの医療 …………………………… **230**

や行・ラ行

病いの軌跡 ……………………………… **106**

山内事件 …………………………………… **26**

リビング・ウィル ………………………… **64**

看護実践にいかす　エンド・オブ・ライフケア　第2版

2014年 3 月15日	第 1 版第 1 刷発行
2016年12月10日	第 1 版第 3 刷発行
2018年 6 月20日	第 2 版第 1 刷発行
2022年 9 月30日	第 2 版第 3 刷発行

〈検印省略〉

編　　　集	長江弘子
発　　　行	株式会社 日本看護協会出版会
	〒150-0001 東京都渋谷区神宮前 5-8-2　日本看護協会ビル4階
	〈注文・問合せ / 書店窓口〉TEL/0436-23-3271　FAX/0436-23-3272
	〈編集〉TEL/03-5319-7171
	https://www.jnapc.co.jp
装　　　丁	臼井新太郎
表 紙 装 画	さいとうかこみ
印　　　刷	株式会社フクイン

©2018　Printed in Japan　ISBN978-4-8180-2120-4

本書に掲載された著作物の複写・複製・転載・翻訳・データベースへの取り込み、および送信（送信可能化権を含む）・上映・譲渡に関する許諾権は、株式会社日本看護協会出版会が保有しています。
本書掲載の URL や QR コードなどのリンク先は、予告なしに変更・削除される場合があります。

JCOPY〈出版者著作権管理機構 委託出版物〉
本書の無断複製は著作権法上での例外を除き禁じられています。複製される場合は、その都度事前に一般社団法人出版者著作権管理機構（電話 03-5244-5088、FAX 03-5244-5089、email: info@jcopy.or.jp）の許諾を得てください。